U0198809

肠梗阻

著

（日）三毛牧夫

日本龟田综合医院消化器外科部长

主译

张 宏 谭晓冬

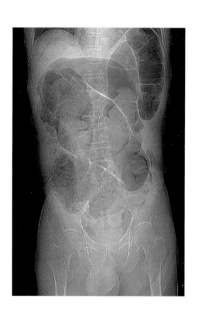

北方联合出版传媒（集团）股份有限公司

辽宁科学技术出版社

·沈 阳·

©2023辽宁科学技术出版社。

著作权合同登记号：第06-2019-137号。

图书在版编目（CIP）数据

肠梗阻 /（日）三毛牧夫著；张宏，谭晓冬主译. —沈阳：辽宁科学技术出版社，2023.5

ISBN 978-7-5591-2523-1

Ⅰ.①肠⋯ Ⅱ.①三⋯ ②张⋯ ③谭⋯ Ⅲ.①肠梗阻—诊疗 Ⅳ.① R574.2

中国版本图书馆 CIP 数据核字（2022）第 080756 号

出版发行：辽宁科学技术出版社
　　　　　（地址：沈阳市和平区十一纬路25号　邮编：110003）
印 刷 者：辽宁新华印务有限公司
经 销 者：各地新华书店
幅面尺寸：210 mm × 285 mm
印　　张：13
字　　数：300 千字
出版时间：2023 年 5 月第 1 版
印刷时间：2023 年 5 月第 1 次印刷
责任编辑：凌　敏
封面设计：晓　娜
版式设计：袁　舒
责任校对：黄跃成

书　　号：ISBN 978-7-5591-2523-1
定　　价：168.00元

联系电话：024-23284363
邮购热线：024-23284502
http://www.lnkj.com.cn

译者名单

主译

张　宏　谭晓冬

译者（按姓氏笔画排序）

马　跃　中国医科大学附属盛京医院普通外科结直肠肿瘤外科

马　楠　鞍山市中心医院胃肠外科

王利明　中国医学科学院肿瘤医院深圳医院胃肠外科

刘彦伯　中国医科大学附属盛京医院普通外科结直肠肿瘤外科

刘鼎盛　中国医科大学附属盛京医院普通外科结直肠肿瘤外科

关　健　沈阳市苏家屯区中心医院胃肠外科

孙华屹　中国医科大学附属盛京医院普通外科结直肠肿瘤外科

李　军　中国中医科学院北京广安门医院普外科

李泽宇　中国医科大学创新学院

李泽阳　中国医科大学附属盛京医院普通外科结直肠肿瘤外科

李　博　鞍钢集团公司总医院胃肠外科

杨清泉　沈阳医学院附属第二医院普外肿瘤科

吴伟强　解放军联勤保障部队第九四〇医院普通外科

吴　周　中国科学院大学宁波华美医院肛肠外科

张　宏　中国医科大学附属盛京医院普通外科结直肠肿瘤外科

张　煜　中国医科大学附属盛京医院普通外科结直肠肿瘤外科

武　昊　中国医科大学附属盛京医院普通外科结直肠肿瘤外科

赵智超　沈阳医学院附属中心医院普外科

赵　鑫　中国医科大学附属盛京医院普通外科结直肠肿瘤外科

姜　鹏　辽宁省肿瘤医院结直肠外科

徐　朔　中国医科大学附属盛京医院普通外科结直肠肿瘤外科

郭释琦　中国医科大学附属盛京医院普通外科结直肠肿瘤外科

崔明明　中国医科大学附属盛京医院普通外科结直肠肿瘤外科

谭晓冬　中国医科大学附属盛京医院普通外科胰腺甲状腺外科

主译介绍

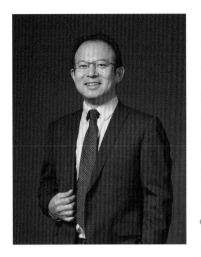

张　宏，教授，主任医师，医学博士，硕士研究生导师。中国医科大学附属盛京医院普通外科结肠直肠肿瘤外科主任。曾留学日本金泽医科大学一般消化器外科，在美国、德国、英国等多所大学医学院访问交流。主持及参与部省级课题 7 项。发表 SCI 及核心期刊论文 50 余篇。主编《腹腔镜结直肠手术经验与技巧》，主译《直肠肛门外科手术操作要领与技巧》《腹腔镜下大肠癌手术》《腹腔镜下大肠切除术》《腹腔镜上消化道标准手术》《腹腔镜下消化道标准手术》《日本静冈癌中心大肠癌手术》《腹腔镜结直肠癌手术》《美国结直肠外科医师学会结直肠外科学》《下消化道癌标准手术图谱》《不可忽视的直肠肛门外科疾病》《直肠癌的现代治疗方法》11 部著作，副主编《结直肠肿瘤腹腔镜手术学——新理念、新技术》《临床造口学》《肿瘤营养治疗手册》《腹腔镜右半结肠切除术 – 技术与理念》4 部著作，参编参译 10 余部著作。《中华胃肠外科杂志》《中华结直肠疾病电子杂志》通讯编委，《手术电子杂志》《世界华人消化杂志》《中国医刊》杂志编委。率领团队获得 2019 年中国外科周"第二届结直肠外科精英团队临床技能邀请赛"大赛团体总冠军、最佳辩手奖、最佳营养能手奖 3 项大奖。荣获 2021 年度辽宁最美科技工作者称号。

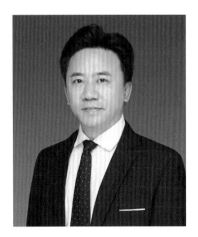

谭晓冬，教授、主任医师、医学博士后、博士研究生导师。中国医科大学附属盛京医院外科教研室主任、普外科主任、胰腺甲状腺外科主任。辽宁省胰腺疾病诊疗中心主任。临床工作与研究方向：胰腺癌新型治疗体系的建立。2014 年建立辽宁省首家"外科无痛病房"，率先将加速康复外科理念引入胰腺外科医疗工作；2015 年以来，在辽宁省内率先开展腹腔镜和机器人胰腺微创手术；以"巨创"和"微创"双轮驱动，开展了具有国际和国内先进水平的一系列胰腺外科临床技术改进和创新；独立完成辽宁省首例机器人胰十二指肠切除术，现达芬奇机器人胰腺手术完成数量 100 余例，居东北三省首位。主持国家自然科学基金、国家卫计委重点课题等国家级及省部级科研课题 18 项。以第一作者或通讯作者发表英文 SCI 论文 70 余篇，中文核心期刊论文 40 余篇；主编、主译医学专著 3 部。国际胰腺病学会会员、美国胰腺病协会会员、中国抗癌协会胰腺癌专业委员会委员、辽宁省医学会外科学分会副主任委员、辽宁省医学会肠外肠内营养学分会候任主任委员。辽宁省医疗工作先进集体负责人、辽宁省青年名医、辽宁省百千万人才工程"百层次人才"、沈阳市高层次领军人才，日本外科学会授予"优秀海外青年医师奖"。

序言

"术语"会随着时代而改变。有人认为这种变化是有益的，认为这种变化同样适用于医学。还有人想编撰医学词典，严格定义医学术语，而不是让这些术语经常变化。到底对医学来说，哪一条路是更好的呢？

笔者认为：普通人的日常生活用词，可以与时俱进，只要能够理解就足以；但是如果医学术语缺乏严谨的定义，将会使采用该术语进行医学研究的数据变得毫无价值。

我们应当感谢医学前辈们的努力，让我们能够用自己的母语学习本国的医学，这在世界上是比较少见的。因此，我们更应倍感珍惜。现在是信息全球化时代，医学术语能有国际统一定义标准是最理想的，但是目前至少外科学领域还没达到这种程度。因此，想要重新定义日语中还没有明确的医学术语（英语），任务显然是无比艰巨的。

解剖学术语和疾病术语等还未来得及被定义，20世纪就已过去。就像日语口语也在悄然变化一样，20世纪外科学术语的变化也先于其定义。其结果是导致许多论文在没有严谨的医学定义前提下就发表，显然这些研究结果成为不适合Meta分析的数据；同时，仍有众多相关的Meta分析还没有明确医学术语就直接发表了。

21世纪是应该完善医学术语定义的时代。笔者认为外科学也应该更加严谨定义才好，这是21世纪外科学的必由之路。用日语"建立"起来的独具特色的日本医学的当务之急是统一医学术语，以便向世界传达日本医学界的声音。

如果这些问题得以解决，日本收集的大数据将成为今后引领医学发展的原动力。笔者坚信这一点，才决定出版这本书。

最后，我在此衷心感谢青木出版工坊的青木勉先生，他把我拙劣的铅笔画改成精美的医学图。

同时也感谢这本书的编辑：Medical View公司的宫泽进先生和山田麻佑子女士。

（日）三毛牧夫
日本龟田综合医院消化器外科

目录

第 2 篇　外科治疗（对于 SBO 和 LBO 的外科治疗）

第 6 章　　外科治疗（对于 SBO 和 LBO 的外科治疗）186

第 1 篇

肠梗阻的定义

第1章 小肠梗阻（SBO）、大肠梗阻（LBO）及术后肠梗阻（POI）的定义

由于前人的努力付出，日本的医学经历了一段自始至终仅用日文记载的时代，这在世界上也是较为罕见的现象。但是现在逐渐进入已经无法把所有医学术语都用日文表述的时代了，现状就是医学术语的日语化程度已经跟不上医学发展的脚步。那么是继续维持纯粹的日语医学，还是选择接纳英语为日本的医学用语，融入全球化进程，这在目前尚有争议。

在日本，"肠梗阻"及"Ileus"这两个词被当作同义词。多数图书又把它们分成机械性梗阻和功能性梗阻，前者包括单纯性（粘连、肿瘤引起的）梗阻和复杂性（绞窄性、套叠、扭转、嵌顿等引起的）梗阻，后者又包括麻痹性（腹膜炎等引起的）梗阻及痉挛性（铅中毒等引起的）梗阻。目前，人们一直把"Ileus"作为所有肠梗阻的统称。但是在外科学领域，大部分情况下将"Ileus"等同于机械性肠梗阻。

首先，我们要讨论的是到底要不要把 Small Bowel Obstruction（SBO）、Large Bowel Obstruction（LBO）以及 Postoperative Ileus（POI）这些词翻译成日文，否则有可能无法理解之后的内容。

原则上，我们不赞同把这些词翻译成日文，而是直接使用英文缩写 SBO、LBO 及 POI。因为"肠梗阻等同于'Ileus'"的概念在日本已经根深蒂固了，在这种情况下，要是把 SBO 翻译成"小肠梗阻"的话，多数人很自然地以为是"Ileus"，这样就把"肠梗阻"这个医学术语转变成其他不同的概念了。因此我们考虑，当某个词的新概念被定义了之后或概念牢固了之后，再日语化比较好。

在历史上，希波克拉底把"Ileus"这个词用于形容致死性的重症腹痛。然后，在欧美国家也是把"Ileus"这个词普遍用于形容所有肠闭塞（肠梗阻）。这些医学术语的使用方法是从公元前开始演变过来的，但是到19世纪为止，在欧洲和美国仍然存在用法不相同的情况。

在1900—1930年，导致麻痹性肠梗阻的主要原因是腹膜炎，该病的主要治疗方法一直以来都是以引流小肠内容物为目的的肠切开术，或是 Handley 的空肠结肠吻合术和盲肠皮肤造瘘术。术后早期发生的肠梗阻被

认为是机械性的，McIver 报道的 84 例病例中，大部分病例是术后 2 周以内发病的，这些病例占所有急性梗阻病例的 21%，死亡率达到 44%。

此外，这些病例中的大部分可以通过吸引减压得以改善症状。Leigh 和 Dienfendorf 的结论是，在他们治疗的 77 例麻痹性肠梗阻的病例中，需要进行手术的只有 5 例。1962 年 Miller 等认为，麻痹性肠梗阻的手术适应证非常少。于是，麻痹性肠梗阻基本不用进行手术治疗也成为现在的共识。

肠梗阻逐渐被分类为机械性肠梗阻和麻痹性（功能性）肠梗阻。同时，在大多数国家，目前已经废除"麻痹性（功能性）"这种叫法。虽然存在 Mechanical SBO（机械性 SBO）、Functional SBO（功能性 SBO）等这些模糊不清的分类，但到现在为止，大部分 SBO（LBO）都被认为是 Mechanical（机械性）的。这也是因为 Functional SBO 这个词的使用机会几乎没有了。在日本也是如此，现在大部分"肠梗阻"基本上都被认为是机械性肠梗阻。

对于机械性肠梗阻使用 SBO、LBO 这两个词，是为了统一医学术语。并且，仅对功能性肠梗阻使用"Ileus"一词。虽然有"胆石梗阻"的例外术语，但在 21 世纪，笔者也认为其称呼应适当变更，因此在这本书内已将其记录为"胆石 SBO"。

POI 是相对比较新的概念。现在的 POI 的定义也比较统一，大体分为生理性 POI 和持续性 POI。POI 是指胃肠道的正常协调推进运动发生紊乱，导致非机械性因素引起的顽固性排便障碍，导致无法经口摄入的状态。人们将术后早期的生理性肠梗阻（麻痹性肠梗阻）称为生理性 POI；但是，若该状态持续发生，即称之为持续性（病态的）POI。这是值得我们外科医师及麻醉科医师在围术期管理的全程中引起足够重视的问题。在此书中提到的 POI 不包括：机械性肠梗阻以及术后并发症引起的麻痹性肠梗阻等继发性麻痹性肠梗阻。

POI 在腹部手术以及其他手术中较常见。在出现了 POI 这个词之后，确实部分限制了"Ileus"（肠梗阻）这个词的使用。并且，对于 SBO、LBO 这些词的临床应用，需要充分地理解"继发性麻痹性肠梗阻"这个词意味着更狭义上的"Ileus"（肠梗阻）。因此，在日常诊疗上使用"Ileus"（肠梗阻）这个词的频率会明显下降。

全球的外科标准术语与日本外科标准术语间的差异，不仅仅局限于"肠梗阻（肠闭塞）"的概念上。日本外科学今后的发展方向是继续坚持独特的立场还是随着全球化标准前进，目前尚无定论。可是毋庸置疑，世界需要越来越多来自日本外科学界的声音，在这种情况下，日本医学术语逐步融入全球共通医学语言是大势所趋（图 1-1）。

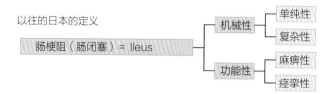

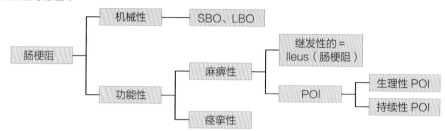

图 1-1　日本与国际通用术语对肠梗阻定义的差异

参考文献

[1] 松尾義之：日本語の科学が世界を変える．筑摩書房，2015．

[2] Hippocraticum C: 病名．ヒポクラテス全集（第三巻）（大槻真一郎，翻訳・編集責任者）．エンタプライズ，1987；pp46-95．

[3] 三毛牧夫，加納宣康：術後癒着性イレウスの保存的治療—特にイレウスチューブ使用に関する考察—．外科 2009；71：757-762．

[4] Bonney V: Faecal and intestinal vomiting and jejunostomy. Br Med J 1916; 1: 583-585.

[5] Taylor W, Handley WS: Discussion on acute intestinal obstruction. Br Med J 1925; 2: 995-996.

[6] McIver MA: Acute intestinal obstruction. Arch Surg 1923; 25: 1106-1124.

[7] Bizer LS, Liebling RW, Delay HM, et al: Small bowel obstruction: the role of non-operative treatment in simple intestinal obstruction and predictive criteria for strangulation obstruction. Surgery 1981; 89: 407-413.

[8] Morton JJ: Factors determining the selection of operation in obstruction of the small intestine. Surgery 1937; 1: 848-858.

[9] Leigh OC, Diefendorf RO: The Miller-Abbott tube in surgery. JAMA 1942; 118: 210-214.

[10] Miller LD, Mackie JA, Rhoads JHE: The pathophysiology and management of intestinal obstruction. Surg Clin North Am 1962; 42: 1285-1309.

[11] Mucha P Jr.: Small intestinal obstruction. Surg Clin North Am 1987; 67: 597-620.

[12] Miller G, Boman J, Shrier I, et al: Natural history of patients with adhesive small bowel obstruction. Br J Surg 2000; 87: 1240-1247.

[13] Kim SY, Morris JB: Small bowel obstruction. Shackelford's Surgery of the Alimentary Tract (6th ed) (Yeo CJ, Dempsey DT, Klein AS, ed). Saunders Elsevier, Philadelphia, 2007; p1024-1025.

[14] Prost À la Denise J, Douard R, Malamut G, et al: Small bowel obstruction in patients with a prior history of cancer: predictive findings of malignant origins. World J Surg 2014; 38: 363-369.

[15] Meier RP, de Saussure WO, Orci LA, et al: Clinical outcome in acute small bowel obstruction after surgical or conservative management. World J Surg 2014; 38: 3082-3088.

[16] O'Connor DB, Winter DC: The role of laparoscopy in the management of acute small-bowel obstruction: a review of over 2,000 cases. Surg Endosc 2012; 26: 12-17.

[17] Tierris I, Mavrantonis C, Stratoulias C, et al: Laparoscopy for acute small bowel obstruction: indication or contraindication? Surg Endosc 2011; 25: 531-535.

[18] Nakajima J, Sasaki A, Otsuka K, et al: Risk factors for early postoperative small bowel obstruction after colectomy for colorectal cancer. World J Surg 2010; 34: 1086-1090.

[19] Ghosheh B, Salameh JR: Laparoscopic approach to acute small bowel obstruction: review of 1061 cases. Surg Endosc 2007; 21: 1945-1949.

[20] Margenthaler JA, Longo WE, Virgo KS, et al: Risk factors for adverse outcomes following surgery for small bowel obstruction. Ann Surg 2006; 243: 456-464.

[21] Miedema BW, Johnson JO: Methods for decreasing postoperative gut dysmotility. Lancet Oncol 2003; 4: 365.

第 2 章 术后肠梗阻（POI）

术后肠梗阻（POI）被定义为外科手术后暂时发生的胃肠道蠕动功能障碍。

POI 分为生理性 POI 和持续性 POI 两个概念。虽有学者认为生理性 POI 可发展为持续性 POI，但人们目前对此还没有严格的定义。在本书中，把持续性 POI 视为病理性 POI，简单表述为 POI。

POI 会延迟伤口愈合、延迟离床活动、引发肺不张和肺炎等呼吸道并发症、引起深静脉血栓等，延长住院时间，降低患者的生活质量（Quality of Life，QOL），以及增加医疗费用。一旦发生 POI，几乎没有有效的治疗策略。因此重要的是如何预防这一并发症的发生，或者一旦发生，该如何不让这一并发症进一步恶化。外科医师以及麻醉科医师都应该意识到，现在是不掌握 POI 知识便无法参与围术期管理的时代。

历史

关于 SBO、LBO、POI 的历史，已经在本书第 1 章中介绍了。在 19 世纪至 20 世纪，麻痹性肠梗阻也同样被视为 SBO，被认为有手术适应证。此后，区分麻痹性肠梗阻和 SBO 的必要性开始被重视起来。1962 年，Miller 等的结论是麻痹性肠梗阻极少有手术适应证，这个观点已经成为现在的共识。

生理性 POI 的定义

对管理围术期患者而言，生理性 POI 是非常重要的概念。典型的生理性 POI 是发生在外科良性疾病手术后的组织自我防御过程，也就是人们曾经常说的早期术后"麻痹性肠梗阻"。

腹部手术后肠管不蠕动（Dysmotility）引起的生理性 POI，小肠将会持续 0~24h，胃则持续 24~48h，大肠更久，将会持续 48~72h。多数研究认为，开腹手术后的排气、排便一般发生于术后第 2~4 天。但是更进一步的研究表明，术后胃肠道不蠕动的时间其实并没有想象中那么长，一般来说，胃和小肠蠕动在术后数小时内即可恢复，结肠蠕动在术后 2~3 天就可恢复。如果是腹腔镜手术，通常认为在术后 2 天内即可恢复。

病理性 POI（简述为 POI）的定义

从生理性 POI 的发生、发展过程来看，POI 的定义是：患者在术后 2~4 天开始适当经口摄食的 24h 内，仍没有排气、排便，且伴有持续腹胀及恶心、呕吐等症状。同时，也有报道称，不只是在腹部手术后，即使是没有进行肠管操作的骨科或神经外科手术后也会发生该情况。超过生理性 POI 的时间期限，同时没有机械性肠梗阻（SBO、LBO）的表现，除外继发性麻痹性肠梗阻，患者即可诊断为 POI。

关于肠管蠕动恢复的研究结果有很多报道，但是临床上还缺乏表明肠管蠕动恢复的指标，也没有对其达成共识的研究。目前各种随机对照试验将接受腹部手术的患者第一次进食固体食物的时间，或首次排气、排便的时间，判断为胃肠道功能恢复的时间。系统性回顾研究中，对 POI 的定义也没有时间限制。但是，这些研究强调了结肠蠕动功能是临床恢复的主要因素，所以这也是为何将首次排气、排便作为临床试验参数的原因。

但是，这些参数是非特异性的。因为排气主要依赖患者的主诉，而且排便只能说明直肠处于空虚状态，并不能当作胃肠道收缩活动恢复的客观指标。将来可能会出现 POI 治疗的新方法，因此我们需要有更准确的指标用于评估治疗效果。

胃肠道的生理学、病理学

1 正常胃肠道的活动性

胃肠道功能的抑制及活动是极其复杂的过程，是基于各种各样的神经网络和神经分泌肽的相互关联而产生的。

存在于肠管壁的神经元细胞（图 2-1）构成内在神经网络，也被称为肠神经系统（Enteric Nervous System，ENS；图 2-2）。

而且 ENS 依赖于内感觉神经元细胞（Inner Sensory Neurons）、P 物质

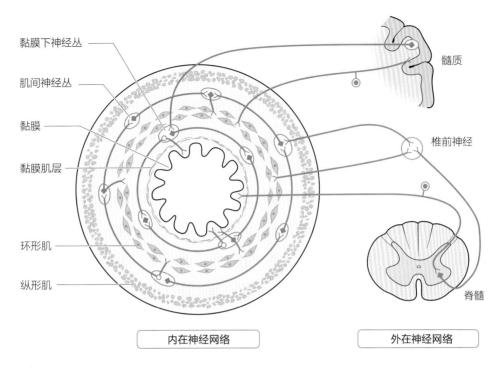

图 2-1 肠管壁的神经元细胞

（改编自文献 24 ）

存在于肠管壁的神经元细胞构成内在神经网络。

（Substance P，增加血管通透性、游离组织胺）、血管活性肠肽（Vasoactive Intestinal Peptide，VIP；舒松平滑肌）及一氧化氮（Nitric Oxide，NO）等神经分泌肽发出的信号的局部回路，形成 ENS 独立作用的基本通路。

外在神经网络由迷走神经、内脏神经及盆神经的内脏感觉传入神经和自主神经系统的内脏运动传出神经构成。这些外在神经元细胞突触伴随着内脏神经系统，与中枢神经系统相协调。一般来说，脊髓传入通路被认为负责传达有害刺激及炎症信号，而迷走神经传入通路具有协调运动、分泌及吸收等功能。内脏运动传出通路由自主神经的胸腰交感神经（Sympathetic Thoracolumber）和副交感神经颅骶支（Parasympathetic Craniosacral Arms）构成。交感神经系统的活动一般来说对平滑肌是存在抑制性的，而副交感神经的输入对它有兴奋性或抑制性作用（图 2-3）。

2 胃肠道运动功能不全

研究人员通过动物实验，对胃肠道运动功能不全进行进一步的了解，并将这些实验结果还原到临床中，成为临床治疗的基础理论。但是需要记住，人和动物归根结底还是有差异的。

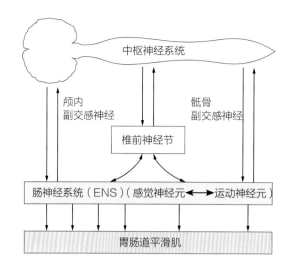

图 2-2　肠神经系统

（改编自文献 25）

肠管壁神经元细胞的内在神经网络被称为肠神经系统（Enteric Nervous System，ENS）。ENS 依赖于内感觉神经元细胞（Inner Sensory Neurons）、P 物质（Substance P，增加血管通透性、游离组织胺）、血管活性肠肽（Vasoactive Intestinal Peptide，VIP；舒松平滑肌）及一氧化氮（Nitric Oxide，NO）等神经分泌肽发出的信号的局部回路，形成 ENS 独立作用的基本通路。

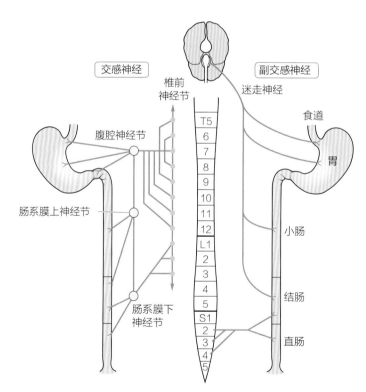

图 2-3　外在神经网络

（改编自文献 25）

外在神经网络由迷走神经、内脏神经及盆神经的内脏感觉传入神经和自主神经系统的内脏运动传出神经构成。这些外在神经元细胞突触伴随着内脏神经系统，与中枢神经系统相协调。迷走神经传入通路具有协调运动、分泌及吸收等功能。内脏运动传出通路由自主神经的胸腰交感神经（Sympathetic Thoracolumber）和副交感神经颅骶支（Parasympathetic Craniosacral Arms）构成。交感神经系统的活动一般来说对平滑肌是存在抑制性的，而副交感神经的输入对它有兴奋性或抑制性作用。

一般来说，术后胃肠道运动功能不全的发病机制与炎症、神经反射、神经分泌肽等因素有关。多种多样的物质［例如：细胞因子、环氧化酶 –2（COX–2）以及白细胞来源的一氧化氮合成酶（Leukocyte–Derived Inducible Nitric Oxide Synthase; Leukocyte–Derived Inducible NOS）］都参与炎症和神经调节。这些物质进一步动员炎症细胞，抑制胃肠道的蠕动，同时也有可能作为被释放活化的炎症细胞，产生相互作用。自主神经通过肠 Cajal 细胞（Intestinal Cells of Cajal，ICC；图 2–4）到肠道平滑肌的过程中发生障碍也会引起 POI。术后镇痛所使用的麻药等也被视为引起 POI 的重要因素，但最重要的机制仍被认为是术中对肠管进行操作所致的神经免疫学反应。

为了便于理解，按照 POI 所发生的时间可分为两相。术后 3h 内发生的神经学机制引起的为第 1 相，术后 3~4h 后发生的伴随炎症反应的为第 2 相（图 2–5）。

第 1 相

第 1 相是在术后立即产生的反应。一般认为是抑制性神经反射，通过增加有害的脊髓传入通路信号（Afferent Signals）产生的局部作用，抑制胃肠道活动。该机制的临床重要性在于通过硬膜外麻醉或局部阻断脊髓传入通道而得到改善。

生理学研究表明：早期感受性刺激的强度及性质很大程度上决定了 POI 所持续的时间。切开皮肤或单纯开腹也可轻微地抑制胃肠道的蠕动。其抑制作用由神经系统介导后，肾上腺素性神经消耗可阻碍正常的肠管运

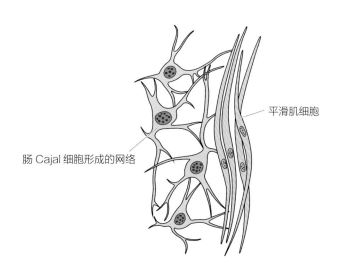

平滑肌细胞

肠 Cajal 细胞形成的网络

图 2–4　肠 Cajal 细胞

（改编自文献 28）

肠 Cajal 细胞，也被称为 Cajal 间质细胞，存在于肠管的肌层，参与肠道蠕动。

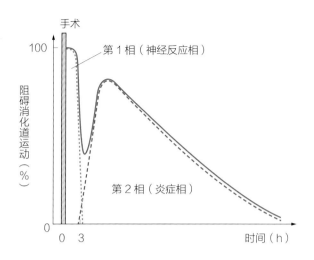

图 2-5　POI 的两相

（改编自文献 23）

为了便于理解，按照 POI 所发生的时间可分为两相。术后 3h 内发生的神经学机制引起的为第 1 相，术后 3 ~ 4h 后发生的伴随炎症反应的为第 2 相。

动，因此本质上是肾上腺素能作用的。最有可能被激活的神经通路是，在脊髓突触的传入内脏神经的脊髓回路，以及支配肠道的传出通路（图 2-6A）。

此外，另一着重于外科术后 30 ~ 90min 的急性期研究证实，手术操作中把持牵引肠管引起的刺激从传入纤维到脊髓神经根，再到达脊髓后角，活化下丘脑及脑桥、延髓神经核（孤束核、室旁核、视上核）（图 2-6B）。在这个通路中，下丘脑释放促肾上腺皮质激素释放因子（Corticotropin-Releasing Factor，CRF），起到核心作用。

CRF 释放刺激下丘脑的视上核神经元后，投射到包括胸髓在内的中间外侧细胞柱（交感神经节前神经元位于此部分）的脊髓。这些神经的活化最终抑制所有胃肠道的运动性。加上肾上腺素能抑制性通路、内脏传入通道的强烈刺激诱发非肾上腺素能迷走神经介导通路产生抑制功能（图 2-6B）。这些反应在腹部以外的手术中也照样发生。但是通常认为这些机制引起的肠蠕动低下，在术后会马上有所淡化。

第 2 相

第 2 相是肠管壁内的炎症级联反应。Kalff 等提出，肠管壁的炎症才是导致第 2 相 POI 延长的主要原因（图 2-5）。同时假定，肠管操作可以活化位于肠管肌层外层的常驻巨噬细胞。这些正常处于休眠状态的巨噬细胞，进入肌间神经丛，以及肠管浆膜侧的层次，或者"传导网络"里，引起巨噬细胞活化。

这些巨噬细胞的活化，最终促进细胞因子和趋化因子的释放，大约在

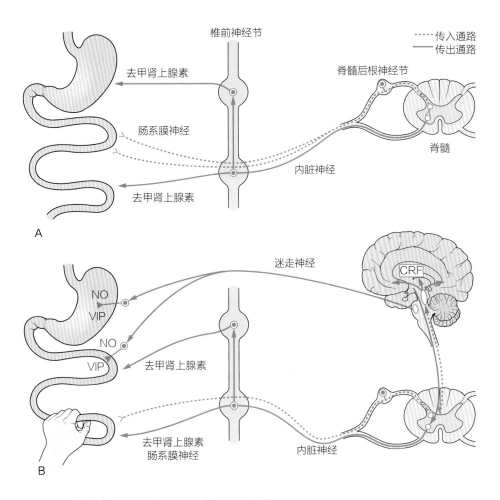

图 2-6　早期损害受体性刺激及其传入与传出通路

（改编自文献 23）

A. 切开皮肤或单纯开腹也可轻微地抑制胃肠道的蠕动。其抑制作用由神经系统介导后，肾上腺素性神经消耗可抑制正常的肠管运动，因此，本质上是肾上腺素能作用的。最有可能被激活的神经通路是在脊髓突触的传入内脏神经的脊髓回路以及支配肠道的传出通路。

B. 此外，另一着重于外科手术后 30 ~ 90min 的急性期研究证实，手术操作中把持牵引肠管引起的刺激从传入纤维到脊髓神经根，再到达脊髓后角，活化下丘脑及脑桥、延髓神经核（孤束核、室旁核、视上核）。在这个通路中，下丘脑释放促肾上腺皮质激素释放因子（Corticotropin-Releasing Factor，CRF），起到核心作用。

术后 3 ~ 4h 就开始发生白细胞的流入（图 2-7）。最有趣的是，有炎症肠管的肌肉层的自然刺激收缩活动，在 POI 下会显著受到损伤。用反义寡核苷酸（Antisense Oligonucleotide）针对抗生素或细胞间黏附因子（Intercellular Adhesion Molecule-1，ICAM-1）提前处理的动物，不但可以阻止白细胞的流入，同时保留了肌肉层的正常神经肌肉功能。该反应证明了，实际上操作诱发的炎症才是导致 POI 的主要原因。

细胞因子（IL-1、IL-6、TNF α）或趋化因子从巨噬细胞释放后，动员中性粒细胞，生成 NO、前列腺素（Prostaglandin，PG）、COX-2 等代谢产物，导致肠管的壁内神经、ICC、平滑肌细胞等损伤，从而降低 ICC 的

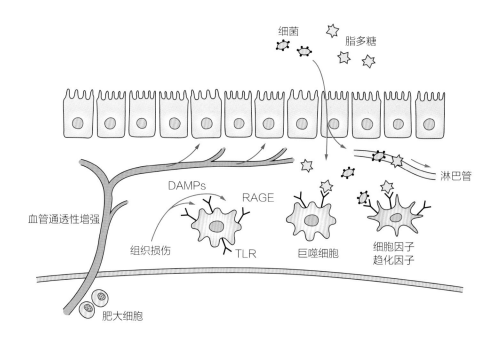

图 2-7　肠管的局部炎症级联反应

（引自文献 23）

第 2 相是肠管壁内的炎症级联反应。目前人们提出第 2 相 POI 的延长主要由肠管肌层炎症引起。肠管操作可活化肠管肌层外层常驻巨噬细胞，其进入肌间神经丛以及肠管浆膜侧的层次或者"传导网络"里，并引起巨噬细胞活化。这些巨噬细胞的活化最终促进细胞因子和趋化因子的释放，术后 3 ~ 4h 就开始发生白细胞流入。

DAMPs：损伤相关分子模式（Damage-Associated Molecular Patterns）；RAGE：糖基化终产物的受体（Receptor for Advance Glycation End-Products）；TLR：Toll 样受体（Toll-like Receptor）。

自动能，以及降低平滑肌收缩力（图 2-8）。局部炎症反应通过交感神经还能影响到在手术过程中没被抓持的肠管，这也成为导致 POI 的原因。肠管运动的麻痹程度与炎症程度呈正比。同时，不管在小肠还是大肠，中性粒细胞在肠管肌层的直接浸润程度和肠管的运动功能不全的程度，均与肠管操作的程度有关。更甚者，该炎症反应可涉及所有胃肠道区域，因此在腹部手术后肠管运动障碍的发生时间比非腹部手术更长。

即使为非腹部手术，一旦引起全身性炎症，也同样可以发生肠管麻痹，即术后并发症或败血症等都可通过该机制导致长期肠管麻痹。

NO、VIP 或者 P 物质等均被认为是肠内抑制性神经传递物质（Neurotransmitters），可延缓肠道运动。至于 P 物质的作用，仅部分被了解而已。其抑制效果，与其说是直接作用于肠管，还不如说是与抑制性感觉信号的刺激有关。运动刺激激素（Motilin）的减少，还有抑制性因子降钙素基因关联肽（Calcitonin Gene-Related Peptide，CGRP）和 CRF 的增加，也与 POI 的病理生理学有关联。

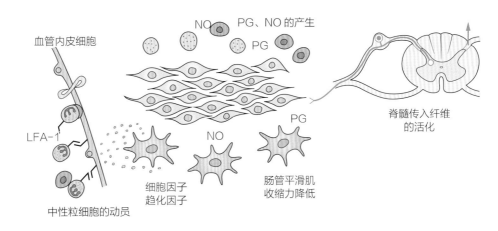

图 2-8　巨噬细胞的活化

（改编自文献 23）

细胞因子（IL-1、IL-6、TNFα）或趋化因子从巨噬细胞释放后动员中性粒细胞，从而生成 NO、前列腺素、COX-2 等代谢产物，导致肠管的壁内神经、ICC、平滑肌细胞等损伤，而降低 ICC 的自动能以及降低平滑肌收缩力。

LFA-1：淋巴细胞功能相关抗原 1（Lymphocyte Function-Associated Antigen-1）。

POI 的发生率

　　至于 POI 的发生率，根据外科手术的种类，各研究的说法也不同。根据文献报道，一般来说，施行下腹部手术（如结直肠手术、妇科手术）的患者发生 POI 的风险较高，而施行上腹部手术（如胆囊切除术）的患者风险较低。研究者对 17 876 例结肠切除术后的患者病情进行观察研究，其中 3115 例（17.4%）发生了 POI；根据评估预防效果试验的安慰剂效应研究，15% 的肠管切除术患者发生了 POI，但子宫切除术后只有 2.9% 的患者发生了 POI；在 13 793 例根治性膀胱切除术后患者的系统性回顾中，POI 的发生率占 9.86%；根据对腹部主动脉瘤予以经腹手术或后腹膜手术进行比较的系统性回顾，比起经腹手术，后腹膜入路手术后的 POI 发生率明显低。在骨科领域，股关节手术后 POI 发生率为 1.3%，膝关节手术后 POI 发生率为 0.65%，脊椎手术后 POI 发生率为 1.19%。

POI 的发生因素

　　POI 的发生因素也是预防因素。POI 与影响胃肠道运动功能的所有因素有关。

　　在 POI 发生的研究中，往往把焦点放在较典型而特别的外科手术（例如结直肠手术、妇科手术、泌尿科手术等）中。

通过确定 POI 的发生因素，可以跟患者说明病情，并且找出对策。目前研究者只在少数腹腔镜结直肠切除术的病例中采用了 POI 的评分预测体系，有效的评估体系应被广泛用于更多的外科手术中。

全身麻醉的手术一直被认为可抑制术后肠管的运动性，但尚未明确证明。即使受到影响，其影响也是较小且暂时性的。如果全面考虑麻醉的影响，其实并不是这样，关于这方面的细节，笔者将在后面章节详述。

关于 POI 的发生因素，在表 2-1 中列举了多种。临床上，开腹手术、手术时间、出血量、阿片类麻醉药的总量都被认为是高风险因素。在结直肠手术中，男性、末梢血管疾病、急诊手术、造口术等成为发生 POI 的风险因素；在泌尿科手术中，术后发生尿漏，漏到术野成为肠管运动功能低下的因素之一；妇科良性肿瘤手术中，膀胱切开术、粘连松解术及输血，均是 POI 的危险因素；妇科恶性肿瘤手术中，卵巢切除术合并肠管切除术时，比单纯的卵巢切除术后的 POI 发生率显著升高。

基于目前的研究，尚未明确 POI 的发生是否与年龄相关。

表 2-1 POI 的发生因素

要因	发生因素	机制
药理学	阿片类麻醉药	阻碍消化道神经、肌肉系统 尚未明确
炎症	手术操作引起的腹膜炎症 局部组织损伤	通过内脏神经刺激交感神经系统 阻碍消化道神经、肌肉系统
激素	P 物质 VIP NO 内源性阿片	阻碍消化道神经、肌肉系统 阻碍消化道运动的调节
代谢	低钾血症、低钠血症、低镁血症 酸中毒 低体温 低氧血症、呼吸功能不全	非特异性引起消化道神经、肌肉系统障碍（机制不明）
消化道生理	长期禁食 经鼻胃管减压	消化道缺乏食物刺激 阻碍口腔或胃分泌物对消化道的正常反射
神经学	疼痛 组织损伤 炎症	交感神经刺激增加、副交感神经刺激减少引起的消化道运动的减少 介导与肠道蠕动有关的自主神经调节机制
心理学	不安 患者对疾病恢复的预期	交感神经刺激增加引起的消化道运动的障碍 非特异性阻碍消化道神经、肌肉系统
其他	长期卧床 输液过多引起的肠管水肿	非特异性阻碍消化道神经、肌肉系统

鼻胃管的常规留置与肠管功能延迟恢复显著相关，并且显著增加并发症的发生率和延长住院时间。在系统性回顾中，术后经口摄食时间推迟，与肠管功能的延迟恢复有关。有几项研究证明了，肥胖与 POI 风险增加有关联；但也有少数研究提示，肥胖与 POI 并没有关联。

临床特征

1 症状、体征以及既往史

应查清患者既往的内外科疾病（表 2-2）或是否服用导致肠梗阻的药物（表 2-3），以及增加 SBO 发生风险或增加 POI 发生风险的因素。

有无腹胀、持续性的全腹痛、恶心、呕吐、排气延迟或没有排气，或无法经口进食等症状。

典型体征有腹胀、叩诊鼓音、不同程度的肠鸣音减少、中度或者泛发程度不同的压痛。

腹腔镜手术后持续的麻痹性肠梗阻，需要证实有无隐匿的损伤（例如肠管、膀胱及输尿管等的损伤），即有无增加继发性麻痹性肠梗阻的可能。

2 检查

为了确定 POI 的病因以及发现其他术后并发症，术后的检查是很有必要的。

血常规检查可提示贫血，可能源于术后出血。白细胞增多可能提示腹腔内感染、肠管缺血或腹腔内脓肿等。电解质紊乱、低钾血症可能导致麻痹性肠梗阻恶化，镁缺乏会诱发低钾血症。血肌酐和 BUN 的上升可能提示尿毒症诱发麻痹性肠梗阻。肝功能、淀粉酶、脂肪酶、术后胆囊功能不全或胰腺炎等也可能诱发麻痹性肠梗阻。

3 腹部平片

单纯腹部平片检查往往是在患者出现腹胀、恶心或腹痛时实施的第一个诊断性影像学检查。立位和卧位的腹部平片显示扩张的肠管，还可见小肠或大肠的阶梯状气液平（Air-Fluid Level，Niveau），但并没有特异性。

表 2-2　术后肠梗阻的原因

Ⅰ．术后或外伤后的反应性肠梗阻	Ⅴ．伴有急性疼痛的外伤
Ⅱ．腹膜炎	A．腿、腰、骨盆的骨折
	B．脊椎骨折
A．细菌感染	C．广泛的骨科手术
1.手术污染引起	D．肋骨骨折
2.吻合口漏或穿孔所致	E．大面积烧伤
B．化学	Ⅵ．心脏疾病
1.胆汁性腹膜炎	
2.胰液性腹水	A．心肌梗死
3.刺激物	B．重度心绞痛
Ⅲ．局部炎症过程	C．重度心衰
	Ⅶ．在基底部和膈肌区域的肺炎
A．腹腔内脓肿	Ⅷ．电解质异常
1.骨盆腔	
2.膈肌下	A．钾离子、镁离子、钙离子低下
3.肝下	B．高渗透压状态
4.肠管旁脓肿等	Ⅸ．代谢
B．腹膜外感染	
1.感染性血管移植物	A．糖尿病酮症酸中毒
2.腰大肌脓肿	B．Addison 危象
3.肾周围脓肿、肾盂肾炎、蜂窝织炎	C．黏液性水肿
C．胆囊炎 / 胆管炎	D．淀粉样变
D．胰腺炎	Ⅹ．毒素
Ⅳ．血管损害和出血	
	A．金属铅、砒霜、汞、铬
A．急性动脉瘤破裂和扩大	B．误吞咽汽油、打火机油等（石油性肠炎）
1．大动脉	C．神经毒性杀虫剂
2．内脏动脉（脾动脉、肝动脉等）	
B．大动脉瘤——Marfan 综合征	
C．出血——结扎不全	
D．内脏血管缺血	
E．缺血性大肠炎	
F．肠系膜血肿	
G．腹壁血肿	
H．脾破裂	

诊断

　　POI 没有特异性的诊断方法。多数人主诉有食欲不振、腹痛、腹胀、恶心、呕吐、烧心等食管胃反流症状，但有的患者并没有任何症状。肠鸣音被认为与肠道运动程度有一定的相关性，但在 POI 中，有从完全不能闻及肠鸣音的病例到肠鸣音几乎正常的病例，有各种各样的情况。还有非特异性的术后腹部疼痛。

表 2-3　药物原因引起的肠梗阻

阿片类药物
降压药
钙通道阻滞剂（维拉帕米 > 地尔硫卓 ®）、可乐定
抗恶性肿瘤药物
硼替佐米 ®、白消安 ®、阿霉素 ®、氨甲蝶呤、紫杉醇、沙利度胺、长春碱、长春新碱
胃肠药
止泻药 / 止痉药：盐酸洛哌丁胺 ®、阿托品等 吩噻嗪类止吐药：盐酸异丙嗪 ® 等抗精神病药物
其他
铁剂、唑来膦酸
具有强烈抗胆碱能作用的药品
选择性 5-HT 重摄取抑制的抗抑郁药（帕罗西汀 > 氟西汀） 三环类抗抑郁药（如阿米替林、米帕明、盐酸去甲替林） 抗精神病药（如氯氮平、氟哌啶醇、奥氮平、喹硫平） 抗帕金森病药（如左旋多巴、恩他卡朋） H_2 抗组织胺药，第一代（如盐酸苯海拉明、氯苯那敏、赛庚啶、敏克静） 肌松药（如巴氯芬、托特罗定等） 阿托品制剂

因为 POI 和器质性 SBO 具有类似的症状和体征，因此鉴别它们是非常重要的（**表 2-4**）。需要牢记的是，术后早期发生 SBO 的患者大部分在初期处于肠功能恢复和能进食的状态，之后再出现恶心、呕吐、腹痛，接着发生腹胀。但是，POI 的患者一般来说不会经历肠功能恢复的阶段。

SBO 有可能出现在发生疝、肿瘤、腹部切口下和腹膜转移的区域。强烈疼痛、呕吐，或急剧加重的疼痛或腹胀等表现，可以更进一步支持 SBO 的诊断。局部的压痛、发热、心动过速以及腹膜炎体征等预示着肠管缺血或穿孔，需要进行紧急外科手术。

POI 或简单的继发性肠梗阻或 SBO（LBO）的初期均可进行保守治疗，但病程长，或进行性恶化的 SBO 最终会发生缺血、坏死、穿孔等并发症，为此，需要尽快进行外科手术。

无法根据症状、体征以及腹部平片鉴别是 SBO、POI 还是继发性肠梗阻的话，需要进行腹部 CT 检查。腹部增强 CT 检查在鉴别 SBO 和肠梗阻方面，具有 90% ~ 100% 的敏感性和特异性。同时腹部 CT 检查常常会找出骨盆内脓肿、术后出血等继发性麻痹性肠梗阻的原因，对于 SBO 的病例而言，还能找出梗阻部位，确认有无绞窄、缺血或坏死肠管。

表 2-4 POI 和 SBO 的比较

症状和体征	POI	SBO
腹部膨胀	有	有
肠鸣音	一般来说，较少或没有	高亢或没有
停止排气、排便	有	有
疼痛	中度或弥漫性	中度到高度，绞痛
腹膜刺激征	无	有
影像学诊断	扩张的肠管，结肠较少积气	扩张的肠管，弥漫性的阶梯状气液平，结肠内气体阙如
发热，心动过速	无	肠坏死时需要警惕
呕吐	有	有，胆汁性或粪便样

假如腹部 CT 检查后也不能明确诊断，并且患者的状态进一步恶化，可以考虑上消化道的水溶性造影（泛影葡胺）。该检查对鉴别 SBO 和 POI 有效，而且还能确认 SBO 的程度。

POI 的治疗

所谓的保守性治疗包括去除所有刺激因素，持续输液和纠正电解质紊乱，禁食，必要时行胃肠道减压，以及进行动态的腹部检查。然而，需要强调的是，这些策略大部分都是 POI 的预防方法，而不是 POI 的治疗措施。

POI 的预防（表 2-5）

预防策略是以尽可能减少 POI 的风险为目的，并且目前已经得到了以一定程度临床试验结果为依据的方法。

1 有效的处理

目前有几种方法可以最大限度地减少外科手术术后继发的生理性 POI 的发生，以及缩短 POI 的持续期间。

表 2-5　降低 POI 的发生风险和缩短患病时间的对策

有效的策略
· 硬膜外麻醉
可能有效的策略
· 减少术后阿片类药物的使用 · 微创手术 · 微创外科技术 · 术后快速康复（Enhanced Recovery After Surgery，ERAS）的临床路径 · 术后嚼口香糖
尚未明确、目前只处于研究阶段的策略或无效的策略
· 步行 · 术后早期进食 · 应用甲氧氯普胺 · 应用红霉素 · 术前的优化肠道准备 · 应用新斯的明 · 应用普萘洛尔 · 麦麸辅助营养饮食 · 含咖啡饮食
有害的策略
· 应用 COX-2 阻断剂 · 常规使用鼻胃管 · 留置腹腔引流管

硬膜外麻醉

术中硬膜外麻醉也常被用于术后疼痛管理，它是减少 POI 发生的有效手段。大量数据证明，比起全身或硬膜外使用阿片类药物（阿片样合成麻醉药），胸部中段硬膜外麻醉能尽早恢复胃肠道的功能。硬膜外麻醉药抑制第 1 相疼痛刺激的同时，增加肠管的血流，故能有效预防 POI。为了得到充分效果，硬膜外麻醉应置于中胸部水平，其理由是在该部位麻醉可以阻断从术野传来的创伤性感觉受体传入通道（胸部交感神经节），以及阻断抑制性交感神经传出通道。

微创手术

微创外科手术的小切口能减少 POI 的发生。动物实验表明，开腹切口的长度影响术后胃肠道的运动。

胃肠外科和妇科的研究中的大部分随机对照试验证明，腹腔镜手术能促进解决术后胃肠道运动功能不全的问题。不过也有可能与术后阿片类药物使用机会的减少或腹腔镜手术后患者在早期开始进食等几个因素有关系。到现在为止，研究者尚未确立其单独使用的有效性。

无论如何，在术中减少肠管刺激并保护肠管、防止干燥及低温，对术后肠管运动的恢复是非常重要的。

限制性使用阿片类药物

阿片类药物通过减弱正常的胃肠道协调性运动而加重术后胃肠道的运动功能不全。动物研究证明，减少阿片类药物的使用，加以非甾体消炎药（Nonsteroidal Anti-Inflammatory Drugs，NSAIDs）也可有效抑制 POI 的发生，因为 NSAIDs 抑制了炎症过程中的关键通道之一。

对外科伤口使用皮下局部浸润麻醉也有同样的效果，但是此效果只限于腹腔镜手术切开的创口。利多卡因的静脉输注或创口周围局部注射均可减少 POI 的发生率及其程度。

手术操作

手术时间较长和发生术后并发症会增加持续性 POI 的发生风险。为了减少患者术后胃肠道功能不全，推荐医师操作轻柔和尽量减少不必要的操作步骤。出血量的增加也是引起持续性 POI 的因素之一，故术中应及时止血。虽然长时间（3h 以上）的外科手术会增加 POI 的发生风险，但是手术时间的长短和患者胃肠道运动不全症状的出现并没有显著的关联。

咀嚼口香糖

咀嚼口香糖对术后肠管功能恢复的积极效果在各种疾病的随机对照试验中均被证实。通过对 5 项开腹和腹腔镜大肠切除术患者研究的 Meta 分析发现，咀嚼口香糖能促进患者术后首次的排气、排便时间，以及缩短住院时间。在此后的一项系统性评估中，研究者纳入了 17 项各种胃肠道手术患者进行的试验，也证明了同样的结论。然而，有些试验也不能确认咀嚼口香糖的有效性。咀嚼口香糖的优点在于费用非常低，与早期进水或进食不同，咀嚼口香糖所引起的并发症的发生率非常低。

咀嚼口香糖可以刺激迷走神经，改善消化道的运动情况。另外还介导参与活化炎症级联反应，引起巨噬细胞失活化，进而预防 POI 的发生。

不只是在美国，在日本、英国也有同样的报道。但是在之后的随机对照试验中，研究者发现咀嚼口香糖只有在腹腔镜大肠切除术中有效，在开腹手术中却没有明显的效果。

术后快速康复（Enhanced Recovery After Surgery，ERAS）的临床路径

欧洲营养学会（The European Society of Clinical Nutrition and Metabolism，ESPEN）提出了术后快速康复（ERAS）的临床路径。ESPEN 推荐结肠手术应该实施快速康复外科（Fast-Track Surgery）。经研究证实，ERAS 临床路径组的住院时间及并发症的发生率明显低于非 ERAS 临床路径组，而在

鼻胃管的再次插入率、重新住院率和死亡率方面两组没有明显的差异。

择期结肠手术后的快速康复程序（Fast-Track Program）中，通过胸部硬膜外麻醉、早期经口进食、早期下床活动、口服缓泻药等方法，大部分患者在 48h 内胃肠道功能恢复至正常。

术前肠道准备

到目前为止，大肠手术前普遍使用聚乙二醇做术前肠道准备。但是近几年的报道显示，这些处理其实并不需要，反而有可能是有害的。9 个随机对照试验证实，术前肠道准备不但不能减少吻合口漏的危害，一旦发生吻合口漏，反而增加创口感染的可能性。而且也有报道称，术前肠道准备会增加患者发生 POI 的风险以及延长住院时间。但实际上，在 2003 年，美国有 99% 的结直肠外科学会会员施行术前机械性肠道准备（Mechanical Bowel Preparation），在日本也有 90% 以上的医师在施行此处理，故关于术前肠道准备是否有益需要进一步达成共识。

术中输液的限制

术中输液过多不但影响心肺功能，还会引起肠管的水肿而导致消化道运动功能不良，故必须把术中及术后的输液量限制到不引起脱水的程度。输液过多会引起呼吸功能不全、水肿、肠管功能低下、吻合口漏等，但过度限制输液也会引起循环功能不全、肾衰竭、快速性心律失常、肠管功能低下、吻合口漏、康复延迟等，因而需要找出最适输液量。最适输液量的指标是，设置心排出量和血流量管理的目标后，遵守输液管理、强心药的使用等治疗，即遵守目标指导治疗（Goal Directed Therapy，GDT）的概念。Meta 分析显示，通过这些办法，术后消化道功能可以在早期恢复。从这些意义上讲，关于 POI，不只是外科医师专属的课题，还需要麻醉科医师的协助。

2 疗效未被认可的措施

饮食管理

含麦麸辅助营养（把小麦的表皮打碎脱脂后烘焙的营养辅助食品，含有 50% 谷物来源的食物纤维）和含咖啡的饮食管理，可以有早期的效果，但还是需要进一步的研究来证实。此外，碳水化合物的负荷试验只对减少患者住院时间有益。

早期下床步行

长期以来，研究者认为术后早期下床可以预防 POI 的发生，然而，最近的一项解决术后胃肠道运动功能不全，评估术后早期步行效果的研究中，并未发现它有任何明显的优势，因此早期下床不是独立的改善消化道运动的影响因素。但是，早期下床在 ERAS 的临床路径中具有重要的意义。

应用 COX-2 阻滞剂

对肠管进行操作会增加 COX-2 表达而提高前列腺素分泌水平，同时减少空肠的收缩性。NSAIDs 以及 COX-2 阻滞剂因可通过抑制前列腺素的产生而起到抗炎作用，抑制第 2 相的炎症反应，从而被认为对 POI 有效。应用 COX-2 阻滞剂还能减少全身性麻醉药的使用量，继而能减轻 POI 的发生率和程度。大肠癌切除后的一个随机对照试验提示，联合使用 COX-2 阻滞剂治疗的患者与单纯使用阿片类药物的患者相比，恢复时间（肠鸣音的恢复时间、首次排便时间、固体食物的首次摄入时间以及住院时间）显著缩短，并且使用阿片类药物的次数减少。

但是，COX-2 阻滞剂可能影响肠管愈合，导致愈合不良的风险增加。

鼻胃管的留置

随机对照试验和 Meta 分析结果显示，并没有证据支持胃肠手术时需常规预防性地使用鼻胃管。多数试验已经提示了，术后预防性使用鼻胃管减压并无多大益处。

Cochrane 的一项回顾性研究提示，接受开腹手术的 4000 例患者的一项随机对照试验比较了常规留置鼻胃管（认为排气是肠管功能恢复指标的传统定义）和没有留置或临时性（术后 24h 内拔除）留置鼻胃管的效果。常规性留置鼻胃管的患者肠功能恢复显著推迟，且会增加肺部并发症的发生率以及患者的不适感，最终导致住院时间延长。

1995 年以前的随机对照试验和 Meta 分析和非随机对照试验显示，没有常规使用鼻胃管时，呕吐和腹胀感为一般程度，但其他指标得到改善。预防性留置鼻胃管对 POI 有效的病例只有 5% 左右，并且其预防效果也没有被认可。留置鼻胃管不但增加患者的不适感，而且引起肺不张或肺炎等呼吸道并发症的可能性较高。

对于在外科手术后常规留置鼻胃管，在经过反省期后，现在不再推荐常规使用。但是有 POI 或术后 SBO 进展时，有时还是需要留置鼻胃管。

腹腔内引流管的留置

关于腹腔内引流管的留置在 ERAS 的临床路径中也被规定为最低限度地使用，应减少不必要的引流管的使用。

参考文献

[1] Artinyan A, Nunoo-Mensah JW, Balasubramaniam S, et al: Prolonged postoperative ileus-definition, risk factors, and predictors after surgery. World J Surg 2008; 32: 1495-1500.

[2] Miller LD, Mackie JA, Rhoads JHE: The pathophysiology and management of intestinal obstruction. Surg Clin N Am 1962; 42: 1285-1309.

[3] Livingston EH, Passaro EP Jr.: Postoperative ileus. Dig Dis Sci 1990; 35: 121-132.

[4] Resnick J, Greenwald DA, Brandt LJ: Delayed gastric emptying and postoperative ileus after nongastric abdominal surgery: part I. Am J Gastroenterol 1997; 92: 751-762.

[5] Resnick J, Greenwald DA, Brandt LJ: Delayed gastric emptying and postoperative ileus after nongastric abdominal surgery: part Ⅱ. Am J Gastroenterol 1997; 92: 934-940.

[6] Holte K, Kehlet H: Postoperative ileus: a preventable event. Br J Surg 2000; 87: 1480-1493.

[7] Benson MJ, Wingate DL: Ileus and mechanical obstruction. An illustrated guide to gastrointestinal motility (Kumara D, Wingated D, eds). Churchill Livingston, London, 1993; p547-566.

[8] Wilson JP: Postoperative motility of the large intestine in man. Gut 1975; 16: 689-692.

[9] Waldhausen JH, Schirmer BD: The effect of ambulation on recovery from postoperative ileus. Ann Surg 1990; 212: 671-677.

[10] Clevers GJ, Smout AJ, van der Schee EJ, et al: Myo-electrical and motor activity of the stomach in the first days after abdominal surgery: evaluation by electorogastrography and impedance gastrography. J Gastroenterol Hepatol 1991; 6: 253-259.

[11] Böhm B, Milsom JW, Fazio VW: Postoperative intestinal motility following conventional and laparoscopic intestinal surgery. Arch Surg 1995; 130: 415.

[12] Waldhausen JH, Shaffrey ME, Skenderis BS 2 nd, et al: Gastrointestinal myoelectric and clinical patterns of recovery after laparotomy. Ann Surg 1990; 211: 777-784.

[13] Condon RE, Frantzides CT, Cowles VE, et al: Resolution of postoperative ileus in humans. Ann Surg 1986; 203: 574-580.

[14] Graber JN, Schulte WJ, Condon RE, et al: Relationship of duration of postoperative ileus to extent and site of operative dissection. Surgery 1982; 92: 87-92.

[15] Delaney CP, Senagore AJ, Viscusi ER, et al: Postoperative upper and lower gastrointestinal recovery and gastrointestinal morbidity in patients undergoing bowel resection: pooled analysis of placebo data from 3 randomized controlled trials. Am J Surg 2006; 191: 315-319.

[16] Miedema BW, Johnson JO: Methods for decreasing postoperative gut dysmotility. Lancet Oncol 2003; 4: 365-372.

[17] Basse L, Madsen JL, Billesbølle P, et al: Gastrointestinal transit after laparoscopic versus open colonic resection. Surg Endosc 2003; 17: 1919-1922.

[18] Zhou ZG, Hu M, Li Y, et al: Laparoscopic versus open total mesorectal excision with anal sphincter preservation for low rectal cancer. Surg Endosc 2004; 18: 1211-1215.

[19] Kehlet H: Postoperative ileus - an update on preventive techniques. Nat Clin Pract Gastroenterol Hepatol 2008; 5: 552-558.

[20] Wolff BG, Michelassi F, Gerkin TM, et al: Alvimopan, a novel, peripherally acting mu opioid antagonist: results of a multicenter, randomized, double-blind, placebo-controlled, phase Ⅲ trial of major abdominal surgery and postoperative ileus. Ann Surg 2004; 240: 728-735.

[21] Cheatham ML, Chapman WC, Key SP, et al: A meta-analysis of selective versus routine nasogastric decompression after elective laparotomy. Ann Surg 1995; 221: 469-476.

[22] Ramirez JA, McIntosh AG, Strehlow R, et al: Definition, incidence, risk factors, and prevention of paralytic ileus following radical cystectomy: a systematic review. Eur Urol 2013; 64: 588-597.

[23] Boeckxstaens GE, de Jonge WJ: Neuroimmune mechanisms in postoperative ileus. Gut 2009; 58: 1300-1311.

[24] Kumar D: Gross morphology of the gastrointestinal tract. An illustrated guide to gastrointestinal motility (Kumar D, Wingate D, eds). Churchill Livingston, London, 1993; p3-9.

[25] Christensen J: The enteric nervous system. An illustrated guide to gastrointestinal motility (Kumar D, Wingate D, eds). Churchill Livingston, London, 1993; p10-31.

[26] Andrews JM, Dent J: Small intestinal motor physiology. Sleisenger and Fordtran's Gastrointestinal and liver disease. Pathophysiology/diagnosis/management, (7th ed.). Sunders, Philadelphia, 2002; p1665-1678.

[27] Gomez-Pinilla PJ, Farro G, Di Giovangiulio M, et al: Mast cells play no role in the pathogenesisi of postoperative ileus induced by intestinal manipulation. PLoS One 2014; 9: e855304.

[28] Sanders KM: A case for interstitial cells of Cajal

as pacemakers and mediators of neurotransmission in the gastrointestinal tract. Gastroenterology 1996; 111: 492–515.

[29] Barquist E, Bonaz B, Martinez V, et al: Neuronal pathways involved in abdominal surgery-induced gastric ileus in rats. Am J Physiol 1996; 270: R888–R894.

[30] Zittel TT, Lloyd KC, Rothenhöfer, et al: Calcitonin gene-related peptide and spinal afferents partly mediate postoperative colonic ileus in the rat. Surgery 1998; 123: 518–527.

[31] Zittel TT, Rothenhöfer I, Meyer JH, et al: Small intestinal capsaicin-sensitive afferents mediate feedback inhibition of gastric emptying in rats. Am J Physiol 1994; 267: G1142–1145.

[32] Zittel TT, Reddy SN, Plourde V, et al: Role of spinal afferents and calcitonin gene-related peptide in the postoperative gastric ileus in anesthetized rats. Ann Surg 1994; 219: 79–87.

[33] Bonaz B, Plourde V, Taché Y: Abdominal surgery induces Fos immunoreactivity in the rat brain. J Comp Neurol 1994; 349: 212–222.

[34] Boeckxstaens GE, Hirsch DP, Kodde A, et al: Activation of an adrenergic and vagally-mediated NANC pathway in surgery-induced fundic relaxation in the rat. Neurogastroenterol Motil 1999; 11: 467–474.

[35] Kalff JC, Schraut WH, Simmons RL, et al: Surgical manipulation of the gut elicits an intestinal muscularis inflammatory response resulting in postsurgical ileus. Ann Surg 1998; 228: 652–663.

[36] Kalff JC, Buchholz BM, Eskandari MK, et al: Biphasic response to gut manipulation and temporal correlation of cellular infiltrates and muscle dyfunction in rat. Surgery 1999; 126: 498–509.

[37] Kalff JC, Carlos TM, Schraut WH, et al: Surgically induced leukocytic infiltrates within the rat intestinal muscularis mediate postoperative ileus. Gastroenterology 1999; 117: 378–387.

[38] Mikkelsen HB, Mirsky R, Jessen KR, et al: Macrophage-like cells in muscularis externa of mouse small intestine: immunohistochemical localization of F4/80, M1/70, and Ia-antigen. Cell Tissue Res 1988; 252: 301–306.

[39] Mikkelsen HB: Macrophages in the external muscle layers of mammalian intestines. Histol Histopathol 1995; 10: 719–736.

[40] Mikkelsen HB, Larsen JO, Hadberg H: The macrophage system in the intestinal muscularis externa during inflammation: an immunohistochemical and quantitative study of osteopetrotic mice. Histochem Cell Biol 2008; 130: 363–373.

[41] de Jonge WJ, van den Wijngaard RM, The FO, et al: Postoperative ileus is maintained by intestinal immune infiltrates that activate inhibitory neural pathways in mice. Gastroenterology 2003; 125: 1137–1147.

[42] Luckey A, Livingston E, Taché Y: Mechanisms and treatment of postoperative ileus. Arch Surg 2003; 138: 206–214.

[43] Schwarz NT, Kalff JC, Türler A, et al: Selective jejunal manipulation causes postoperative panenteric inflammation and dysmotility. Gastroenterology 2004; 126: 159–169.

[44] Martinez V, Rivier J, Wang L, et al: Central injection of a new corticotropin-releasing factor (CRF) antagonist, astressin, blocks CRF- and stress-related alterations of gastric and colonic motor function. J Pharmacol Exp Ther 1997; 280: 754–760.

[45] Cullen JJ, Eagon JC, Kelly KA: Gastrointestinal peptide hormones during postoperative ileus. Effect of octreotide. Dig Dis Sci 1994; 39: 1179–1184.

[46] Iyer S, Saunders WB, Stemkowski S: Economic burden of postoperative ileus associated with colectomy in the United States. J Manage Care Pharm 2009; 15: 485–494.

[47] Wolff BG, Viscusi ER, Delaney CP, et al: Patterns of gastrointestinal recovery after bowel resection and total abdominal hysterectomy: pooled results from the placebo arms of alvimopan phase III North American clinical trials. J Am Coll Surg 2007; 205: 43–51.

[48] Twine CP, Humphreys AK, Williams IM: Systematic review and meta-analysis of the retroperitoneal versus the transperitoneal approach to the abdominal aorta. Eur J Vasc Endovasc Surg 2013; 46: 36–47.

[49] Norwood MG, Lykostratis H, Garcea G, et al: Acute colonic pseudo-obstruction following major orthopaedic surgery. Colorectal Dis 2005; 7: 496–499.

[50] Kronberg U, Kiran RP, Soliman MS, et al: A characterization of factors determining postoperative ileus after laparoscopic colectomy enables the generation of a novel predictive score. Ann Surg 2011; 253: 78–81.

[51] Condon RE, Cowles V, Ekbom GA, et al: Effects of halothane, enflurane, and nitrous oxide on colon motility. Surgery 1987; 101: 81–85.

[52] Huge A, Kreis ME, Jehle EC, et al: A model to investigate postoperative ileus with strain gauge transducers in awake rats. J Surg Res 1998; 74: 112–118.

[53] Chapuis PH, Bokey L, Keshava A, et al: Risk factors for prolonged ileus after resetion of colorectal cancer: an observational study of 2400 consecutive patients. Ann Surg 2013; 257: 909–915.

[54] Mattei A, Birkhaeuser FD, Baermann C, et al: To stent or not to stent perioperatively the ureteroileal anastomosis of ileal orthotopic bladder

substitutes and ileal conduits? Results of a pro-spective randomized trial. J Urol 2008; 179: 582–586.

[55] Antosh DD, Grimes CL, Smith AL, et al: A case-control study of risk factors for ileus and bowel obstruction following benign gynecologic surgery. Int J Gynaecol Obstet 2013; 122: 109–111.

[56] Bakkum-Gamez JN, Langstraat CL, Martin JR, et al: Incidence of and risk factors for postoper-ative ileus in women undergoing primary staging and debulking for epithelial ovarian carcinoma. Gynecol Oncol 2012; 125: 614–620.

[57] Svatek RS, Fisher MB, Williams MB, et al: Age and body mass index are independent risk fac-tors for the development of postoperative paralytic ileus after radical cystectomy. Urology 2010; 76: 1419–1424.

[58] Yamanaka K, Miyake H, Hara I, et al: Significance of radical cystectomy for bladder cancer in patients over 80 years old. Int Urol Nephrol 2007; 39: 209.

[59] Nelson R, Edwards S, Tse B: Prophylactic naso-gastric decompression after abdominal surgery. Cochrane Database Syst Rev 2007; CD004929.

[60] Donat SM, Slaton JW, Pisters LL, et al: Early nasogastric tube removal combined with meto-clopramide after radical cystectomy and urinary diversion. J Urol 1999; 162: 1599–1602.

[61] Lewis SJ, Egger M, Sylvester PA, et al: Early enteral feeding versus "nil by mouth" after gastrointestinal surgery: systematic review and meta-analysis of controlled trials. BMJ 2001; 323: 773–776.

[62] Lee CT, Dunn RL, Chen BT, et al: Impact of body mass index on radical cystectomy. J Urol 2004; 172: 1281–1285.

[63] Pikarsky AJ, Saida Y, Yamaguchi T, et al: Is obesity a high‐risk factor for laparoscopic colorectal surgery? Surg Endosc 2002; 16: 855–858.

[64] Singh A, Muthukumarasamy G, Pawa N, et al: Laparoscopic colorectal cancer surgery in obese patients. Colorectal Dis 2011; 13: 878–883.

[65] Eom BW, Joo J, Yoon HM, et al: A body shape index has a good correlation with postoperative complications in gastric cancer surgery. Ann Surg Oncol 2014; 21: 1115–1122.

[66] Frager DH, Baer JW, Rothpearl A, et al: Distinction between postoperative ileus and mechanical small-bowel obstruction: value of CT compared with clinical and other radio-graphic findings. AJR Am J Roentgenol 1995; 164: 891–894.

[67] Sui S, Gupta S, Sudhakar PJ, et al: Comparative evaluation of plain films, ultrasound and CT in the diagnosis of intestinal obstruction. Acta Radiol 1999; 40: 422–428.

[68] Megibow AJ, Balthazar EJ, Cho KC, et al: Bowel obstruction: evaluation with CT. Radiology 1991; 180: 313–318.

[69] Peck JJ, Milleson T, Phelan J: The role of com-puted tomography with contrast and small bowel follow-through in management of small bowel obstruction. Am J Surg 1999; 177: 375–378.

[70] Taourel PG, Fabre JM, Pradel JA, et al: Value of CT in the diagnosis and management of patients with suspected acute small-bowel obstruction. AJR Am J Roentgenol 1995; 165: 1187–1192.

[71] Story SK, Chamberlain RS: A comprehensive review of evidence-based strategies to prevent and treat postoperative ileus. Dig Surg 2009; 26: 265–275.

[72] Johnson MD, Walsh RM: Current therapies to shorten postoperative ileus. Cleve Clin J Med 2009; 76: 641–648.

[73] Liu SS, Wu CL: Effect of postoperative analgesia on major postoperative complications: a system-atic update of the evidence. Anesth Analg 2007; 104: 689–702.

[74] Marret E, Remy C, Bonnet F: Meta-analysis of epidural analgesia versus parenteral opioid analgesia after colorectal surgery. Br J Surg 2007; 94: 665–673.

[75] Kuruba R, Fayard N, Snyder D: Epidural anal-gesia and laparoscopic technique do not reduce incidence of prolonged ileus in elective colon resections. Am J Surg 2012; 204: 613–618.

[76] Jørgensen H, Wetterslev J, Møiniche S, et al: Epidural local anaesthetics versus opioid-based analgesic regimens on postoperative gastroin-testinal paralysis, PONV and pain after abdominal surgery. Cochrane Database Syst Rev 2000; CD001893.

[77] Uemura K, Tatewaki M, Harris MB, et al: Magnitude of abdominal incision affects the duration of postoperative ileus in rats. Surg Endosc 2004; 18: 606–610.

[78] Abraham NS, Young JM, Solomon MJ: Meta-analysis of short-term outcomes after laparoscopic resection for colorectal cancer. Br J Surg 2004; 91: 1111–1124.

[79] Schwenk W, Böhm B, Haase O, et al: Laparoscopic versus conventional colorectal resection: a prospective randomized study of postoperative ileus and early postoperative feeding. Langenbecks Arch Surg 1998; 383: 49–55.

[80] Lacy AM, Garcia-Valdecasas JC, Piqué JM, et al: Short-term outcome analysis of a randomized study comparing laparoscopic vs open colectomy for colon cancer. Surg Endosc 1995; 9: 1101–1105.

[81] Cagnacci A, Pirillo D, Malmusi S, et al: Early outcome of myomectomy by laparotomy, mini-laparotomy and laparoscopically assisted

minilaparotomy. A randomized prospective study. Hum Reprod 2003; 18: 2590–2594.

[82] Josephs MD, Cheng G, Ksontini R, et al: Products of cyclooxygenase-2 catalysis regulate postoperative bowel motility. J Surg Res 1999; 86: 50–54.

[83] Cheng G, Cassissi C, Drexler PG, et al: Salsalate, morphine, and postoperative ileus. Am J Srug 1996; 171: 85–89.

[84] Marret E, Rolin M, Beaussier M, et al: Meta-analysis of intravenous lidocaine and postoperative recovery after abdominal surgery. Br J Surg 2008; 95: 1331–1338.

[85] Hollenbeck BK, Miller DC, Taub D, et al: Identifying risk factors for potentially avoidable complications following radical cystectomy. J Urol 2005; 174: 1231–1237.

[86] Chan MK, Law WL: Use of chewing gum in reducing postoperative ileus after elective colorectal resection: a systematic review. Dis Colon Rectum 2007; 50: 2149–2157.

[87] Li S, Liu Y, Peng Q, et al: Chewing gum reduces postoperative ileus following abdominal surgery a meta-analysis of 17 randomized controlled trials. J Gastroenterol Hepatol 2013; 28: 1122–1132.

[88] Matros E, Rocha F, Zinner M, et al: Does gum chewing ameliorate postoperative ileus? Results of a prospective, randomized, placebo-controlled trial. J Am Coll Surg 2006; 202: 773–778.

[89] Quah HM, Samad A, Neathey AJ, et al: Does gum chewing reduce postoperative ileus following open colectomy for left-sided colon and rectal cancer? A prospective randomized controlled trial. Colorectal Dis 2006; 8: 64–70.

[90] Ngowe MN, Eyenga VC, Kengne BH, et al: Chewing gum reduces postoperative ileus after open appendectomy. Acta Chir Belg 2010; 110: 195–199.

[91] McCormick JT, Garvin R, Caushaj P, et al: The effects of gum-chewing on bowel function and hospital stay after laparoscopic vs open colectomy: a multi-institution prospective randomized trial. J Am Coll Surg 2005; 201: S66–67.

[92] Fearon KC, Ljungqvist O, Von Meyenfeldt M, et al: Enhanced recovery after surgery: a consensus review of clinical care for patients undergoing colonic resection. Clin Nutr 2005; 24: 466–477.

[93] Kehlet H, Wilmore DW: Multimodal strategies to improve surgical outcome. Am J Surg 2002; 183: 630–641.

[94] Wind J, Polle SW, Fung Kon Jin PH, et al: Systematic review of enhanced recovery programmes in colonic surgery. Br J Surg 2006; 93: 800–809.

[95] Gouvas N, Tan E, Windsor A, et al: Fast-track vs standard care in colorectal surgery: a meta-analysis update. Int J Colorectal Dis 2009; 24: 1119–1131.

[96] Šerclov á Z, Dytrych P, Marvan J, et al: Fast-track in open intestinal surgery: prospective randomized study (Clinical Trials Gov Identifier no. NCT00123456) . Clin Nutr 2009; 28: 618–624.

[97] Basse L, Thorbøl JE, LøSSl K, et al: Colonic surgery with accelerated rehabilitation or conventional care. Dis Colon Rectum 2004; 47: 271–278.

[98] Basse L, Madsen JL, Kehlet H: Normal gastrointestinal transit after colonic resection using epidural analgesia, enforced oral nutrition and laxative. Br J Surg 2001; 88: 1498–1500.

[99] Hansen CT, Sørensen M, Møller C, et al: Effect of laxatives on gastrointestinal function recovery in fast-track hysterectomy: a double-blind, placebo-controlled randomized study. Am J Obstet Gynecol 2007; 196: 311–312.

[100] Zmora O, Mahajna A, Bar-Zakai B, et al: Colon and rectal surgery without mechanical bowel preparation: a randomized prostpective trial. Ann Surg 2003; 237: 363–367.

[101] Slim K, Vicaut E, Panis Y, et al: Meta-analysis of randomized clinical traials of colorectal surgery with or without mechanical bowel preparation. Br J Surg 2004; 91: 1125–1130.

[102] Zmora O, Wexner SD, Hajjar L, et al: Trends in preparation for colorectal surgery: survey of the members of the American Society of Colon and Rectal Surgeons. Am Surg 2003; 69: 150–154.

[103] Kobayashi M, Takesue Y, Kitagawa Y, et al: Antimicrobial prophylaxis and colon preparation for colorectal surgery: results of a questionnaire survey of 721 certified institutions in Japan. Surg Today 2011; 41: 1363–1369.

[104] Kehlet H, Wilmore DW: Evidence-based surgical care and the evolution of fast-track surgery. Ann Surg 2008; 248: 189–198.

[105] Lobo DN, Bostock KA, Neal KR, et al: Effect of salt and water balance on recovery of gastrointestinal function after elective colonic resection: a randomized controlled trial. Lancet 2002; 359: 1812–1818.

[106] Corcoran T, Rhodes JE, Clarka S, et al: Perioperative fluid management strategies in major surgery: a stratified meta-analysis. Anesth Analg 2012; 114: 640–651.

[107] Carli F, Baldini G: Fast-track surgery: it is time for the anesthesiologist to get involved! Minerva Anestesiol 2011; 77: 227–230.

[108] Sculati O, Bardi M, et al: A simple method for resolving postoperative ileus in an early stage in obstetric and gynecological sturgery. Curr Ther Res 1981; 29: 997–1002.

[109] Sculati O, Giampiccoli G, Gozzi B, et al: Bran diet for an earlier resolution of post-operative

ileus. J Int Med Res 1982; 10: 194–197.

[110] Brown SR, Cann PA, Read NW: Effect of coffe on distal colon function. Gut 1990; 31: 450–453.

[111] Rao SS, Welcher K, Zimmerman B, et al: Is coffee a colonic stimulant? Eur J Gastroenterol Hepatol 1998; 10: 113–118.

[112] Boekema PJ, Samsom M, van Berge Henegouwen GP, et al: Coffee and gastrointestinal function: facts and fiction. A review. Scand J Gastroenterol Suppl 1999; 230: 35–39.

[113] Boekema PJ, Lo B, Samsom M, et al: The effect of coffee on gastric emptying and oro-caecal transit time. Eur J Clin Invest 2000; 30: 129–134.

[114] Sloots CE, Felt-Bersma RJ, West RL, et al: Stimulation of defecation: effects of coffee use and nicotine on rectal tone and visceral sensitivity. Scand J Gastroenterol 2005; 40: 808–813.

[115] Müller SA, Rahbari NN, Schneider F, et al: Randomized clinical trial on the effect of coffee on postoperative ileus following elective colectomy. Br J Surg 2012; 99: 1530–1538.

[116] Noblett SE, Watson DS, Huong H, et al: Preoperative oral carbohydrate loading in colorectal surgery: a randomized controlled trial. Colorectal Dis 2006; 8: 563–569.

[117] Yeh YC, Klinger EV, Reddy P: Pharmacologic options to prevent postoperative ileus. Ann Pharmacother 2009; 43: 1474–1485.

[118] Sim R, Cheong DM, Wong KS, et al: Prospective randomized, double-blind, placebo-controlled study of pre- and postoperative administration of a COX-2-specific inhibitor as opioid-sparing analgesia in major colorectal surgery. Colorectal Dis 2007; 9: 52–60.

[119] Rushfeldt CF, Sveinbjørnsson B, Søreide K, et al: Risk of anastomotic leakage with use of NSAIDs after gastrointestinal surgery. Int J Colorectal Dis 2011; 26: 1501–1509.

[120] Klein M, Krarup PM, Burcharth J, et al: Effect of diclofenac on cyclooxygenase-2 levels and early breaking strength of experimental colonic anastomoses and skin incisions. Eur Surg Res 2011; 46: 26–31.

[121] Inman BA, Harel F, Tiguert R, et al: Routine nasogastric tubes are not required following cystectomy with urinary diversion: a comparative analysis of 430 patients. J Urol 2003; 170: 1888–1891.

[122] Otchy DP, Wolff BG, van Heerden JA, et al: Does the avoidance of nasogastric decompression following elective abdominal colorectal surgery affect the incidence of incisional hernia? Results of a prospective, randomized trial. Dis Colon Rectum 1995; 38: 604–608.

[123] Yang Z, Zheng Q, Wang Z: Meta-analysis of the need for nasogastric or nasojejunal decompression after gastrectomy for gastric cancer. Br J Surg 2008; 95: 809–816.

[124] Daryaei P, Vaghef Davari F, Mir M, et al: Omission of nasogastric tube application in postoperative care of esophagectomy. World J Surg 2009; 33: 773–777.

[125] Rao W, Zhang X, Zhang J, et al: The role of nasogastric tube in decompression after elective colon and rectum surgery: a meta-analysis. Int J Colorectal Dis 2011; 26: 423–429.

[126] Kunstman JW, Klemen ND, Fonseca AL, et al: Nasogastric drainage may be unnecessary after pancreaticoduodenectomy: a comparison of routine vs selective decompression. J Am Coll Surg 2013; 217: 481–488.

第 3 章　小肠梗阻（SBO）

日本一般将肠梗阻（Bowel Obstruction）分为机械性梗阻（Mechanical Obstruction）和功能性梗阻（Functional Obstruction）两类，根据病程发展快慢又分为急性肠梗阻和慢性肠梗阻。但是对于小肠梗阻，全世界的倾向是，把机械性肠梗阻（Mechanical Bowel Obstruction）里的机械性（Mechanical）这个词去掉，即小肠梗阻（Small Bowel Obstruction）就意味着机械性（Mechanical）梗阻。在本书中也是把 SBO 当作机械性 SBO 的。

病理生理学

1 小肠的生理

小肠的主要功能是消化、吸收营养。小肠表面覆盖着黏膜，黏膜形成无数个环状皱襞，其表面有绒毛。这样的结构，使得小肠的表面积比肉眼看起来大很多。小肠展平后有 $3300cm^2$ 的管腔内表面积，由于环状皱襞的存在，小肠面积大约增至原来的 3 倍，加上绒毛，面积还会再增大 10 倍左右，再把微小绒毛加进来，其表面积较肉眼看到的表面积增大 600 倍。食物流入小肠时，缠绕到这些结构上，营养素可以被彻底吸收。在大肠内一般共存细菌较多，而在小肠内微生物相对较少，主要参与合成多种维生素或破坏胆红素等。

2 梗阻的病理

梗阻时，梗阻部位的近端肠管会进行性扩张，而梗阻部位的远端因内容物不能通过，变得空虚。吞咽空气以及细菌的繁殖导致肠内气体增多，继而发生肠管扩张。这个过程进一步进展，肠壁出现水肿，丧失正常的吸收功能，液体就被隔离在肠腔内。液体从肠腔内向腹腔内移动，引起漏出性丢失。因为呕吐导致肠梗阻近端进一步发生含有 Na$^+$、K$^+$、H$^+$ 以及 Cl$^-$ 在内的离子丧失，液体丧失也可导致脱水，进而引起代谢性酸中毒。本来几乎无菌状态的近端小肠内可发生细菌繁殖，呕吐物也成为粪便样。

过度的小肠扩张导致小肠黏膜内的脉管损伤，小肠壁的血液灌流减少。如果小肠的灌流不足以进行组织代谢，就会引起缺血。若这个过程不能被阻止，其结局是组织坏死进而发展至肠穿孔。肠管的缺血性坏死也可能发生在肠管扭转处，周围肠系膜或粘连带与肠管附着部。

分类和程度

SBO 可以分为外源性 [Extrinsic（或腔外性：Extraluminal）] SBO 和内源性 [Intrinsic（或壁内性：Mural）] SBO 以及腔内性（Intraluminal）SBO。

SBO 在立位腹部平片中可见伴有小肠扩张的阶梯状气液平（Air-Fluid Level，Niveau），同一个肠袢在不同高度形成阶梯状气液平，即提示 SBO（图 3-1）。根据临床症状、病史、X 线片检查，SBO 可以分类为不完全肠梗阻和完全肠梗阻。不完全肠梗阻是指气体或粪便，或两者均能通过狭窄部的情况；而完全肠梗阻是指任何东西都不能通过狭窄部的情况。腹部平片提示大肠内有气体的肠梗阻定义为不完全肠梗阻，没有气体的肠梗阻定义为完全肠梗阻。但是，早期肠梗阻，结肠内或多或少都会有气体或粪便，所以鉴别早期完全梗阻和不完全梗阻是非常困难的。也就是说，鉴别需要考虑 SBO 发生的时间。

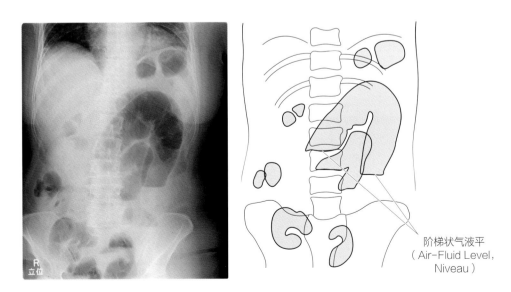

阶梯状气液平
（Air-Fluid Level，
Niveau）

图 3-1　SBO 的立位腹部平片

立位腹部平片中可见伴有小肠扩张的阶梯状气液平（Air-Fluid Level，Niveau），同一肠袢在不同高度形成阶梯状气液平，即提示 SBO。

根据影像学结果，按梗阻程度（严重度）可分为轻度或重度，如轻度不完全肠梗阻、重度不完全肠梗阻。前者是造影检查时，造影剂能顺利地通过梗阻部位而到达肛门侧，而后者为造影剂在梗阻部位近端的扩张肠袢里面被肠液稀释，几乎不向肛门侧移动。此外，根据梗阻部位位于小肠近端还是远端，可分类为高位梗阻和低位梗阻。这些概念不能相互混淆。

有些人认为以上的分类不符合实际应用，但是至少可以作为 SBO 分类的一个参考标准。比如"败血症"的定义过程，在 20 世纪 90 年代，每个医师对败血症的定义都不同。随后全身炎症反应综合征（Systemic Inflammatory Response Syndrome，SIRS）的概念被引入，败血症的定义才被标准化，并且明确了如何对败血症进行诊断和治疗。可见，对 SBO 定义的标准化是不可或缺的，但目前我们对此尚无统一的分类标准。

发生率和原因

1 发生率

在欧美，SBO 占外科急腹症入院患者的 12% ~ 16%。急性肠梗阻患者的平均年龄是 64 岁，女性占其中的 60%。在日本，SBO 的男女发病率相近，占整个肠梗阻发病率的 75% 左右。

急性 SBO 是常见的外科急症。在美国，每年有超过 30 万例的开腹手术与粘连性肠梗阻有关。7% ~ 42% 的肠梗阻患者因小肠缺血引起恶化，这明显增加了患者的死亡率。

2 原因——危险因素

根据 1900 年的报道，1000 例 SBO 病例中 35% 是绞窄性疝来源的，约 19% 是肠粘连引起的。1932 年报道的 6892 例 SBO 病例中，50% 是绞窄性疝引起的，7% 是肠粘连引起的。1955 年报道的 1252 例 SBO 病例中，只有 10% 的原因是绞窄性疝，而 37% 是肠粘连。现在人们认为，绞窄性疝占 SBO 病因的 25%，肠粘连占 75%。这些病因的历史演变是由于腹股沟疝治疗手段的增加和开腹手术数量的增加而导致的。

SBO 最重要的危险因素有腹部或盆腔手术引起的粘连，还有腹壁或腹股沟疝、肠管炎症、恶性肿瘤、放射治疗、异物摄入等既往史，尤其以结直肠手术、阑尾切除术、妇科手术、粘连松解术后为主。此外，既往有恶性肿瘤切除术史的患者也容易发生 SBO。

"术后早期 SBO"被定义为手术治疗住院期间发生的 SBO。外伤手术后 SBO 的发生率进一步增加，在 571 例病例中的发生率达 3.9%。尤其外伤性胃肠道穿孔的病例，SBO 的发生率可达正常的 4 倍。

粘连性 SBO 也可发生于无手术病史的患者中，例如有憩室炎或 Crohn 病（3% ~ 7%）等肠管疾病的患者也可以发生。

临床表现与 SBO 一致，但无腹部手术既往史，也没有肠梗阻的危险因素的患者，在病因被查明之前，应怀疑小肠肿瘤或腹内疝。引起肠梗阻的少见的原因如下：作为内源性原因，包括小肠腔内的疾病（如肿瘤、狭窄、腔内的血肿）引起的狭窄、肿瘤浸润肠壁引起的进行性的狭窄等，从而导致 SBO。腔内性的原因是指阻塞肠腔的疾病［例如肠套叠（4% ~ 8%）、胆石性、异物］，这些也可引起 SBO。另外，引起外源性 SBO 的其他病因有疝和扭转（4% ~ 15%）。

临床表现

肠梗阻患者的特征性表现是腹痛、恶心、呕吐以及腹胀的急性发作，或间歇性发作。慢性或不完全肠梗阻的患者，症状和急性肠梗阻的表现会重叠。

病史对明确肠梗阻的病因来说非常重要。有助于拟诊肠梗阻，或可提供其他诊断的依据。此外还得注意有无影响肠功能的药物使用史（表 3-1）。

表 3-1　与便秘有关的药物

镇痛药
抗胆碱药
抗组胺药
抗痉挛药
抗抑郁药
抗精神病药
含有阳离子的药
铁剂
铝剂（抑酸药、硫糖铝）
神经活性药
阿片类药物
降压药
神经节阻断药
长春新碱
钙通道阻断药
5-HT$_3$ 受体拮抗药（5 羟色胺受体拮抗药）

症状

与急性 SBO 有关的最常见症状是恶心、呕吐、剧烈腹痛，以及排气、排便停止。这些症状根据梗阻部位以及梗阻程度的不同导致发作率不一。一项纳入 300 例患者的回顾性研究表明，92% 患者有腹痛症状，82% 患者有呕吐症状。一项纳入 150 例急性 SBO 患者的前瞻性观察研究表明，排气消失（90%）或排便消失（81%）是急性 SBO 最常见的症状。

在粘连性 SBO 患者的研究报告中，68% 的患者出现剧烈腹痛，77% 的患者出现呕吐，52% 的患者停止排气、排便，12% 的患者有持续性腹痛。

与 SBO 有关联的腹痛常常被记录为脐周痛，每 4~5min 发生突发性剧烈疼痛。如果腹痛性质从间歇性剧烈腹痛进一步进展为局部持续性腹痛，提示出现与肠管缺血坏死相关的腹膜刺激征。突发性的剧烈疼痛提示急性肠穿孔。近端小肠 SBO（高位梗阻）的恶心和呕吐症状往往比较严重。

体征

体征，就是对与 SBO 有关的全身特征进行评估。SBO 的特征是脱水，脱水又可引起心动过速、直立性低血压以及尿量减少等症状。继续加重，则会出现黏膜干燥的表现。如患者出现发热，则需考虑与感染（例如脓肿）有关，或存在由梗阻引起的其他并发症（缺血、坏死）。但是没有发热，也不一定能完全排除感染。

· 腹部视诊

几乎所有急性 SBO 患者中可见不同程度的腹胀。通过腹部视诊能找到腹壁疝或腹股沟疝等与外科有关的 SBO 原因，因此视诊应充分检查到腹股沟的范围。一项多家医院的回顾性试验表明，56%~65% 的患者会出现腹胀，是临床表现中发生率最高的症状。与高位梗阻比起来，低位梗阻患者的恶心、呕吐不那么严重，但低位梗阻时近端肠管成为"仓储池"，故腹胀较严重。加上细菌繁殖、吞咽空气等，可进一步加重腹胀。但是一定要记住，闭襻性梗阻的患者腹部膨胀较少见。

· 触诊

触诊能确认是否为腹壁疝或腹股沟疝，也可以发现肿瘤。直肠指诊时手套染血一般与肠管肿瘤、缺血、炎症性黏膜损伤或肠套叠有关。

· 听诊

急性肠梗阻听诊时，与疼痛有关的高调肠鸣音是其特征之一。伴有显著的腹部膨胀时，肠鸣音被阻断成较小的声音，然后肠管进一步膨胀时，肠鸣音减弱。

· 叩诊

　　肠管膨胀时全腹叩诊呈过清音或鼓音，但是充满肠液的肠祥叩诊呈浊音。如果肝脏腹侧的叩诊不是浊音而是鼓音的话，提示腹腔内有游离气体（Free Air）。轻轻叩诊引起疼痛，提示有腹膜炎。

检查报告

　　剧烈腹痛患者的典型检查报告应包含白细胞分类的血常规和血生化检查。检查结果对 SBO 诊断不具有特异性，但有助于了解脱水的严重程度、白细胞增多以及代谢异常（低钠血症、低钙血症）。伴有核左移的白细胞增多，提示并发症的存在。贫血，提示有特别的病因（例如 Crohn 病、肿瘤、Meckel 憩室）。

　　对伴有发热、脉速、低血压、精神状态异常等全身症状的患者，需要进一步检查动脉血气分析、血清乳酸，以及立即进行血培养。代谢性碱中毒有可能是由严重呕吐引起的，代谢性（乳酸）酸中毒在肠管缺血或脱水导致其他脏器低灌注时发生。尚无可以诊断缺血的可靠的临床指标或检查指标，血清乳酸的上升对 SBO 患者的缺血而言，敏感性较高，但并不是特异性的。

2 慢性 SBO

　　慢性 SBO 发生在肠管固定部位，是不完全肠梗阻。慢性不完全肠梗阻的最常见的原因是既往手术的粘连、进展较慢的肿瘤，以及放射治疗相关的狭窄。通常患者在饮食后出现腹部不适感或各种各样的恶心。也有腹部胀气或肠积气，但通常没有任何水电解质的异常。慢性不完全梗阻进展为完全梗阻时，其临床表现与前述的急性梗阻无法鉴别。

　　反复发作或间断发作的梗阻患者，其典型原因是粘连。粘连引起的梗阻可以发生在粘连的肠管部位，也可以发生在其他肠管部位。广泛粘连引起的腹腔内各部位梗阻，虽可通过外科手术松解，但将来可能进一步增加发生梗阻的风险。外科手术对局部粘连带引起的梗阻效果相对要好些。虽然症状与急性 SBO 患者的症状一致，但有报道称，解除症状后会引起腹泻。有 SBO 既往史的患者，无论接受内科治疗或外科治疗，随着梗阻次数的增多，容易引起梗阻复发，不梗阻的频次也随之减少。有 3 次既往史的患者，复发性梗阻的发生率达 80% 以上。此外，术后粘连成为导致慢性腹痛的原因。在系统性回顾中，对 5 项针对外科手术后慢性腹痛发病率的研究进行评估，结果显示，在慢性腹痛中 34% ～ 67% 的病例与术后粘连有关。对女性而言，慢性盆腔疼痛与不孕症也是粘连所致。

根据危险因素、症状、伴随梗阻的体征，可拟诊SBO。通过腹部影像学检查一般可以确定诊断，明确梗阻位置，并判断梗阻是不完全性的还是完全性的，查明与梗阻有关的并发症（缺血、坏死、穿孔），这些均有助于预测紧急事态发生和确定下一步治疗方法。

1 诊断的确定

可以利用多种影像学手段诊断SBO。对于大部分患者，可以通过影像学检查判断是否需立即进行手术，快速诊断肠梗阻，可以通过拍摄腹部平片。如条件允许，同时拍摄腹部CT。腹部CT检查用于了解肠梗阻的性质、严重程度，以及导致梗阻的病因。腹部超声检查在紧急情况下也被逐渐重视起来。

腹部平片

通过腹部平片可以确定是否需要立即进行减压（例如乙状结肠扭转）或立即进行外科手术（例如腹腔内游离气体、盲肠扭转或肠旋转不良）。由此可见，为了立即诊断肠梗阻，应实施立位、卧位腹部平片检查。立位胸部平片可以用来检出膈肌下游离气体，也可用来查明呕吐患者有无吸入性肺炎。

SBO患者的腹部平片中可见扩张的肠袢伴有阶梯状气液平。立位时，气液平的平面与片子垂直，SBO病例中可见伴有扩张的小肠袢的多个气液平（图3-1）。与此不同，取卧位时气液平的平面与片子平行，可见充满空气，以及肠液的整个肠袢的大小（图3-2）。这个可以用来评估扩张的程度。如伴有远端肠管空虚，并且近端肠管扩张，加上在近端小肠存在大于2.5cm（小肠壁外侧缘）的气液平（图3-3），且远端肠管没有扩张时，可以诊断为SBO。在立位腹部平片里，同一个小肠袢内的各个气液平之间距离有5mm以上时，更加支持SBO的诊断（图3-4）。但是有些报道提示，这些表现只见于被确诊为SBO的55%患者中。

完全充满肠液的肠管袢可以没有气体影像，在腹部平片中完全看不到气体影，肠梗阻的严重程度常常被忽视。串珠征［String of Beads（or Pearls）Sign］见于立位或侧立位腹部片子中小肠袢完全被液体充满时，少量的腔内气体聚集后被环状皱襞依次分离开，沿着肠壁上方排列（图3-5）。

腹部CT检查

腹部CT检查与腹部平片检查相同，根据远端肠管空虚并且近端肠管扩张而形成的气液平的表现来诊断肠梗阻。一般来说，将空虚和扩张的肠管的移行部定义为移行点（Transition Point）或移行带（Transition Zone）（图3-6），可以判定疝或肿瘤性病变等肠梗阻的原因。

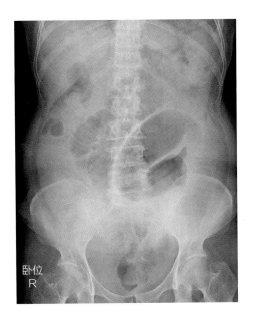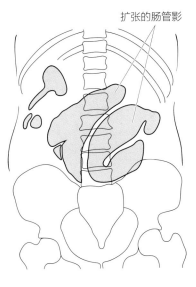

扩张的肠管影

图 3-2 SBO 的卧位腹部平片

在卧位，气液平的平面（Interface；Air Fluid Level）与片子平行，可见肠管内充满空气以及肠液的整个肠袢的大小。

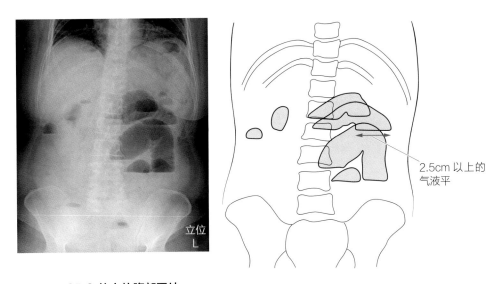

2.5cm 以上的气液平

图 3-3 SBO 的立位腹部平片

立位腹部平片，近端小肠存在大于 2.5cm（小肠壁外侧缘）的气液平。

在日本常用的口径改变（Caliber Change）这个词极少用于 SBO，可以认为其意思与移行点或带（Transition Point or Zone）相同。

在梗阻的诊断中，腹部 CT 的附加表现有以下几种；

（1）肠管壁厚度 3mm 以上；

（2）黏膜下水肿和出血；

（3）肠系膜水肿；

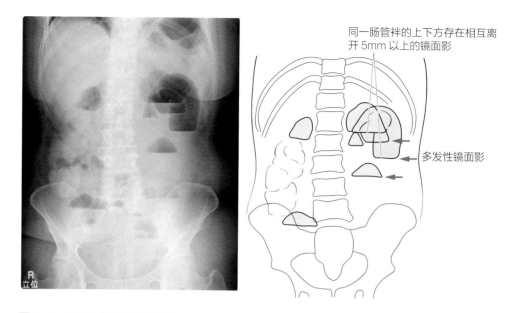

图 3-4 SBO 的立位腹部平片

多发性镜面影，同一个小肠袢内的各个镜面影之间距离有 5mm 以上时，更支持 SBO 的诊断。

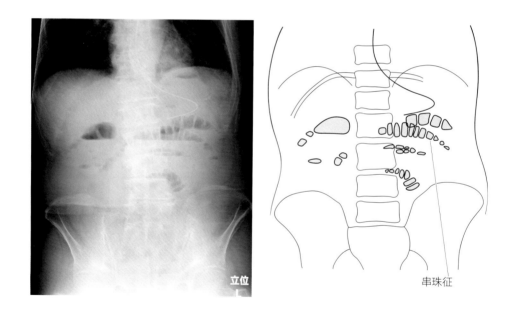

图 3-5 串珠征 [String of Beads (or Pearls) Sign]

串珠征（String of Beads (or Pearls) Sign）见于立位或侧立位腹部片子中小肠袢完全被液体充满时，少量的腔内气体聚集后被黏膜环状皱襞依次分离开，沿着肠壁上方排列。

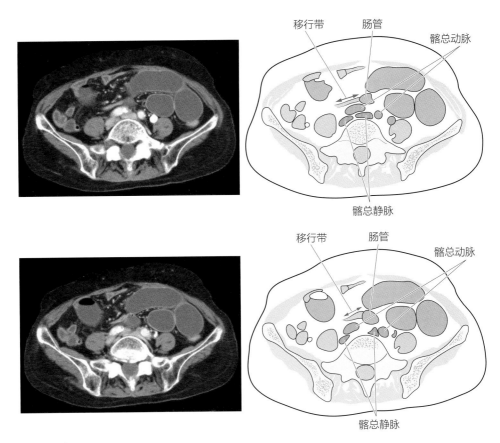

图 3-6　腹部增强 CT 检查

一般来说，将空虚肠管与扩张肠管之间的移行部定义为移行点（Transition Point）或移行带（Transition Zone）。

  （4）腹水；

  （5）"靶环征（Target Sign）"：提示肠套叠的低/高密度交替层次影（图 3-7）；

  （6）"漩涡征（Whirl Sign）"：小肠系膜的旋转提示扭转（图 3-8）；

  （7）"静脉截断征（Venous Cut-Off Sign）"：进入小肠袢的静脉突然中断（图 3-9）。

提高！提高！

  诊断肠梗阻时，扩张和非扩张肠管之间的移行带（Transition Zone）的定位并非必要条件，其意义在于确认 SBO 的位置和原因。60%～70%的患者中 CT 定位的梗阻位置与术中发现的病灶位置不一致。此外，腹部 CT 显示的移行带（Transition Zone）的存在不一定能准确用来评估立即手术的必要性。因此，不应该把以上表现视为手术决策的早期标准。

· 完全 SBO 和不完全 SBO，以及分类的灵敏度

  有报道表明，在 SBO 病例中腹部 CT 检查对完全 SBO 病例有 100%

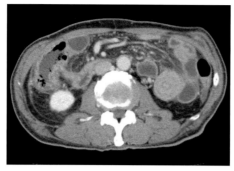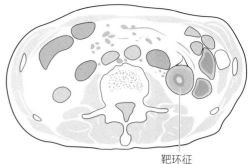

图 3-7　靶环征（Target Sign）

在肠套叠中具有特征性的低 / 高密度层次交替出现的"靶环征（Target Sign）"。

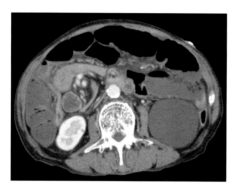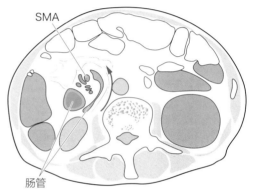

图 3-8　漩涡征（Whirl Sign）

小肠系膜的扭转被称为"漩涡征（Whirl Sign）"（→）。

的灵敏度，对不完全 SBO 的病例也有一定的优势。此外，腹部 CT 检查对排除绞窄性肠梗阻的诊断准确度是 95%。腹部 CT 对重度 SBO 的灵敏度、特异性以及准确性分别是 90%～94%、96% 和 95%，但有些报道显示，只有 81% 的灵敏度。在轻度梗阻中 CT 的准确性会降低，有报道提示，只有 48% 的灵敏度。

· CT 检查的扫描厚度和灵敏度、特异性

腹部 CT 检查诊断 SBO，其灵敏度和特异性随着扫描层数的增多而增加。系统性回顾和 Meta 分析研究了不同的扫描厚度和灵敏度、特异性的关系，比如 50mm 时灵敏度为 79%、特异性为 67%（1 个报道），5～10mm 时灵敏度为 87%（8 个报道的摘要推算值）、特异性为 81%（8 个报道的摘要推算值），0.75mm 时灵敏度为 96%、特异性是 100%（1 个报道）。

· 使用造影剂的 CT 检查

可使用口服或经静脉注射造影剂，以便从腹部 CT 检查中得到更多信

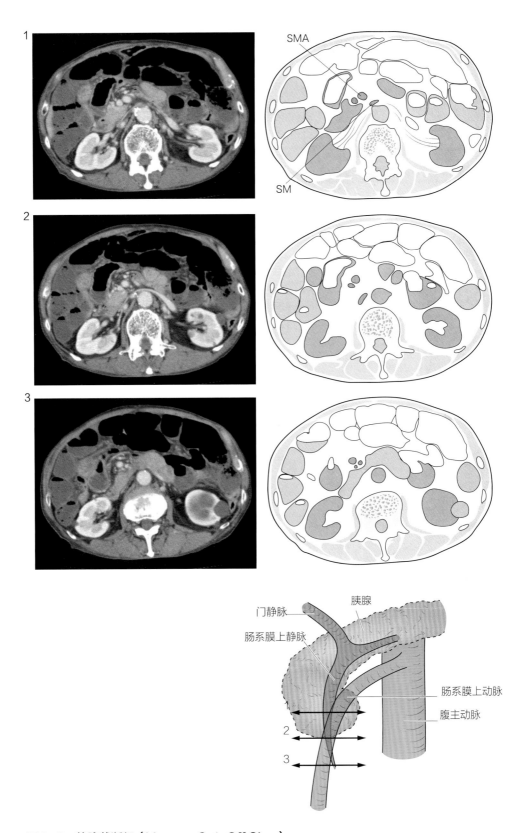

图 3-9　静脉截断征（Venous Cut-Off Sign）

进入小肠袢的静脉突然中断，将其称为"静脉截断征（Venous Cut-Off Sign）"，有时伴有漩涡征（Whirl Sign）。

息。对不能使用口服造影剂的患者来说，在评估缺血性并发症时，扩张的肠管祥里聚集的腔内液体会予以适当的增强效应。缺血初期肠壁的增强效果不明显，即使没有经口造影剂也容易诊断。

腹部平片和腹部 CT 检查

对疑似肠梗阻的 32 例患者进行腹部平片和腹部 CT 检查，并对其效果进行比较的研究结果显示，腹部平片检查的灵敏度和特异性分别为 70% 和 50%，腹部 CT 检查的灵敏度和特异性则分别为 93% 和 100%。关于梗阻部位的估测，只有 60% 的患者可以用腹部平片检查预测梗阻部位，而腹部 CT 检查对 93% 的患者可以预测。腹部 CT 检查也对寻找梗阻原因有很大的优势（87% & 7%）。腹部 CT 检查可明确移行带（Transition Zone）和梗阻的严重程度，确定是由疝、肿瘤或炎症性变化而引起的梗阻。此外，腹部 CT 在明确并发症（缺血、坏死、穿孔）等方面比腹部平片检查有优势。

腹部平片检查结果在 20%～30% 患者中是不准确的，并且在 10%～20% 患者中未能发现异常，这意味着检查的非特异性或误诊。由此可见，腹部 CT 更有利于判定患者是否需要进行外科手术，因此有些人认为腹部 CT 检查应该代替 X 线检查而成为首选检查方法。但是，若想从腹部 CT 检查中得到更详细的信息，必须首先对患者进行肾功能检查后再施行腹部 CT 造影，所以利用其等待时间可以做腹部平片检查。而且腹部平片是可以立即拍摄且不昂贵的，患者的放射线暴露也较少。权衡利弊，考虑放射线暴露量决定是否做腹部 CT 检查，这是考量医师的判断力。

腹部超声检查

腹部超声检查对部分 SBO 患者的诊断有帮助。超声对充满气体的结构的观察不太理想，故使用起来会受到限制，但为了评估腹痛，超声检查在急诊科的使用越来越多。腹部超声检查用来寻找隐匿的疝，可以查出嵌顿的小肠位置；还可以用于因造影剂过敏而不能进行 CT 造影检查的患者、孕妇，以及不能离床的重症患者。

腹部超声检查诊断 SBO 时比腹部平片检查灵敏度高，并有其特点；但是不能确定肠梗阻的位置、原因，以及有可能发生的并发症。对临床上疑似肠梗阻的 32 例患者进行腹部超声检查和腹部 CT 检查效果的比较研究显示，超声检查的灵敏度和特异性均为 75%，而 CT 检查分别为 93% 和 100%。预测梗阻部位方面，70% 使用超声检查的患者能被正确预测，CT 检查则为 93%。关于明确梗阻的原因，超声检查比 CT 检查有劣势。其他研究也显示，绞窄性肠梗阻中通过超声检查发现无蠕动的扩张肠祥的阳性预测值为 73%。

2 其他检查（对慢性 SBO 的诊断）

小肠造影检查，MR 小肠造影也可以用于评估疑似肠梗阻的患者。但是这些辅助检查不但花费时间，而且具有创伤性，故主要用于具有慢性症状的患者。

小肠造影检查

小肠造影示踪检查可以确诊 SBO，也可以确定是不完全梗阻还是完全梗阻，但是在查出闭祥性梗阻、缺血，以及引起肠梗阻的较少见疾病方面，劣于腹部 CT 检查。因此，小肠造影示踪检查对于 SBO 的早期诊断作用有限。患者有肠绞窄的征象时，禁止使用小肠造影示踪检查。

· 水溶性造影剂的小肠造影示踪检查

有些医院认为 SBO 初期的放射线检查方面，应首选造影检查。但是使用钡剂的小肠造影示踪 X 线检查对完全梗阻病例有风险。水溶性造影剂（泛影葡胺）因是高渗透性药物，故该液体既可以在肠腔内显影，还可以减少肠管壁的水肿，同时促进肠管蠕动。而且有些报道认为，泛影葡胺也可以改善肠功能和减少住院时间。有些研究进一步提到，对不完全 SBO 的患者而言，水溶性造影剂甚至具有治疗作用。然而，水溶性造影剂的诊断性效果及治疗性效果仍然有争议。

判定水溶性造影剂效果的纳入 14 个研究的 Meta 分析显示，通过观察给药 4～24h 后的结肠中的造影剂，能预测粘连性 SBO 治愈的可能性，其灵敏度和特异性分别为 96% 和 98%。其中 8 个随机对照试验比较了保守性治疗（禁食水、胃肠减压、输液治疗）的两组患者，即服用水溶性造影剂患者组和不服用水溶性造影剂患者组，结果是服用水溶性造影剂的患者组中，显著降低了手术率，作为治疗目的，大部分服用水溶性造影剂的患者住院时间缩短 2 天。

腹部 X 线检查应该在服用泛影葡胺后 24h 之内完成。一般来说，服用的造影剂经过 24h 依然未能流入结肠的话，手术可能性将增大。经胃管注入泛影葡胺后，到决定是否需要进行手术是非常难判定的。但如果患者有腹痛、腹胀，以及从鼻胃管（Naso-Gastric Tube，NGT）持续性地排出肠液，应考虑进行外科手术。

SBO 的造影检查表现为，被造影剂显影的近端扩张的小肠祥，还有走向远端的小肠管径变化，即移行带或点（Transition Zone or Point）。移行点（Transition Point）以远的小肠祥几乎或完全没有被造影剂显影，提示为重度梗阻。有时小肠造影示踪检查或腹部 CT 检查未能发现小肠梗阻位置的移行带（Transition Zone），其原因是水溶性造影剂通过扩张并充满液体的肠祥时被稀释，导致造影剂显影的程度不足以判断梗阻部位。

此外，从过敏角度来说，特别需要注意，泛影葡胺是含碘制剂。

· 小肠造影 CT（CT Enteroclysis，CT-E）

小肠造影 CT（CT-E）是将经鼻空肠管放置到十二指肠，把生理盐水或等张性泻药［ELENTAL（爱伦多）］从鼻空肠管注入，充分扩张全小肠后施行动态造影 CT 检查，这是诊断小肠病变的检查方法。输注这些液体的目的是扩张肠管和清洗肠管。小肠通常处于空虚状态，这样很难评估黏膜或肠管壁；故通过液体充满小肠，适当扩张肠管壁，而更容易评估。在日本以外，对 Crohn 病使用此方法的报道较多。而且对慢性或复发性 SBO 患者来说，为了通过 CT-E 判定狭窄部位，可以充分扩张小肠。但是液体通过梗阻肠管并得到检查结果的时间至少需要数小时，会延误急诊患者的诊断。此外，急性 SBO 患者难以忍受口服大量液体，因此 CT-E 不适合用于急性梗阻患者。

· 小肠 MR 造影（MR Enterography，MR-EG）

小肠 MR 造影是一项能够评估 SBO 的有价值的检查，与多层螺旋 CT（Multi-Detector CT，MDCT）一样，可以检查到移行点或能找出并发症。但是，因为花费较长时间才能获得影像信息，为了获得高清晰度的影像，需让患者频繁地憋气，因此 MR-EG 不适合作为急性 SBO 患者的常规检查。

由此可见，MR-EG 主要对能忍受这些操作的轻度肠梗阻患者最有效，特别适用于 Crohn 病、需要减少放射线暴露的年轻人等与慢性 SBO 有关的肠梗阻的诊断。对 28 例患者进行的研究显示，对于梗阻的原因，MR（HASTE MR，Simens）比腹部 CT 检查有更高的灵敏度和特异性。

SBO 的鉴别诊断

1 完全梗阻和闭袢（Closed-Loop）梗阻

采集病史时，需要问诊患者是否有排气或排便。停止排气、排便提示完全梗阻，往往与并发症（缺血、坏死、穿孔）有关。但是，即使是完全梗阻患者，因为有远端肠管的减压作用，症状出现后 12 ~ 24h 依然可以排气、排便。腹部平片或腹部 CT 检查中未见远端小肠或结肠的气体或液体，对完全梗阻的诊断有意义。

闭袢性梗阻是完全梗阻的特殊型，梗阻的是肠管的一部分，一般是小肠的两处受到梗阻影响，近端和远端均没有出口。因为较短的一部分肠管扩张，故腹胀感较轻。闭袢性梗阻很容易发展为缺血、坏死、穿孔。因此需早期定位定性诊断和治疗，以恢复闭袢肠管的血流。大部分病例中，为了明确诊断，需要进行腹部体格检查。影像学检查，尤其是腹部 CT 检查显示，闭袢性梗阻部分常常扩张并充满液体，有时在呈 C 形（C-Shaped）或 U 形（U-Shaped）形状的部分（图 3-10）可见肠系膜血管明显聚集于扭转位置或伴有嵌顿。其他征象有三角形闭袢（Triangular Loop）、鸟嘴征（Beak Sign），还包含 2 个空虚的肠管袢紧邻梗阻部位。

2 单纯性梗阻和绞窄性梗阻的鉴别

在保守治疗期间，须有转为外科治疗的思想准备。应该记住即使是不完全 SBO，有时也需要进行紧急外科手术。其指征如下：

（1）腹痛和腹胀恶化；

（2）腹膜炎、发热和白细胞增多；

（3）12 ~ 24h 完全梗阻不能得到改善；

（4）经过 48 ~ 72h，不完全梗阻依然没有得到改善，或发展为完全梗阻。

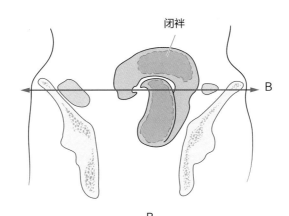

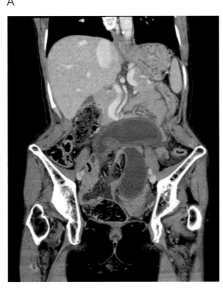

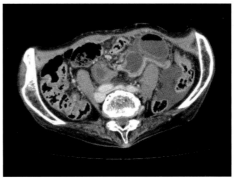

图 3-10　闭袢性梗阻
闭袢性梗阻很容易发展为缺血、坏死或穿孔。因此，需早期定位定性诊断和治疗，以恢复闭袢肠管的血流。腹部 CT 检查可见，闭袢性梗阻部分常常扩张并充满液体，有时在呈 C 形（C-Shaped）或 U 形（U-Shaped）形状的部分可见肠系膜血管明显聚集于扭转位置或伴有嵌顿。

图3-11显示了从不完全梗阻进展为绞窄性SBO的机制。

多变量分析显示，有6种临床或影像学参数与肠切除的必要性有关联。由评估系统可见，如果以下所示参考项目分别记1分，在接受保守治疗的233例肠梗阻患者中，总分4分以上的11例患者需要进行肠切除术。对于总分3分以上的病例，可预测进行肠切除术的必要性，其特异性为90.8%。参考项目如下所示：

(1) 连续4天以上的疼痛；

(2) 客观性表现的腹部肌紧张（Abdominal Guarding）；

(3) CRP上升至7.5mg/dL以上；

(4) WBC上升至$100 \times 10^2/\mu L$以上；

(5) CT可见500mL以上游离液体的存在；

(6) CT提示肠壁的增强强化效应降低。

3 肠管穿孔

肠梗阻相关的并发症（如缺血、坏死或穿孔）的患者，一般来说外观状态极差，且有败血症的全身征兆和检查结果。如：乳酸酸中毒、白细胞增多，常提示发生与肠梗阻有关的并发症。

导致肠管坏死、穿孔的肠缺血一定发生在完全梗阻的状态下。但是Richter疝只是一部分肠管壁嵌顿于疝缺损部的状态，而由这部位的缺血导致的穿孔不伴完全梗阻。

关于穿孔的诊断，影像学检查显示肠腔外游离气体可信度比较高。腹腔内游离气体（Free Air）就是腹腔内胃肠道穿孔的征象。其表现及特点如下：

(1) 立位胸部平片或立位腹部平片显示膈肌下游离气体；

(2) 侧卧位腹部平片或腹部CT检查显示脾脏或肝脏上的游离气体；

(3) 腹膜后的气体提示腹膜后位部分十二指肠穿孔；

(4) 卧位腹部平片的腰大肌影（Psoas Sign）；

(5) 在腹部平片或腹部CT检查中可见与十二指肠第二段紧挨着的气体。

腹部CT检查对腔外气体比腹部平片检查更敏感。尤其是后腹膜的气体，CT扫出来的游离气体在腹部平片上显示得也不一定清楚。

此外，CT检查也比腹部平片检查更利于检查出肠管缺血。一般来说，严重的肠管缺血能在腹部CT检查中查出，但对较轻的缺血肠管要明确诊断是非常困难的。腹部CT检查提示小肠缺血的表现如下所示。但是，这些征象都不是特别具有高灵敏度或特异性。同时存在数个征象，才可进一步提高缺血诊断的可靠性。即：

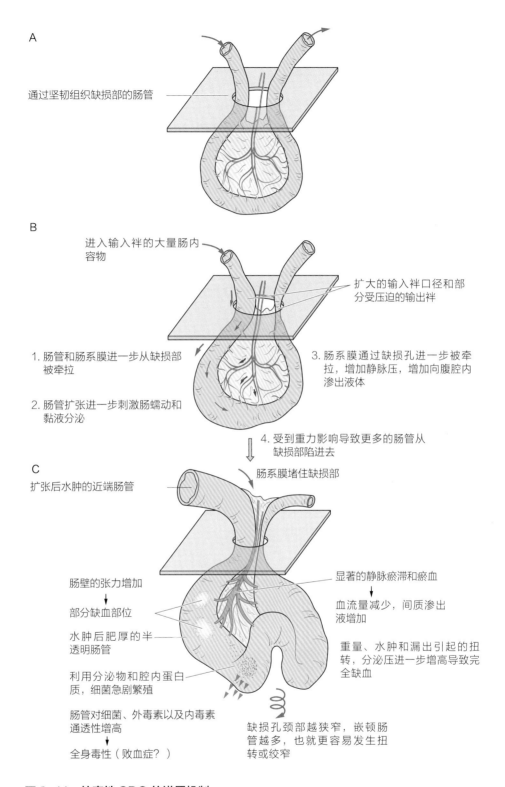

A

通过坚韧组织缺损部的肠管

B

进入输入袢的大量肠内容物

扩大的输入袢口径和部分受压迫的输出袢

1. 肠管和肠系膜进一步从缺损部被牵拉

2. 肠管扩张进一步刺激肠蠕动和黏液分泌

3. 肠系膜通过缺损孔进一步被牵拉，增加静脉压，增加向腹腔内渗出液体

4. 受到重力影响导致更多的肠管从缺损部陷进去

肠系膜堵住缺损部

C

扩张后水肿的近端肠管

肠壁的张力增加
↓
部分缺血部位

水肿后肥厚的半透明肠管

利用分泌物和腔内蛋白质，细菌急剧繁殖

肠管对细菌、外毒素以及内毒素通透性增高

全身毒性（败血症？）

显著的静脉瘀滞和瘀血

血流量减少，间质渗出液增加

重量、水肿和漏出引起的扭转，分泌压进一步增高导致完全缺血

缺损孔颈部越狭窄，嵌顿肠管越多，也就更容易发生扭转或绞窄

图 3-11　绞窄性 SBO 的进展机制

（改编自文献 95）

A：通过缺损部位挤压出来的肠管导致不完全梗阻。

B：通过缺损，更多的小肠陷进去导致液体潴留和气体残留。

C：由于肠管连续性受到损害，引起细菌与毒素的扩散，继而引起腹膜炎。

（1）肠管壁的增强效应不佳或未被增强；

（2）延迟显影；

（3）肠管壁肥厚；

（4）小肠积粪征（Small Bowel Feces Sign）（图 3-12）；

（5）肠管壁内气体［肠管气肿症，Pneumatosis（Cystoides）Intestinalis］（图 3-13）；

（6）水肿和肥厚的肠系膜；

（7）肠系膜血管的充血；

（8）肠系膜的出血；

（9）门静脉或肠系膜静脉内出现气体（图 3-14）；

（10）腹水。

与其他疾病的鉴别诊断

恶心和呕吐是比较常见的临床症状。为了能早期找出可能发生的并发症，暂且疑似诊断也是比较可行的。大多数情况下，呕吐后发生剧烈的腹痛，多与急诊外科有关。

我们应该鉴别 SBO 引起的肠管扩张与麻痹性肠梗阻或肠管假性梗阻等非梗阻性的肠管运动异常。任何异常都与电解质紊乱、大手术、外伤、肿瘤、肠管缺血或其他原因导致的腹膜炎有关。患者表现为与梗阻类似的症状，但是这些通过病史和腹部影像学诊断往往可与 SBO 相鉴别。

1 生理性 POI、POI 和继发性（麻痹性）肠梗阻

几乎所有腹部手术后，患者都会一定程度地发生生理性 POI，其继续进展就是 POI；也会发生术后并发症引起的继发性（麻痹性）肠梗阻，但需要与 SBO 相鉴别。虽然上述疾病在放射线检查中可见结肠和直肠内有气体存在，但是在 CT 或小肠造影示踪检查中不提示机械性梗阻。

如何鉴别术后的粘连性 SBO 和早期 POI。前者，几乎所有病例在早期就得到肠功能改善，可以开始进食，此后发生恶心、呕吐、腹痛以及腹部胀满感是其特征性表现。但是和粘连性 SBO 不同，POI 的患者不经历肠功能恢复阶段。这是两者重要的鉴别要点，此鉴别要点也在本书中被反复强调。

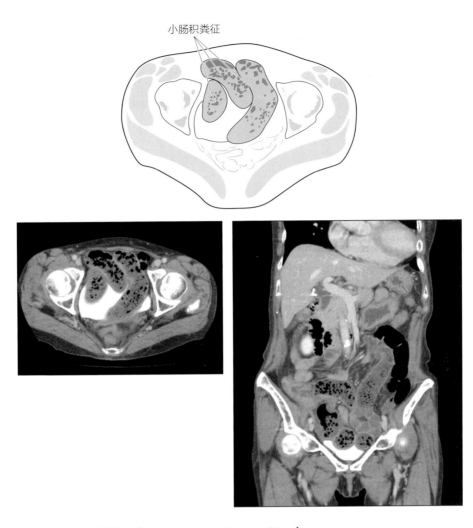

图 3-12　小肠积粪征（Small Bowel Feces Sign）

小肠积粪征［Small Bowel（Intestinal）Feces Sign］是指小肠内可见粪便积存。

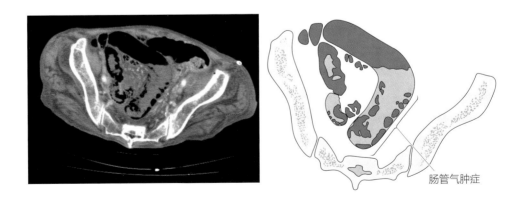

图 3-13　肠管（囊泡状）气肿症［Pneumatosis（Cystoides）Intestinalis］

肠管气肿症是指肠管壁内可见囊泡状气肿。

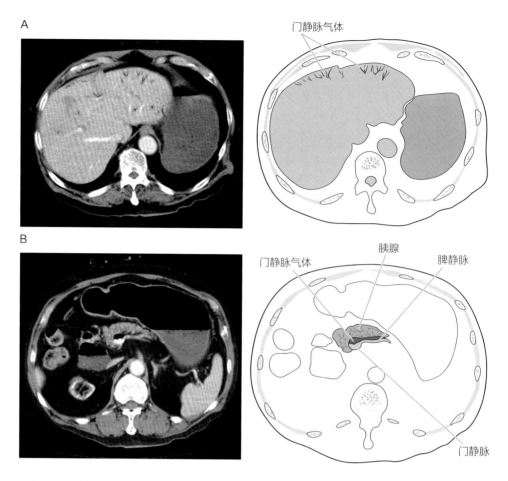

图 3-14 门静脉气体

肝脏末梢可见气体，门静脉气体（A）。门静脉主干可见气体（B）。

2 假性肠梗阻（Pseudo-Obstruction）

　　假性肠梗阻的特征是，出现与恶心、呕吐、腹泻有关的反复发作性腹部胀满。一般来说，结肠比小肠更容易受影响。不能确定机械性原因，而且往往具有可引起肠梗阻的手术史，但在多数情况下其梗阻原因尚不清楚。

3 大肠梗阻（Large Bowel Obstruction，LBO）

　　在其他章节（第4章）中详细描述。

病因

　　在此，首先介绍引起肠梗阻的粘连性 SBO 和原发性小肠肿瘤的病因，其他 SBO 和 LBO 的病因在后文中详述。

1 粘连性 SBO

术后腹膜粘连给患者、外科医师以及医疗体系均带来严重结果。继发于腹部或骨盆腔外科手术的腹腔内形成的粘连是有益于腹膜表面损伤修复的正常反应；但另一方面，会引起粘连性 SBO、女性不孕症、慢性腹痛等严重并发症，给下一次的外科手术带来更大的困难。

粘连的病理

在分子水平层面上讲，粘连的形成主要是由细胞因子、生长因子（Growth Factor）、细胞黏附分子（Cell Adhesion Molecules）、神经肽（Neuropeptides）以及外伤区域内或附近细胞分泌的其他因子的复杂的相互作用过程引起的。表现为以纤维素的析出和分解（即纤维素溶解）作为粘连的重要因素（图 3-15）。腹膜修复与伤口愈合不同，不像其他组织那样（例如皮肤）从周围向中心，而是作为一个平面去愈合。不管损伤程度如何，伤口会均匀地愈合，且比较早期就发生再上皮化。

腹膜表面的损伤引起的修复反应，主要引起包括细胞因子、组织及凝固因子在内的炎症反应（图 3-16）。炎症反应使组织在外伤 3h 内向损伤位置析出纤维素，术后 4～5 天达到高峰。外科手术后的腹膜修复从凝固开始，其引发各种化学传递物质释放的层联反应。其包含的重要细胞因子有白细胞（多核白细胞和巨噬细胞）以及间皮细胞。巨噬细胞表现为吞噬作用增强、呼吸爆破（Respiratory Burst）和分泌活性，并在损伤后 5 天，大部分由白细胞聚集组成。巨噬细胞在损伤组织表面不断补充新的间皮细胞。首先横过损伤区域集合而形成小岛，并增殖于细胞膜片。其结局引起所有受伤组织表面的再上皮化，一般来说该变化发生在外科损伤后 5～7 天。

粘连的原型是纤维蛋白原基质，经过数个阶段后发生。其基质包括纤维蛋白复合体的形成和分解，以及纤维连接蛋白和氨基酸系列的相互作用。组织纤维蛋白溶酶原激活物（tPA）系统等腹膜间皮细胞内的保护性纤溶酶系统（Protective Fibrinolytic Enzyme system）可以去除纤维蛋白凝胶基质。决定愈合的主要因素为两个受损的表面和纤维素溶解不断延长作用。如果完整的纤维素溶解和分解产物的重吸收受到阻碍，且不发生纤维素溶解时，结缔组织瘢痕和粘连由成纤维细胞、毛细血管以及神经内部生长而发生。外科手术增加纤溶酶原激活因子抑制因子（PAI）的血液浓度，并通过减少组织内含氧量而急剧降低并使纤维素溶解活性消失。纤维素溶解活性也会受热损伤、干燥、缺血、异物、血液、细菌及某些药物的影响而失活，对于遗传多型性或宿主的炎症和愈合反应也起到作用。

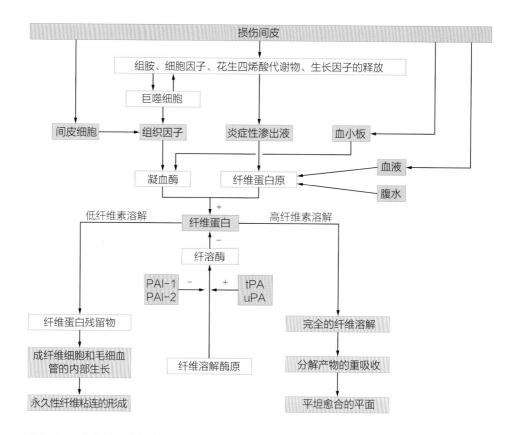

图 3-15　愈合的发生机制

（改编自文献 116）

凝血酶和纤维蛋白原（纤维素原）是正常层面愈合所需的一部分纤维素。纤溶酶溶解纤维素阻止永久性纤维素粘连的发生。纤维素溶解被高浓度纤溶酶原活化因子［组织纤维蛋白溶酶原激活物（tPA）和尿激酶纤维蛋白溶酶原激活物（uPA）］促进，被高浓度纤溶酶原激活因子抑制因子（PAI-1 和 PAI-2）阻碍。这些被称为转化生长因子 - β，此因子受细胞因子的调节。

粘连的发生率

粘连是 SBO 最常见的病因，工业发达国家的肠梗阻中 70% 以上的原因是腹部或骨盆腔内粘连，粘连性 SBO 中约 80% 的患者既往有腹腔手术史，其余患者也有腹膜炎的既往史等引起粘连的原因。其发生根据外科手术的性质和术后观察期间的各项指标，会发生很大变化。

腹膜内粘连带是在腹部、骨盆腔内手术后最常见的肠梗阻原因。开腹手术后的 90% 以上的患者在腹腔内有粘连形成。虽然外科手术后 6% ~ 18% 的患者因粘连有关的 SBO 而需要住院，但其中只有 2% ~ 5% 的患者需要进行粘连松解术。因此只有少数患者为了治疗粘连性肠梗阻而需要进行外科手术。

关于粘连后的外科手术，其技术难度大大提高，增加以下并发症的发生风险：

· 因正常组织解剖层次缺失，导致较难到达腹腔；

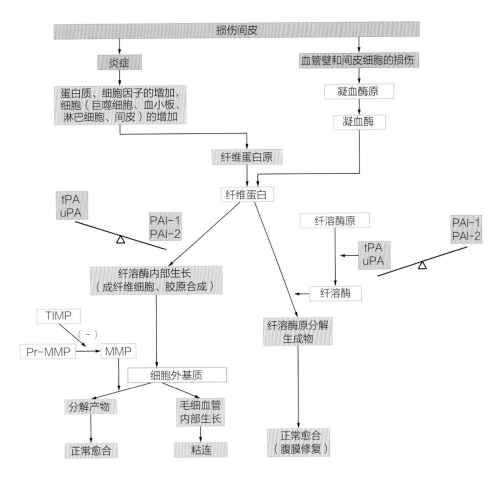

图 3-16 腹膜损伤后的修复机制

（改编自文献 116）

纤溶酶原活化因子与纤溶酶原阻断药的平衡。

TIMP：金属蛋白酶的组织阻断药。MMP：基质金属蛋白酶。tPA：组织纤维蛋白溶酶原激活物。

uPA：尿激酶纤维蛋白溶酶原激活物。PAI：纤溶酶原激活因子抑制因子。

· 无法施行腹腔镜手术、持续腹膜灌洗或其他腹腔内药物疗法等；

· 稍不注意，可能损伤小肠、膀胱、输尿管等；

· 外科手术时间延长和麻醉时间延长；

· 出血增多。

术后粘连或起源于术后粘连的并发症会增加外科工作量、延长住院时间以及增加医疗费，最终导致相当大的经济负担。美国学者评估了所有粘连有关的并发症每年所需的经费，发现该费用超过 2 亿美元。

粘连的诊断

术前很难明确诊断 SBO 是由粘连引起的。但如有正常解剖结构发生异常，可能表示存在引起肠梗阻的粘连。

2 原发性小肠肿瘤

小肠的原发性肿瘤中，类癌、小肠癌以及淋巴瘤等小肠腔内新生物引起的肠腔狭窄或套叠，均会成为导致 SBO 的原因。一项纳入 17 例患者的回顾性研究显示，作为 SBO 病因最常见的小肠原发性肿瘤分别为 GIST（Gastrointestinal Stromal Tumors）（36%）、淋巴瘤（24%）以及腺癌（18%），其中大部分肿瘤（65%）位于回肠。当有怀疑 SBO 的症状及影像学依据，但没有腹部手术既往史，也没有 SBO 危险因素的患者时，为了排除小肠肿瘤，即使通过初次影像学不能得到诊断，也需进行进一步检查。

初期管理

SBO 的管理方法主要依赖于病因、严重程度及其梗阻部位。初期管理主要是为了准备进行外科介入，应先改善患者的不适感，以及补充水分并纠正电解质紊乱。

引起不完全梗阻的 Crohn 病、放射线性肠炎等有关的小肠狭窄患者表现为慢性或间歇性 SBO，基本上按门诊患者来管理。这些患者需禁食水。除此以外的患者需要在门诊进行输液治疗，只要水分平衡维持在正常范围内，就不必住院。

目前有关 SBO 管理指南的高质量数据还较少，且临床实践也多种多样。但是基于目前可利用的证据做出的标准有 2 种，即 Eastern Association for the Surgery of Trauma（EAST），以及把焦点放在粘连性 SBO 管理的 World Society of Emergency Surgery（Bologna guidelines）。其实最重要的是将 SBO 充分地定量化，并收集证据，这些都是有待完善的。

在此展示粘连带或扭转引起的 SBO 的病理生理学变化图，强调一定不能错过治疗时机（图 3-17）。

1 外科会诊

因严重腹痛、恶心、呕吐症状而需住院的患者应立即请外科会诊，询问是否需要进行急诊外科治疗。

即使外科医师提示不需立即进行外科治疗，也应该向患者建议转至外科专科医院救治。在外科专科医院住院的 SBO 患者的住院时间短，医疗费用也少，进行外科手术的时间也短，且其死亡率比在内科专科医院住院的患者低。有报道提倡，对于为了治疗 SBO 而在内科专科医院住院的患者，应精简外科会诊的流程，这样可以减少评估是否需要进行手术的时

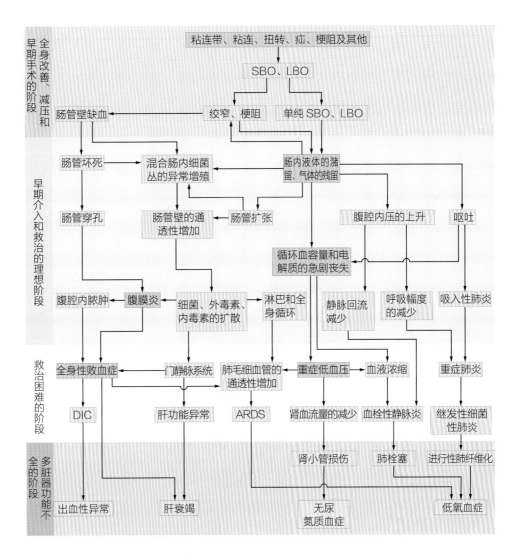

全身改善、减压和早期手术的阶段

早期介入和救治的理想阶段

救治困难的阶段

多脏器功能不全的阶段

图 3-17　SBO 的病理生理学变化图

（改编自文献 95）

如不适当处理 SBO，即如图一样可导致多脏器功能不全（Multiple Organ Failure）。

间，从而缩短住院时间。

2　输液治疗

　　SBO 的患者有严重的脱水、代谢性酸中毒或碱中毒以及电解质异常等临床表现。伴有大量呕吐的高位梗阻的患者的这些临床表现尤甚。

　　住院后为了补充水分，要保证适当的输液途径。输液治疗使用林格液或生理盐水。有可能需要减少静脉补钾量。重要的是，确认患者是否因重度脱水而引起急性肾衰竭（急性肾功能不全），针对这些病例应避免补充钾，直至肾功能恢复为止。

对于怀疑绞窄的患者，虽然需要立即给予手术治疗，但在术前应纠正水电解质紊乱，有助于减少麻醉诱导时的并发症。

3 饮食

一般来说，所有 SBO 患者为了不再进一步发生肠管扩张，应该禁食水。但是不完全梗阻的患者可容许少量进水。

4 胃肠减压

对于 SBO 患者胃肠减压的必要性要根据患者的情况而定，这是临床判断事项。一项纳入 129 例患者的回顾性研究结果显示，约半数因为不同程度的 SBO 来医院急诊室就诊的患者需留置鼻胃管（Naso-Gastric Tube, NGT）缓解呕吐。对于伴有显著的腹胀、恶心、呕吐的小肠 SBO 患者，建议使用 NGT 予以减压。对于高位梗阻或重度 SBO 的患者，减少腹胀可以改善患者的不适感，且最大限度地减少吞咽的空气，改善腹胀。

对于有多次手术既往史的复发性 SBO 患者，为了降低再次手术的风险，作为保守性治疗的一部分，可以试用小肠减压管（Long Intestinal Tube, LT）。多数研究提及，对比使用标准型 NGT 和带有气囊的 LT 两种减压管，最终需要进行外科手术的患者比例并没有明显的差别。但是在 Bizer、Brolin 的研究中，选择患者的标准有一定问题，此外 Flesher 等研究的问题在于把 LT 留置于胃前庭部。之后的一项随机对照试验比较了内镜下留置 LT 的 90 例患者和 NGT 管理的 96 例患者，结果显示，LT 管理组的临床症状改善时间较 NGT 管理组明显缩短。但是该试验方法也存在问题，就是包含胃切除术后患者等。如果将来常规使用 LT，还需要进一步完善研究方法。

一般来说，继发于开腹手术的术后早期（术后 30 天内）的 SBO 发生率大概是 1%。仅限于术后粘连性 SBO 的临床病例研究显示，多数病例已经提示对 SBO 病例使用 NGT 和 LT 的有效性。此外，2003 年和 2007 年，Gowen 发表研究显示 LT 对 SBO 的有效性，但是他选择的大多数病例也是术后 30 天内的病例。还有报道提示了对于除外术后早期 SBO 的病例施行 LT 的有效性，但是对于这些单纯报道 LT 有效的研究还需要慎重考虑其内容。

目前能说的是，多数研究提到，如果充分考量临床表现，使用 LT 时的改善率为佳。但是排除前述的各种因素，并考虑 70 年以上的 LT 历史成绩，也可以说用 LT 的有效性尚待考证。不过，根据个人的经验，认可 LT 的有效性的外科医师也较多。

外科诊察的适应证和体征

大约 1/4 被诊断为 SBO 而住院的患者需要进行外科手术。根据临床检查和影像学检查结果，所有怀疑为复杂性 SBO 的须进行手术的患者，都要进行腹部检查。此外在予以保守性治疗或非手术性管理中出现复杂性梗阻进展的患者，也应立即施行外科诊察。SBO 术后并发症的发生率是 7%~42%，并发症主要见于嵌顿疝患者。粘连性 SBO 的术后并发症发生率总体来说较低。

通过检查和临床表现，以及以下影像学表现，70%~96% 的患者能得到及时手术治疗。即：①腹部 X 线片或腹部 CT 检查可见游离气体提示穿孔；②肠管缺血的表现；③完全性或闭祥性梗阻。但是明显有进行性的缺血（例如肠管气肿症、门静脉气体），仍然很难确定是早期或中期肠管缺血。此外，仅仅根据临床指标来正确预测肠管缺血是很困难的。

一项研究显示，即使经验丰富的临床医师最后能明确诊断患者为肠管坏死，其中仍有一半以上的患者肠管坏死是因为医师的既往判断错误所导致的。与肠管缺血有关的发热、白细胞增多、心动过速、持续性或不断恶化的腹痛、代谢性酸中毒、腹膜炎、系统性炎症反应综合征（Systemic Inflammatory Response Syndrome, SIRS）等临床表现和症状均是非特异性的，不能单独用来判断穿孔、坏死。预测外科手术必要性的其他腹部 CT 检查表现是：①肠系膜脉管的异常走行；②重度梗阻；③肠管移行带；④腹水。但是这些表现也是非特异性的。一项纳入腹部 CT 检查表现重度梗阻的 145 例患者的研究显示，46% 的患者可以得到良好的非手术治疗。

非手术管理的尝试

大部分不适合立即进行外科治疗的患者，可以安全地接受初期非手术治疗。但是一定要首先除外临床上提示需立即进行手术的复杂梗阻。

保守治疗可以缓解大部分不完全梗阻患者的症状，其成功率依赖于患者的病因。粘连性 SBO 时，保守治疗对 65%~80% 的患者有良好的反应。不完全梗阻在保守治疗期间发生肠管缺血的概率很低，只有 3%~6%，可是需要进行仔细的腹部检查并严密观察病情，有些患者可通过观察不同时段的影像学表现得以诊断。

粘连引起的完全肠梗阻患者的管理仍然有争议。一般来说，41%~73% 的患者可以进行保守治疗，但也有人说完全性粘连性 SBO 患者大概率需要进行小肠切除。总体来说，SBO 的非手术治疗比手术管理住院天数少。

对于早期的术后梗阻和炎症性肠病患者采取保守治疗是正确的。这是因为前者是由于与早期的术后肠梗阻有关的粘连，极少导致绞窄，后者不是一个完全梗阻原因的重症疾病，故对内科治疗反应良好。但是对于反复炎症所致的顽固性狭窄，通常为了解除梗阻而需要进行肠切除或狭窄解除术。

1 观察病情进展期间

以往对于没有立即外科诊察适应证的SBO患者，可允许观察12~24h的病情。经过12~24h后仍然未改善，便接受手术探查。但是对于没有提示复杂梗阻临床表现的患者，可给予更长时间的病情观察。在保守治疗期间，一部分患者通常在2~5天可以恢复。但是最终需要进行手术的患者中，延误1天或以上被视为肠管切除的危险因素。

2 连续监测

为了确认有无并发症的进展，必须对患者反复地进行临床评估。

腹胀改善、排气、排便及NGT引出的液体量减少提示SBO的解除。据NGT引流量的多少可以临床上判断梗阻是恶化还是缓解，且有助于指导静脉补液，故需要仔细观察并予以记录。对于梗阻已明显解除的病例，可以拔出NGT，随后开始进食。

不能确切评估尿量的患者需要留置尿管，此后纠正水分，直至患者能排出足够尿液。

血液检查

验血作为临床指标，可反复进行。但是血生化检查并不是预测手术治疗必要性的手段。对于重度电解质紊乱的患者往往伴有肾功能不全，因此，为了确认水电解质纠正治疗是否有效，需反复进行血生化检查。反复检查白细胞有助于判断肠管是否缺血或绞窄。

血浆降钙素原（PCT）是炎症指标，它同时是评估预后的重要生物学指标，可以预测对SBO非手术管理的成功或失败。急性肠梗阻诊断研究（Acute Bowel Obstruction Diagnostic，ABOD）显示，外科手术组的PCT水平明显高于保守治疗组，此外，在外科管理组中，缺血组较无缺血组明显升高。PCT > 0.57ng/mL时，有83%的阳性预测值，手术时，肠管缺血的阴性预测值为91%。PCT > 0.17ng/mL时，非手术管理失败的阴性预测值为85%，但是阳性预测值只有39%。该研究显示，乳酸和白细胞不能作为缺血的预测指标。注意这个研究除外了早期的术后梗阻患者和恶性肿瘤或炎症性肠病有关的梗阻，以及结肠梗阻。

不同阶段的影像学

腹部平片检查是评估肠内气体是否从小肠进入大肠的有效检查。作为尝试性治疗，接受水溶性造影剂造影检查的患者通过不同阶段腹部平片来判断造影剂的前进程度。

如果患者没有改善，或者突然恶化时，为了观察病情，应该施行腹部CT 检查。根据 ABOD 研究，腹部 CT 检查显示漩涡征（Whirl Sign）的存在能用来预测保守治疗失败。

抗生素的作用

对于不复杂的 SBO，不应使用抗生素。由于存在细菌移位（Bacterial Translocation）的可能，有时会使用广谱抗生素，但数据上尚无明确的支持。结肠憩室症患者发生梗阻的情况下，推荐使用抗生素治疗。

对于并发穿孔的患者，也建议使用抗生素。抗生素的预防性使用方面，应该用于将进行手术治疗的患者。

保守治疗失效

决定进行外科治疗还是继续观察，最终取决于患者的临床状态。如经过 5 天，肠管功能仍不恢复，手术治疗是有必要的。有研究显示，手术延误 5 天或 5 天以上与高死亡率和住院时间长有关。

有数据显示，对于住院 48h 内不能改善的 SBO 患者，为了鉴别尚不确定的不完全梗阻和完全梗阻，在手术治疗之前推荐使用造影检查，但对于恶性疾病患者，不需要进行这项检查。

防止腹膜粘连的方法

防止粘连的方法与粘连形成的机制有关。预防方法是：

（1）最小限度的损伤；

（2）在损伤表面放置防粘连剂；

（3）阻止浆液渗出后的凝固；

（4）纤维蛋白沉着物的去除或溶解；

（5）抑制组织损伤处的成纤维细胞反应；

（6）重组组织蛋白溶酶原激活物（Recombinant Tissue Plasminogen Activator；r-tPA）的必要性和适当的纤维素溶解。

可以施行的预防粘连的方法可分为技术性方法和物理性屏障两类。后者是应用固体或液体，以及药物性治疗。目前还没有特异性药物治疗，因此仅依靠如下方法：

（1）技术性方法就是阻止或限制初期的腹膜损伤；

（2）为了去除粘连，将纤维蛋白被覆物作为屏障物放在腹膜之间，而起到物理性屏障作用。

1 外科技巧

轻柔操作

外科医师良好的技巧是预防最初形成粘连的有效措施。为了限制初期的腹膜损伤范围，认真止血和最低限度地轻柔操作是非常重要的。外伤、出血以及浆膜损伤均可引起肠管缺血。可以通过频繁地对术野给予生理盐水而保持手术区域湿润状态，避免组织干燥以防止损伤。

传统的用于开腹手术的纱布会磨损浆膜，故应避免使用。多数外科医师将这些纱布放在灭菌的塑料袋里面，需要填塞时不使纱布接触腹膜。

进入腹腔前，从手套上去掉滑石粉或淀粉是非常简单的步骤，但常常被忽略，这相当于忽视容易形成粘连的刺激源。欧美国家的手术室，已经不使用带滑石粉的手套了，但在日本仍然使用。除此以外，这些粉不但是引起粘连的因素，还与过敏有关，故不只是从医学界淘汰，各个方面都应当禁止使用。同样，对于异物（例如过度的缝线或线结）的反应会造成纤维蛋白沉着物，应在最小范围内使用这些异物。应使用细小并无反应性的缝合材料。丝线反应性高且易形成纤维，在腹腔内也应该尽量避免使用。

不管开腹后关不关腹膜，粘连的概率是一样的。一般来说，不需要关闭壁腹膜，有需要的状况下，应使用如 PDS®–Ⅱ（Johnson and Johnson）等较细的可吸收线。

腹腔镜手术

腹腔镜手术和开腹手术相比，在粘连形成这点上确实存在优势。比起开腹手术，腹腔镜手术的腹部切口小，且组织操作也少，对异物暴露也少。这些都可减少组织损伤，尤其可降低腹壁粘连的发生危险。但是腹腔镜手术并不能确保防止粘连，也有些报道提示，长时间的外科手术和高气腹压实际上会增加粘连形成的危险性。不过，实际上外科医师觉得腹腔镜手术后的腹壁粘连与 SBO 的发生均较少。

在接受妇科开腹手术的 8849 例女性患者群的研究中，10 年内再次住院的病例，可能与粘连有关。与粘连直接有关的再次住院率是 100 例首次手术病例中有 2.9 例。排除腹腔镜下不孕手术后，开腹与腹腔镜下手术术后粘连再住院率，并无差异。

2 防粘连材料

防粘连材料是放置在腹腔内的可吸收性固体物质片。在发生再上皮化之前、外科手术后的 5~7 天，该薄片可以隔开受损的腹膜表面。但是目前尚不清楚防粘连材料的粘连阻止作用是否能减少 SBO、不孕，以及慢性腹部或骨盆腔疼痛的危险度。

　　商业上可以利用的可吸收性膜有 2 种：一种是 Oxidized Regenerated Cellulose sheet（INTERCEED，爱惜康公司），另一种是 Hyaluronate Carboxymethylcellulose（Seprafilm，赛诺菲公司）。这两者都是安全的，并能有效防止与被其粘贴的腹膜表面之间的粘连，但操作较困难，且不能阻止腹腔内其他部位的粘连。

　　还有临床研究显示，不可吸收性的固体防粘连材料有 Expanded Polytetrafluoroethylene（ePTFE），可用于腹壁疝等无菌外科重建手术，是一种非吸收性、柔软的填补材料。

氧化纤维素［Oxidize Regenerated Cellulose，ORC］

　　在 3 项研究中显示，ORC 与未使用防粘连材料比较起来，结果是可降低粘连发生率，但是目前没有对粘连性 SBO 的再手术率的研究报告。

透明质酸羧甲基纤维素（Hyaluronate Carboxymethylcellulose）

　　具有代表性的防粘连材料 Seprafilm 是由透明质酸钠和羧甲基纤维素构成的生物可吸收性片，附着在组织上后变成凝胶，能在腹腔内作为间隔膜片，存在 7 天左右。但是上市后，在欧美国家的大规模临床试验显示，在肠管吻合部用 Seprafilm 覆盖后，术后吻合口漏的发生率增加，也增加术后腹膜炎、脓肿、瘘管形成或败血症等并发症的发生率，所以禁止在肠管吻合处粘贴 Seprafilm。

　　Seprafilm 似乎能有效地减少粘连的发生率和范围，但是尚不明确是否能有效减少粘连性肠梗阻的发生率。Fazio 等实施了有关粘连性肠梗阻的大规模随机对照试验，但结果并没有提示其预防性。此外，在腹膜炎环境下 Seprafilm 却没有减轻粘连的效果，故禁止将 Seprafilm 用于感染部位。

　　由此可见，从阻止 SBO 的角度来说，尚未证明防粘连材料的有效性，不建议轻易使用。

参考文献

[1] Mucha P Jr.: Small intestinal obstruction. Surg Clin North Am 1987; 67: 597–620.

[2] Miller G, Boman J, Shrier I, et al: Natural history of patients with adhesive small bowel obstruction. Br J Surg 2000; 87:1240–1247.

[3] Kim SY, Morris JB: Small bowel obstruction. Shacelford's Surgrey of the Alimentary Tract (6th) (Yeo CJ, Dempsey DT, Klein AS, et al, ed). Saunders Elsevier, Philadelphia, 2007.

[4] Prost À la Denise J, Douard R, Malamut G, et al: Small bowel obstruction in patients with a prior history of cancer: predictive findings of malignant origins. World J Surg 2014; 38: 363–369.

[5] Meier RP, de Saussure WO, Orci LA, et al: Clinical outcome in acute small bowel obstruction after surgical or conservative management. World J Surg 2014; 38: 3082–3088.

[6] O'Connor DB, Winter DC: The role of laparoscopy in the management of acute small–bowel obstruction: a review of over 2,000 cases. Surg Endosc 2012; 26: 12–17.

[7] Tierris I, Mavrantonis C, Stratoulias C, et al: Laparoscopy for acute small bowel obstruction: indication or contraindication? Surg Endosc 2011; 25: 531–535.

[8] Nakajima J, Sasaki A, Otsuka K, et al: Risk factors for early postoperative small bowel obstruction after colectomy for colorectal cancer. World J Surg 2010; 34: 1086–1090.

[9] Ghosheh B, Salameh JR: Laparoscopic approach to acute small bowel obstruction: review of 1061 cases. Surg Endosc 2007; 21: 1945–1949.

[10] Margenthaler JA, Longo WE, Virgo KS, et al: Risk factors for adverse outcomes following surgery for small bowel obstruction. Ann Surg 2006; 243: 456–464.

[11] Hodin RA, Matthews JB: Small intestine. Surgery. Basic Science and Clinical Evidence (2nd ed) (Norton JA, Barie PS, Bollinger RR, et al, eds). Springer–Verlag, New York, 2008, p963–990.

[12] Wright HK, O'Brien JJ, Tilson MD: Water absorption in experimental closed segment obstruction of the ileum in man. Am J Surg 1971; 121: 96–99.

[13] Noer RJ, Derr JW, Johnston CG: The Circulation of the Small Intestine: An Evaluation of its Revascularizing Potential. Ann Surg 1949; 130: 608–621.

[14] Markogiannakis H, Messaris E, Dardamanis D, et al: Acute mechanical bowel obstruction: clinical presentation, etiology, management and outcome. World J Gastroenterol 2007; 13: 432–437.

[15] Maglinte DD, Gage SN, Harmon BH, et al: Obstruction of the small intestine: accuracy and role of CT in diagnosis. Radiology 1993; 188: 61–64.

[16] Fuchsjäger MH: The small–bowel feces sign. Radiology 2002; 225: 378–379.

[17] Maglinte DD, Balthazar EJ, Kelvin FM, et al: The role of radiology in the diagnosis of small–bowel obstruction. AJR Am J Roentgenol 1997; 168: 1171–1180.

[18] Drożdż W, Budzyński P: Change in mechanical bowel obstruction demographic and etiological patterns during the past century: observations from one health care institution. Arch Surg 2012; 147: 175–180.

[19] Miller G, Boman J, Shrier I, et al: Etiology of small bowel obstruction. Am J Surg 2000; 180: 33–36.

[20] Ray NF, Denton WG, Thamer M, et al: Abdominal adhesiolysis: inpatient care and expenditures in the United States in 1994. J Am Coll Surg 1998; 186: 1–9.

[21] Scott FI, Osterman MT, Mahmoud NN, et al: Secular trends in small–bowel obstruction and adhesiolysis in the United States: 1988–2007. Am J Surg 2012; 204: 315–320.

[22] Gibson CL: A study of 1000 operations for acute intestinal obstruction and gangrenous hernia. Ann Surg 1900; 132: 486–514.

[23] Vick RM: Statistics of acute intestinal obstruction. Br Med J 1932; 2: 546–548.

[24] Smith GA, Perry JF, Yonehiro EG: Mechanical intestinal obstruction: a study of 1252 cases. Surg Gynecol Obstet 1955; 100: 651–660.

[25] Harlow CL, Stears RL, Zeligman BE, et al: Diagnosis of bowel obstruction on plain abdominal radiographs: significance of air–fluid levels at different heights in the same loop of the bowel. AJR Am J Roentgenol 1993; 161: 291–295.

[26] ten Broek RP, Issa Y, van Santbrink EJ, et al: Burden of adhesions in abdominal and pelvic surgery: systematic review and met–analysis. BMJ 2013; 347: f5588.

[27] Matter I, Khalemsky L, Abrahamson J, et al: Does the index operation influence the course and outcome of adhesive intestinal obstruction? Eur J Surg 1997; 163: 767–772.

[28] Parker MC, Ellis H, Moran BJ, et al: Postoperative adhesions: ten-year follow–up of 12,584 patients undergoing lower abdominal surgery. Dis Colon Rectum 2001; 44: 822–829.

[29] Barmparas G, Branco BC, Schnüriger B, et al: In-hospital small bowel obstruction after exploratory laparotomy for trauma. J Trauma 2011; 71: 486–490.

[30] Kirshtein B, Roy-Shapira A, Lantsberg L, et al: Laparoscopic management of acute small bowel obstruction. Surg Endosc 2005; 19: 464-467.

[31] Lawal OO, Olayinka OS, Bankole JO: Spectrum of causes of intestinal obstruction in adult Nigerian patients. S Afr J Surg 2005; 43: 34-36.

[32] McEntee G, Pender D, Mulvin D, et al: Current spectrum of intestinal obstruction. Br J Surg 1987; 74: 976-980.

[33] Vrijland WW, Jeekel J, van Geldorp HJ, et al: Abdominal adhesions: intestinal obstruction, pain, and infertility. Surg Endosc 2003; 17: 1017-1022.

[34] Taylor MR, Lalani N: Adult small bowel obstruction. Acad Emerg Med 2013; 20: 528-544.

[35] Cheadle WG, Garr EE, Richardson JD: The importance of early diagnosis of small bowel obstruction. Am Surg 1988; 54: 565-569.

[36] Gürleyik E, Gürleyik G: Small bowel volvulus: a common cause of mechanical intestinal obstruction in our region. Eur J Surg 1998; 164: 51-55.

[37] Tamijmarane A, Chandra S, Smile SR: Clinical aspects of adhesive intestinal obstruction. Trop Gastroenterol 2000; 21: 141-143.

[38] Sarr MG, Bulkley GB, Zuidema GD: Preoperative recognition of intestinal strangulation obstruction. Prospective evaluation of diagnostic capability. Am J Surg 1983; 145: 176-182.

[39] Bizer LS, Liebling RW, Delany HM, et al: Small bowel obstruction: the role of nonoperative treatment in simple intestinal obstruction and predictive criteria for strangulation obstruction. Surgery 1981; 89: 407-413.

[40] Perea García J, Turégano Fuentes T, Quijada García B, et al: Adhesive small bowel obstruction: predictive value of oral contrast administration on the need for surgery. Rev Esp Enferm Dig 2004; 96: 191-200.

[41] Lau KC, Miller BJ, Schache DJ, et al: A study of large-bowel volvulus in urban Australia. Can J Surg 2006; 49: 203-207.

[42] Flasar MH, Goldberg E: Acute abdominal pain. Med Clin North Am 2006; 90: 481-503.

[43] Murray MJ, Gonze MD, Nowak LR, et al: Serum D (-) -lactate levels as an aid to diagnosing acute intestinal ischemia. Am J Surg 1994; 167: 575-578.

[44] Lange H, Jäckel R: Usefulness of plasma lactate concentration in the diagnosis of acute abdominal disease. Eur J Surg 1994; 160: 381-384.

[45] Jackson PG, Raiji MT: Evaluation and management of intestinal obstruction. Am Fam Physician 2011; 83: 159-165.

[46] Böhner H, Yang Q, Franke C, et al: Simple data from history and physical examination help to exclude bowel obstruction and to avoid radiographic studies in patients with acute abdominal pain. Eur J Surg 1998; 164: 777-784.

[47] Eskelinen M, Ikonen J, Lipponen P: Contributions of history-taking, physical examination, and computer assistance to diagnosis of acute small-bowel obstruction. A prospective study of 1333 patients with acute abdominal pain. Scand J Gastroenterol 1994; 29: 715-721.

[48] Takeuchi K, Tsuzuki Y, Ando T, et al: Clinical studies of strangulating small bowel obstruction. Am Surg 2004; 70: 40-44.

[49] Barkan H, Webster S, Ozeran S: Factors predicting the recurrence of adhesive small-bowel obstruction. Am J Surg 1995; 170: 361-365.

[50] Gerhardt RT, Nelson BK, Keenan S, et al: Derivation of a clinical guideline for the assessment of nonspecific abdominal pain: the Guideline for Abdominal Pain in the ED Setting (GAPEDS) Phase 1 Study. Am J Emerg Med 2005; 23: 709-717.

[51] Cartwright SL, Knudson MP: Evaluation of acute abdominal pain in adults. Am Fam Physician 2008; 77: 971-978.

[52] Catena F, Di Saverio S, Kelly MD, et al: Bologna Guidelines for Diagnosis and Management of Adhesive Small Bowel Obstruction (ASBO): 2010 Evidence-Based Guidelines of the World Society of Emergency Surgery. World J Emerg Surg 2011; 6: 5.

[53] Saverio SD, Coccolini F, Galati M, et al: Bologna Guidelines for Diagnosis and Management of Adhesive Small Bowel Obstruction (ASBO): 2013 Update of the Evidence-Based Guidelines from the World Society of Emergency Surgery ASBO Working Group. World J Emerg Surg 2013; 8: 42.

[54] Mullan CP, Siewert B, Eisenberg RL: Small bowel obstruction. AJR Am J Roentgenol 2012; 198: W105-W117.

[55] Thompson WM, Kilani RK, Smith BB, et al: Accuracy of abdominal radiography in acute small-bowel obstruction: does reviewer experience matter? AJR Am J Roentgenol 2007; 188: W233-W238.

[56] Ho YC: "Venous cut-off sign" as an adjunct to the "whirl sign" in recognizing acute small bowel volvulus via CT scan. J Gastrointest Surg 2012; 16: 2005-2006.

[57] Balthazar EJ, Birnbaum BA, Megibow AJ, et al: Closed-loop and strangulating intestinal obstruction: CT signs. Radiology 1992; 185: 769-775.

[58] Duda JB, Bhatt S, Dogra VS: Utility of CT whirl sign in guiding management of small-bowel obstruction. AJR Am J Roentgenol 2008; 191: 743-747.

[59] Zalcman M, Sy M, Donckier V, et al: Helical CT

signs in the diagnosis of intestinal ischemia in small-bowel obstruction. AJR Am J Roentgenol 2000; 175: 1601–1607.

[60] Colon MJ, Telem DA, Wong D, et al: The relevance of transition zones on computed tomography in the management of small bowel obstruction. Surgery 2010; 147: 373–377.

[61] Petrovic B, Nikolaidis P, Hammond NA, et al: Identification of adhesions on CT in small-bowel obstruction. Emerg Radiol 2006; 12: 88–93.

[62] Frager D, Medwid SW, Baer JW, et al: CT of small-bowel obstruction: value in establishing the diagnosis and determining the degree and cause. AJR Am J Roentgenol 1994; 162: 37–41.

[63] Balthazar EJ, Liebeskind ME, Macari M: Intestinal ischemia in patients in whom small bowel obstruction is suspected: evaluation of accuracy, limitations, and clinical implications of CT in diagnosis. Radiology 1997; 205: 519–522.

[64] Mallo RD, Salem L, Lalani T, et al: Computed tomography diagnosis of ischemia and complete obstruction in small bowel obstruction: a systematic review. J Gastrointest Surg 2005; 9: 690–694.

[65] Shakil O, Zafar SN, Saleem S, et al: The role of computed tomography for identifying mechanical bowel obstruction in a Pakistani population. J Pak Med Assoc 2011; 61: 871–874.

[66] Megibow AJ, Balthazar EJ, Cho KC, et al: Bowel obstruction: evaluation with CT. Radiology 1991; 180: 313–318.

[67] Fukuya T, Hawes DR, Lu CC, et al: CT diagnosis of small-bowel obstruction: efficacy in 60 patients. AJR Am J Roentgenol 1992; 158: 765–769.

[68] Jaffe TA, Nelson RC, Johnson GA, et al: Optimization of multiplanar reformations from isotropic data sets acquired with 16-detector row helical CT scanner. Radiology 2006; 238: 292–299.

[69] Jaffe TA, Martin LC, Thomas J, et al: Small-bowel obstruction: coronal reformations from isotropic voxels at 16-section multi-detector row CT. Radiology 2006; 238: 135–142.

[70] Maglinte DD, Lappas JC, Kelvin FM, et al: Small bowel radiography: How, when, and why? Radiology 1987; 163: 297–305.

[71] Suri S, Gupta S, Sudhakar PJ, et al: Comparative evaluation of plain films, ultrasound and CT in the diagnosis of intestinal obstruction. Acta Radiol 1999; 40: 422–428.

[72] Gong JS, Kang WY, Liu T, et al: CT findings of a gastrointestinal stromal tumor arising from small bowel. Quant Imaging Med Surg 2012; 2: 57–58.

[73] Balthazar EJ, George W: Holmes Lecture. CT of small-bowel obstruction. Am J Roentgenol 1994; 162: 255–261.

[74] Musoke F, Kawooya MG, Kiguli-Malwadde E: Comparison between sonographic and plain radiography in the diagnosis of small bowel obstruction at Mulago Hospital, Uganda. East Afr Med J 2003; 80: 540–545.

[75] Jang TB, Schindler D, Kaji AH: Bedside ultrasonography for the detection of small bowel obstruction in the emergency department. Emerg Med J 2011; 28: 676–678.

[76] Ogata M, Imai S, Hosotani R, et al: Abdominal ultrasonography for the diagnosis of strangulation in small bowel obstruction. Br J Surg 1994; 81: 421–424.

[77] Peck JJ, Milleson T, Phelan J: The role of computed tomography with contrast and small bowel follow-through in management of small bowel obstruction. Am J Surg 1999; 177: 375–378.

[78] Makanjuola D: Computed tomography compared with small bowel enema in clinically equivocal intestinal obstruction. Clin Radiol 1998; 53: 203–208.

[79] Choi HK, Chu KW, Law WL: Therapeutic value of gastrographin in adhesive bowel obstruction after unsuccessful conservative treatment: a prospective randomized trial. Ann Surg 2002; 236: 1–6.

[80] Di Saverio S, Catena F, Ansaloni L, et al: Water-soluble contrast medium (gastrografin) value in adhesive small intestine obstruction (ASIO): a prospective, randomized, controlled, clinical trial. World J Surg 2008; 32: 2293–2304.

[81] Kumar P, Kaman L, Singh G, et al: Therapeutic role of oral water soluble iodinated contrast agent in postoperative small bowel obstruction. Singapore Med J 2009; 50: 360–364.

[82] Assalia A, Schein M, Kopelman D, et al: Therapeutic effect of oral Gastrografin in adhesive, partial small-bowel obstruction: A prospective randomized trial. Surgery 1994; 115: 433–437.

[83] Abbas SM, Bissett IP, Parry BR: Meta-analysis of oral water-soluble contrast agent in the management of adhesive small bowel obstruction. Br J Surg 2007; 94: 404–411.

[84] Biondo S, Pares D, Mora L, et al: Randomized clinical study of Gastrografin administration in patients with adhesive small bowel obstruction. Br J Surg 2003; 90: 542–546.

[85] Diaz JJ Jr, Bokhari F, Mowery NT, et al: Guidelines for management of small bowel obstruction. J Trauma 2008; 64: 1651–1664.

[86] Choi HK, Law WL, Ho JW, et al: Value of gastrografin in adhesive small bowel obstruction after unsuccessful conservative treatment: a prospective evaluation. World J Gastroenterol 2005; 11: 3742–3745.

[87] Burge J, Abbas SM, Roadley G, et al: Randomized controlled trial of Gastrografin in adhesive small bowel obstruction. ANZ J Surg 2005; 75: 672-674.

[88] Yagci G, Kaymakcioglu N, Can MF, et al: Comparison of Urografin versus standard therapy in postoperative small bowel obstruction. J Invest Surg 2005; 18: 315-320.

[89] Feigin E, Seror D, Szold A, et al: Water-soluble contrast material has no therapeutic effect on postoperative small-bowel obstruction: Results of a prospective randomized clinical trail. Am J Surg 1996; 171: 227-229.

[90] Fevang BT, Jensen D, Fevang J, et al: Upper gastrointestinal contrast study in the management of small bowel obstruction—a prospective randomized study. Eur J Surg 2000; 166: 39-43.

[91] Branco BC, Barmparas G, Schn ü riger B, et al: Systematic review and meta-analysis of the diagnostic and therapeutic role of water-soluble contrast agent in adhesive small bowel obstruction. Br J Surg 2010; 97: 470-478.

[92] Shrake PD, Rex DK, Lappas JC, et al: Radiographic evaluation of suspected small bowel obstruction. Am J Gastroenterol 1991; 86: 175-178.

[93] Fidler JL, Guimaraes L, Einstein DM: MR imaging of the small bowel. Radiographics 2009; 29: 1811-1825.

[94] Beall DP, Fortman BJ, Lawler BC, et al: Imaging bowel obstruction: a comparison between fast magnetic resonance imaging and helical computed tomography. Clin Radiol 2002; 57: 719-724.

[95] McQuarrie DG: Bowel obstruction following abdominal operations. Reoperative general sugery (2 nd ed) (McQuarrie DG, Humphrey EW, Lee JT, ed). Mosby-Year Book Inc., St. Louis, 1997; p312-348.

[96] Schwenter F, Poletti PA, Platon A, et al: Clinicoradiological score for predicting the risk of strangulated small bowel obstruction. Br J Surg 2010; 97: 1119-1125.

[97] O'Daly BJ, Ridgway PF, Keenan N, et al: Detected peritoneal fluid in small bowel obstruction is associated with the need for surgical intervention. Can J Surg 2009; 52: 201-206.

[98] Sheedy SP, Earnest F 4th, Fletcher JG, et al: CT of small-bowel ischemia associated with obstruction in emergency department patients: diagnostic performance evaluation. Radiology 2006; 241: 729-736.

[99] Jones K, Mangram AJ, Lebron RA, et al: Can a computed tomography scoring system predict the need for surgery in small-bowel obstruction? Am J Surg 2007; 194: 780-784.

[100] Taourel PG, Fabre JM, Pradel JA, et al: Value of CT in the diagnosis and management of patients with suspected acute small-bowel obstruction. AJR Am J Roentgenol 1995; 165: 1187-1192.

[101] Lazarus DE, Slywotsky C, Bennett GL, et al: Frequency and relevance of the "small-bowel feces" sign on CT in patients with small-bowel obstruction. AJR Am J Roentgenol 2004; 183: 1361-1366.

[102] Ha HK, Kim JS, Lee MS, et al: Differentiation of simple and strangulated small-bowel obstructions: usefulness of known CT criteria. Radiology 1997; 204: 507-512.

[103] Frager DH, Baer JW, Rothpearl A, et al: Distinction between postoperative ileus and mechanical small-bowel obstruction: value of CT compared with clinical and other radiographic findings. AJR Am J Roentgenol 1995; 164: 891-894.

[104] Stewart RM, Page CP, Brender J, et al: The incidence and risk of early postoperative small bowel obstruction. A cohort study. Am J Surg 1987; 154: 643-647.

[105] Davey AK, Maher PJ: Surgical adhesions: a timely update, a great challenge for the future. J Minim Invasive Gynecol 2007; 14: 15-22.

[106] Schreinemacher MH, ten Broek RP, Bakkum EA, et al: Adhesion awareness: a national survey of surgeons. World J Surg 2010; 34: 2805-2812.

[107] Wilson MS: Practicalities and costs of adhesions. Colorectal Dis 2007; 9: 60-65.

[108] De Wilde RL, Brölmann H, Koninckx PR, et al: Prevention of adhesions in gynaecological surgery: the 2012 European field guideline. Gynecol Surg 2012; 9: 365-368.

[109] Diamond MP, Freeman ML: Clinical implications of postsurgical adhesions. Hum Reprod Update 2001; 7: 567-576.

[110] Hellebrekers BW, Kooistra T: Pathogenesis of postoperative adhesion formation. Br J Surg 2011; 98: 1503-1516.

[111] Ellis H: Medicolegal consequences of postoperative intra-abdominal adhesions. J R Soc Med 2001; 94: 331-332.

[112] Cheong YC, Laird SM, Li TC, et al: Peritoneal healing and adhesion formation/reformation. Hum Reprod Update 2001; 7: 556-566.

[113] Monk BJ, Berman ML, Montz FJ: Adhesions after extensive gynecologic surgery: clinical significance, etiology, and prevention. Am J Obstet Gynecol 1994; 170: 1396-1403.

[114] Arung W, Meurisse M, Detry O: Pathophysiology and prevention of postoperative peritoneal adhesions. World J Gastroenterol 2011; 17: 4545-4553.

[115] Attard JA, MacLean AR: Adhesive small bowel obstruction: epidemiology, biology and prevention. Can J Surg 2007; 50: 291-300.

[116] McQuarrie DG: The pathophysiology of wound

healing and its relationship to reoperative surgery. Reoperative general sugery (2 nd ed) (McQuarrie DG, Humphrey EW, Lee JT, ed). Mosby-Year Book Inc., St.Louis, 1997; p144-173.

[117] Diamond MP, El-Hammady E, Wang R, et al: Regulation of expression of tissue plasminogen activator and plasminogen activator inhibitor-1 by dichloroacetic acid in human fibroblasts from normal peritoneum and adhesions. Am J Obstet Gynecol 2004; 190: 926-934.

[118] Al-Took S, Platt R, Tulandi T: Adhesion-related small-bowel obstruction after gynecologic operations. Am J Obstet Gynecol 1999; 180: 313-315.

[119] Ouaïssi M, Gaujoux S, Veyrie N, et al: Postoperative adhesions after digestive surgery: their incidence and prevention: review of the literature. J Visc Surg 2012; 149: e104-e114.

[120] Barmparas G, Branco BC, Schnüriger B, et al: The incidence and risk factors of post-laparotomy adhesive small bowel obstruction. J Gastrointest Surg 2010; 14: 1619-1628.

[121] Lower AM, Hawthorn RJ, Ellis H, et al: The impact of adhesions on hospital readmissions over ten years after 8849 open gynaecological operations: an assessment from the Surgical and Clinical Adhesions Research Study. BJOG 2000; 107: 855-862.

[122] Lower AM, Hawthorn RJ, Clark D, et al: Adhesion-related readmissions following gynaecological laparoscopy or laparotomy in Scotland: an epidemiological study of 24 046 patients. Hum Reprod 2004; 19: 1877-1885.

[123] Ellis H, Moran BJ, Thompson JN, et al: Adhesion-related hospital readmissions after abdominal and pelvic surgery: a retrospective cohort study. Lancet 1999; 353: 1476-1480.

[124] Al-Sunaidi M, Tulandi T: Adhesion-related bowel obstruction after hysterectomy for benign conditions. Obstet Gynecol 2006; 108: 1162-1166.

[125] Menzies D, Ellis H: Intestinal obstruction from adhesions - how big is the problem? Ann R Coll Surg Engl 1990; 72: 60-63.

[126] Beck DE, Opelka FG, Bailey HR, et al: Incidence of small-bowel obstruction and adhesiolysis after open colorectal and gerenal surgery. Dia Colon Rectum 1999; 42: 241-248.

[127] Nieuwenhuijzen M, Reijnen MM, Kuijpers JH, et al: Small bowel obstruction after total or subtotal colectomy: a 10-year retrospective review. Br J Surg 1998; 85: 1242-1245.

[128] ten Broek RP, Schreinemacher MH, Jilesen AP, et al: Enterotomy risk in abdominal wall repair: a prospective study. Ann Surg 2012; 256: 280-287.

[129] ten Broek RP, Strik C, Issa Y, et al:

[130] Van Der Krabben AA, Dijkstra FR, Nieuwenhuijzen M, et al: Morbidity and mortality of inadvertent enterotomy during adhesiotomy. Br J Surg 2000; 87: 467-471.

[131] Sikirica V, Bapat B, Candrilli SD, et al: The inpatient burden of abdominal and gynecological adhesiolysis in the US. BMC Surg 2011; 11: 13.

[132] Beltran MA, Cruces KS: Primary tumors of jejunum and ileum as a cause of intestinal obstruction: a case control study. Int J Surg 2007; 5: 183-191.

[133] Oyasiji T, Angelo S, Kyriakides TC, et al: Small bowel obstruction: outcome and cost implications of admitting service. Am Surg 2010; 76: 687-691.

[134] Fleshner PR, Siegman MG, Slater GI, et al: A prospective, randomized trial of short versus long tubes in adhesive small-bowel obstruction. Am J Surg 1995; 170: 366-370.

[135] Wahl WL, Wong SL, Sonnenday CJ, et al: Implementation of a small bowel obstruction guideline improves hospital efficiency. Surgery 2012; 152: 626-634.

[136] Lall CG, Sandrasegaran K, Maglinte DT, et al: Bowel complications seen on CT after pancreas transplantation with enteric drainage. AJR Am J Roentgenol 2006; 187: 1288-1295.

[137] Brolin RE, Krasna MJ, Mast BA: Use of tubes and radiographs in the management of small bowel obstruction. Ann Surg 1987; 206: 126-133.

[138] Chen XL, Ji F, Lin Q, et al: A prospective randomized trial of transnasal ileus tube vs nasogastric tube for adhesive small bowel obstruction. World J Gastroenterol 2012; 18: 1968-1974.

[139] Pickleman J, Lee RM: The management of patients with suspected early post-operative small bowel obstruction. Ann Surg 1989; 210: 216-219.

[140] Quatromoni JC, Rosoff L, Halls JM, et al: Early postoperative small bowel obstruction. Am Surg 1980; 191: 72-74.

[141] Gowen GF: Long tube decompression is successful in 90% of patients with adhesive small bowel obstruction. Am J Surg 2003; 185: 512-515.

[142] Gowen GF: Rapid resolution of small-bowel obstruction with the long tube, endoscopically advanced into the jejunum. Am J Surg 2007; 193: 184-189.

[143] Wolfson PJ, Bauer JJ, Gelernt IM, et al: Use of the long tube in the management of patients with small-intestinal obstruction due to adhesions. Arch Surg 1985; 120: 1001-1006.

[144] Kuremu RT, Jumbi G: Adhesive intestinal

obstruction. East Afr Med J 2006; 83: 333–336.

[145] Cox MR, Gunn IF, Eastman MC, et al: The operative aetiology and types of adhesions causing small bowel obstruction. Aust N Z J Surg 1993; 63: 848–852.

[146] Chiedozi LC, Aboh IO, Piserchia NE: Mechanical bowel obstruction. Review of 316 cases in Benin City. Am J Surg 1980; 139: 389–393.

[147] Kössi J, Salminen P, Laato M: The epidemiology and treatment patterns of postoperative adhesion induced intestinal obstruction in Varsinais-Suomi Hospital District. Scand J Surg 2004; 93: 68–72.

[148] Zielinski MD, Eiken PW, Heller SF, et al: Prospective, observational validation of a multivariate small-bowel obstruction model to predict the need for operative intervention. J Am Coll Surg 2011; 212: 1068–1076.

[149] Zielinski MD, Eiken PW, Bannon MP, et al: Small bowel obstruction–who needs an operation? A multivariate prediction model. World J Surg 2010; 34: 910–919.

[150] Kim JH, Ha HK, Kim JK, et al: Usefulness of known computed tomography and clinical criteria for diagnosing strangulation in small-bowel obstruction: analysis of true and false interpretation groups in computed tomography. World J Surg 2004; 28: 63–68.

[151] Obuz F, Terzi C, Sökmen S, et al: The efficacy of helical CT in the diagnosis of small bowel obstruction. Eur J Radiol 2003; 48: 299–304.

[152] Fevang BT, Jensen D, Svanes K, et al: Early operation or conservative management of patients with small bowel obstruction? Eur J Surg 2002; 168: 475–481.

[153] Silen W, Hein MF, Goldman L: Strangulation obstruction of the small intestine. Arch Surg 1962; 85: 121–129.

[154] Tsumura H, Ichikawa T, Hiyama E, et al: Systemic inflammatory response syndrome (SIRS) as a predictor of strangulated small bowel obstruction. Hepatogastroenterology 2004; 51: 1393–1396.

[155] Foster NM, McGory ML, Zingmond DS, et al: Small bowel obstruction: a population-based appraisal. J Am Coll Surg 2006; 203: 170–176.

[156] Kendrick ML: Partial small bowel obstruction: clinical issues and recent technical advances. Abdom Imaging 2009; 34: 329–334.

[157] Seror D, Feigin E, Szold A, et al: How conservatively can postoperative small bowel obstruction be treated? Am J Surg 1993; 165: 121–126.

[158] Tanaka S, Yamamoto T, Kubota D, et al: Predictive factors for surgical indication in adhesive small bowel obstruction. Am J Surg 2008; 196: 23–27.

[159] Jeong WK, Lim SB, Choi HS, et al: Conservative management of adhesive small bowel obstructions in patients previously operated on for primary colorectal cancer. J Gastrointest Surg 2008; 12: 926–932.

[160] Cox MR, Gunn IF, Eastman MC, et al: The safety and duration of non-operative treatment for adhesive small bowel obstruction. Aust N Z J Surg 1993; 63: 367–371.

[161] Fevang BT, Fevang J, Lie SA, et al: Long-term prognosis after operation for adhesive small bowel obstruction. Ann Surg 2004; 240: 193–201.

[162] Nauta RJ: Advanced abdominal imaging is not required to exclude strangulation if complete small bowel obstructions undergo prompt laparotomy. J Am Coll Surg 2005; 200: 904–911.

[163] Williams SB, Greenspon J, Young HA, et al: Small bowel obstruction: conservative vs. surgical management. Dis Colon Rectum 2005; 48: 1140–1146.

[164] Leung AM, Vu H: Factors predicting need for and delay in surgery in small bowel obstruction. Am Surg 2012; 78: 403–407.

[165] Cosse C, Regimbeau JM, Fuks D, et al: Serum procalcitonin for predicting the failure of conservative management and the need for bowel resection in patients with small bowel obstruction. J Am Coll Surg 2013; 216: 997–1004.

[166] Markogiannakis H, Memos N, Messaris E, et al: Predictive value of procalcitonin for bowel ischemia and necrosis in bowel obstruction. Surgery 2011; 149: 394–403.

[167] Sagar PM, MacFie J, Sedman P, et al: Intestinal obstruction promotes gut translocation of bacteria. Dis Colon Rectum 1995; 38: 640–644.

[168] Mangram AJ, Horan TC, Pearson ML, et al: Guideline for Prevention of Surgical Site Infection, 1999. Centers for Disease Control and Prevention (CDC) Hospital Infection Control Practices Advisory Committee. Am J Infect Control 1999; 27: 97–134.

[169] Khan S, Gupta DK, Khan DN: Comparative study of three antimicrobial drugs protocol (Ceftriaxone, Gentamicin/Amikacin and Metronidazole) versus two antimicrobial drugs protocol (Ceftriaxone and Metronidazole) in cases of intra-abdominal sepsis. Kathmandu Univ Med J (KUMJ) 2005; 3: 55–63.

[170] Gonzenbach HR, Simmen HP, Amgwerd R: Imipenem (N-F-thienamycin) versus netilmicin plus clindamycin. A controlled and randomized comparison in intra-abdominal infections. Ann Surg 1987; 205: 271–275.

[171] Schraufnagel D, Rajaee S, Millham FH: How many sunsets? Timing of surgery in adhesive small bowel obstruction: a study of the Nationwide Inpatient Sample. J Trauma Acute Care Surg 2013; 74: 181–189.

[172] Onoue S, Katoh T, Shibata Y, et al: The value of contrast radiology for postoperative adhesive small bowel obstruction. Hepatogastroenterology 2002; 49: 1576–1578.

[173] Practice Committee of the American Society for Reproductive Medicine, Society of Reproductive Surgeons: Pathogenesis, consequences, and control of peritoneal adhesions in gynecologic surgery. Fertil Steril 2007; 88: 21.

[174] van den Tol MP, van Rossen EE, van Eijck CH, et al: Reduction of peritoneal trauma by using nonsurgical gauze leads to less implantation metastasis of spilled tumor cells. Ann Surg 1998; 227: 242–248.

[175] van den Tol MP, van Stijn I, Bonthuis F, et al: Reduction of intraperitoneal adhesion formation by use of non-abrasive gauze. Br J Surg 1997; 84: 1410–1415.

[176] Edlich RF, Woodard CR, Pine SA, et al: Hazards of powder on surgical and examination gloves: a collective review. J Long Term Eff Med Implants 2001; 11: 15–27.

[177] Ellis H: The hazards of surgical glove dusting powders. Surg Gynecol Obstet 1990; 171: 521–527.

[178] Hugh TB, Scoppa J, Tsang J: Starch peritonitis —a hazard of surgical glove powder. Med J Aust 1975; 18: 63–64.

[179] Coder DM, Olander GA: Granulomatous peritonitis caused by starch glove powder. Arch Surg 1972; 105: 83–86.

[180] Kirshen EJ, Naftolin F, Benirshke K: Starch glove powders and granulomatous peritonitis. Am J Obstet Gynecol 1974; 118: 799–804.

[181] Edlich RF, Long WB Ⅲ, Gubler DK, et al: Dangers of cornstarch powder on medical gloves. Seeking a solution. Ann Plast Surg 2009; 63: 111–115.

[182] Tulandi T, Hum HS, Gelfand MM: Closure of laparotomy incisions with or without peritoneal suturing and second-look laparoscopy. Am J Obstet Gynecol 1988; 158: 536–537.

[183] Stricker B, Blanco J, Fox HE: The gynecologic contribution to intestinal obstruction in females. J Am Coll Surg 1994; 178: 617–620.

[184] Hugh TB, Nankivell C, Meagher AP, et al: Is closure of the peritoneal layer necessary in the repair of midline surgical abdominal wounds? World J Surg 1990; 14: 231–234.

[185] Callaghan P: Hands off the peritoneum. Lancet 1986; 1: 849–850.

[186] Duffy DM, diZerega GS: Is peritoneal closure necessary? Obstet Gynecol Surv 1994; 12: 817–822.

[187] Hull TL, Joyce MR, Geisler DP, et al: Adhesions after laparoscopic and open ileal pouch–anal anastomosis surgery for ulcerative colitis. Br J Surg 2012; 99: 270–275.

[188] Burns EM, Currie A, Bottle A, et al: Minimal-access colorectal surgery is associated with fewer adhesion-related admissions than open surgery. Br J Surg 2013; 100: 152–159.

[189] Keckstein J, Ulrich U, Sasse V, et al: Reduction of postoperative adhesion formation after laparoscopic ovarian cystectomy. Hum Reprod 1996; 11: 579–582.

[190] Levrant SG, Bieber EJ, Barnes RB: Anterior abdominal wall adhesions after laparotomy or laparoscopy. J Am Assoc Gynecol Laparosc 1997; 4: 353–356.

[191] Yesildaglar N, Koninckx PR: Adhesion formation in intubated rabbits increases with high insufflation pressure during endoscopic surgery. Hum Reprod 2000; 15: 687–691.

[192] ten Broek RP, Stommel MW, Strik C, et al: Benefits and harms of adhesion barriers for abdominal surgery: a systematic review and meta-analysis. Lancet 2014; 383: 48–59.

[193] Ahmad G, Duffy JM, Farquhar C, et al: Barrier agents for adhesion prevention after gynecological surgery. Cochrane Database Syst Rev 2008; 16: CD000475.

[194] Beck DE: The role of SeprafilmTM bioresorbable membrane in adhesion prevention. Eur J Surg Suppl 1997; 577: 49–55.

[195] Beck DE, Cohen Z, Fleshman JW, et al: A prospective, randomized, multicenter, controlled study of the safety of Seprafilm® adhesion barrier in abdominopelvic surgery of the intestine. Dis Colon Rectum 2003; 46: 1310–1319.

[196] Vrijland WW, Tseng LN, Eijkman HJ, et al: Fewer intraperitoneal adhesions with use of hyaluronic acid–carboxymethylcellulose membrane: a randomized clinical trial. Ann Surg 2002; 235: 193–199.

[197] Fazio VW, Cohen Z, Fleshman JW, et al: Reduction in adhesive small-bowel obstruction by Seprafilm adhesion barrier after intestinal resection. Dis Colon Rectum 2006; 49: 1–11.

[198] Ghellai AM, Stucchi AF, Lynch, DJ, et al: Role of a hyaluronate–based membrane in the prevention of peritonitis–induced adhesions. J Gastrointest Surg 2000; 4: 310–315.

[199] Reijnen MM, Meis JF, Postma VA, et al: Prevention of intra-abdominal abscesses and adhesions using a hyaluronic acid solution in a rat peritonitis model. Arch Surg 1999; 134: 997–1001.

第4章 大肠梗阻(LBO)

本书将机械性小肠梗阻记录为 SBO，在本章也同样将机械性大肠梗阻（Mechanical Large Bowel Obstruction）记录为 LBO。LBO 占肠管梗阻症的 25%。

定义和分类

大肠梗阻是在大肠腔内容物的正常流动受阻时发生的。梗阻也分为：不完全（Partial）LBO、完全（Complete）LBO 或功能性梗阻。但是不能把 SBO 的定义用于不完全 LBO 和完全 LBO。LBO 和 SBO 一样，可以分为外源性［Extrinsic（或腔外性：Extraluminal）］LBO 和内源性［Intrinsic（或壁内性：Mural）］LBO 以及腔内性（Intraluminal）LBO。

发生率和原因

1 大肠癌

虽然大肠癌的筛查已广泛普及，但 30% 大肠癌病例的首发症状仍是 LBO，尤其乙状结肠癌多见，且 80% 的 LBO 是在后肠区域发生。该区域因结肠肠腔更狭窄，更有早期就发生梗阻的倾向（图 4-1）。发生大肠癌梗阻患者的平均年龄为 73 岁。结肠肝曲的肿瘤不容易引起 LBO。穿孔多发生在梗阻部位，而不是发生于近端扩张肠管。这是由于局部的肿瘤浸润或炎症反应所致。

需要紧急手术的 LBO 的最常见原因（70%）是直乙交界处、直肠以及肛门管处的恶性肿瘤。

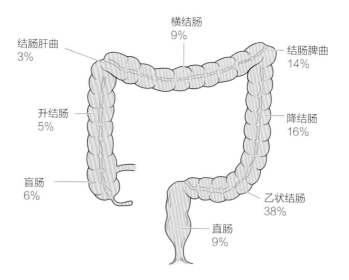

图 4-1 引起 LBO 的大肠癌的分布

（改编自文献 3）

大肠癌的 30% 病例首发症状是 LBO，尤其乙状结肠多见，80% 的 LBO 发生于后肠区域。

2 其他原因

解剖异常的结肠也会成为肠扭转（盲肠、乙状结肠扭转）的原因。最常见的良性大肠梗阻的原因是肠扭转，其发生率是 5% ~ 15%。在发展中国家，最常见的导致 LBO 的病因是乙状结肠扭转。

反复发生的炎症，如憩室炎（7% ~ 10%）、缺血性肠炎，以及炎症性肠病等疾病，是引起狭窄的原因。

腹壁疝引起结肠嵌顿的发生率只有 2.5%。较少见的滑动疝也可成为梗阻原因。

其他原因还有术后粘连、狭窄等。既往大肠切除患者有发生狭窄的可能。报道提示，结肠直肠吻合后发生狭窄的病例有 3% ~ 30%。其狭窄多是中等程度，一般来说，大部分病例是无症状的，通过术后病情观察中常规大肠镜检查被发现，有时也可引起症状。最重要的吻合口狭窄的独立危险因素是伴随感染和吻合口漏的纤维化，在更容易发生吻合口漏的远端低位吻合处会增加术后狭窄的发生率。

少见的良性病因有炎症性肠病、缺血性肠炎、胃结石、肠套叠、放射治疗、腹股沟淋巴肉芽肿，以及后腹膜纤维化。也有报道提到，阑尾黏液腺瘤、尿潴留、胆石、子宫内膜异位症以及结核可引起结肠梗阻症状。较小的结肠病变有时也会成为肠套叠的诱因而引起梗阻。

临床症状

患者由于突然发生大肠梗阻，在急性期突发急剧腹胀和腹痛，或随着肠腔的进行性狭窄，出现亚急性或慢性的排便习惯的改变。此外，原因不明的体重减轻以及血便等相关症状提示恶性病变的可能。通过现病史能找出结肠直肠梗阻的危险因素，并给出疑似肠梗阻的可能病因或为其他诊断提供线索。

LBO 的临床表现主要依赖于梗阻的位置和病因。最常见的原因是肿瘤，接着就是扭转和粘连。肿瘤缓慢发展，并往往位于结肠的远端，故症状是慢性进展的。所以，极少与急性 SBO 相混淆。

1 急性梗阻

症状

恶性 LBO 急性发作的患者通常在症状出现后第 5 天来院。这种延误可能与进行性的结肠扩张导致的结肠胀满感或不适感的性质有关，这些症状比 SBO 引起的腹痛或呕吐容易忍受。

完全 LBO 或不完全 LBO 最常见的症状是肠胀气、腹痛，以及排气、排便减少或停止。回顾性研究显示，LBO 患者的症状一般为：腹痛（58%），以及排气、排便减少或停止（55%）。远端结肠梗阻较少发生恶心、呕吐，这点与 SBO 相似。腹痛表现为每隔 20～30min 在脐下部发生的伴有发作性疼痛的痉挛痛。

局部腹痛提示缺血或结肠坏死引起的腹膜刺激征，如进行性恶化的疼痛突然改善，一般与肠穿孔有关。

骨盆腔的疼痛可能跟直肠梗阻引起的里急后重有关系。

体征

体征，即是详细评估患者的全身表现。虽然对急性 SBO 患者来说较常见，但 LBO 的患者，尤其是症状迟发性出现的患者也可表现为重度结肠扩张导致的脱水或休克征象。

腹部视诊一般来说可见腹部膨隆，尤其在远端完全梗阻的患者中较明显。

临床检查

对于伴有腹痛的患者常规做含有白细胞分类的血常规、生化检查。这些检查并不对结肠、直肠梗阻具有特异性，但有助于评估血容量有无减少、严重程度或其他代谢异常，且伴有核左移的白细胞增多提示有并发症的存在。

经过影像学检查怀疑结肠恶性疾病时，需进一步检查肿瘤标志物

CEA。CEA 的升高本身强烈提示恶性，但并不能诊断为结直肠癌。

2 慢性梗阻

典型的进行性的大肠不完全梗阻，常表现为长达数周至数个月的进行性排便习惯改变。同样，伴随缓慢进展的体重减轻以及排便习惯改变，提示存在恶性病变的可能。

诊断

LBO 的诊断步骤是，具有危险因素的患者出现腹痛、腹部胀满，以及典型的排气、排便减少或者停止的症状，可以疑诊。所谓的确诊包括，鉴别是 SBO 还是 LBO，判断是不完全梗阻还是完全梗阻，梗阻定位，然后明确病因。因此，一般来说需要进行影像学检查，尤其对于恶性病变，可以确定原发灶和转移部位。

腹部平片检查和腹部 CT 检查是最有效的影像学检查方法。有些医师主张将腹部 CT 检查优先于腹部平片检查。但是，腹部平片检查比腹部 CT 检查更迅速且可以广泛使用，也不昂贵。

恶性肿瘤导致结肠梗阻影像上呈现出"苹果核"征（Apple-Core），在 CT 检查上很明显。腹部 CT 检查不但能确定导致大肠梗阻的原因是肿瘤，还可发现同时发生的病变、肿大淋巴结、远处转移等。腹部 CT 检查确定结肠直肠梗阻的灵敏度和特异性均高（各 90% 以上）。此外，腹部 CT 检查可以正确鉴别真性结肠梗阻和假性结肠梗阻，同时可以正确诊断腔内性梗阻、内源性梗阻以及外源性梗阻。

大肠癌引起的 LBO

对于肿瘤引起的肠梗阻，腹部 CT 检查同时还可以找出伴发性疾病、转移部位、腹水或癌细胞播散等需要进行外科治疗的疾病。同时具有 2 种或 2 种以上肿瘤病变可见于 10% 以上的梗阻性结肠癌患者。

由于腹部 CT 具有准确性高和评价全腹部的价值，故一般来说，大肠内镜检查不作为结肠、直肠梗阻的初期检查手段。但是，对于不能通过腹部平片检查或腹部 CT 检查而排除 LBO 的患者，用大肠内镜检查有助于诊断。大肠内镜检查也是针对 10% 以上可能出现同时性病变的患者进行评估时所需要做的检查。腹部 CT 检查中可见的大肠梗阻征象有近端结肠扩张（直径 8cm 以上）和空虚的远端结肠，影像学表现"苹果核"征通常在灌肠造影检查中表现出来，腹部 CT 检查中也可以表现出来。

鉴别诊断

与 LBO 相似的良性疾病有：巨结肠症、麻痹性肠梗阻以及结肠假性梗阻。腹部 CT 检查可以正确鉴别真性结肠梗阻与假性结肠梗阻。

关于 SBO，请参照第 3 章的相关内容；关于麻痹性肠梗阻，请参照第 1 章的相关内容。

关于中毒性巨结肠、结肠假性梗阻，请参照第 5 章的相关内容。

初期管理

诊断为急性 LBO 的患者需要接受住院治疗。

诊断为结肠或直肠狭窄，但没有明显症状的患者，可以在门诊接受治疗。对于可能引起大肠梗阻症状的严重狭窄患者，一般来说需要住院治疗。对结肠吻合口狭窄的治疗，选择经肛门的电刀或激光的狭窄部成形术、扩张术、使用支架以及外科切除术。

1 对症治疗

LBO 患者的初期以对症治疗为主。对具有恶心、呕吐的患者予以胃肠减压、调节水电解质紊乱的静脉输液治疗。后续治疗取决于梗阻病因和位置，以及患者的内科基础疾病。与可以进行手术治疗的 SBO 不同，大约 75% 的 LBO 患者最终需要进行外科干预，住院后同时确定是紧急手术或是择期手术。

2 肠管支架

适应证

2014 年欧洲消化内镜学会（European Society of Gastrointesitinal Endoscopy，ESGE）发表了对于梗阻型结肠癌和腔外恶性肿瘤引起的结肠梗阻的自膨胀式金属支架（Self-Expandable Metal Stents，SEMS）的使用指南，美国消化内镜学会（American Society for Gastrointestinal Endoscopy，ASGE）也表示推荐使用该指南。按照该指南记录介绍如下：

大肠癌患者的结肠自膨胀式金属支架（Self-Expanding Metallic Stent，

SEMS）有两大主要适应证：结肠癌根治术前的减压和癌的姑息性治疗。前者可以使需要造口的紧急手术转化为可以一期吻合的择期切除术，甚至转化为腹腔镜下手术。预防性留置支架可能引起不必要的并发症，而且支架脱落的可能性也会增高，故不应施行。

支架留置前的一般事项

不推荐对大肠狭窄患者预防性留置支架。SEMS 应该用于临床上有梗阻症状并且影像学检查能证明恶性大肠梗阻且无穿孔的病例。不能忽视意外并发症，应该只针对伴有狭窄引起症状的病例施行。

技巧

推荐在内镜和透视引导下实施 SEMS 留置（图 4-2、图 4-3）。临床

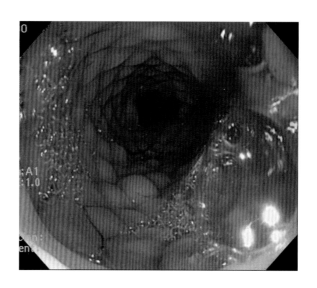

图 4-2　支架植入后的内镜下表现
支架植入后，狭窄部位被充分扩张。

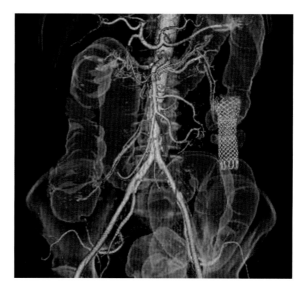

图 4-3　支架植入后的 CTC 检查
支架位于降结肠，而且扩张充分。

技术上的成功率是 77% ~ 100%。

在结直肠癌梗阻状态下强行扩张梗阻会大概率地引起穿孔，故无论在支架留置前还是留置后，都不应该施行扩张。

关于覆膜和非覆膜 SEMS，其效果和安全性是同样的。支架的直径≥ 24mm，支架留置时至少需要支架跨越病变的近远端边缘 2cm。

作为向择期手术过渡（Bridge to Elective Surgery，BTS）的 SEMS 留置

首先，关于近端结肠的恶性梗阻，对于可切除的患者，予以外科切除才是最恰当的治疗。

对于具有临床症状的梗阻型左侧结肠癌患者，不推荐以术前留置支架向择期手术过渡作为标准治疗。但是，对于可以施行根治性手术，对 ASA 评分≥Ⅲ级和 / 或年龄 70 岁以上等手术风险大且术后死亡风险大的梗阻型左侧结肠癌患者，考虑用支架留置代替紧急手术。SEMS 作为过渡用于可以根治的左侧结肠癌患者时，建议放入支架后 5 ~ 10 天再实施手术治疗。

以上是 ESGE 的有关 BTS 治疗的指南，但成为指南依据的 RCT 数据显示，留置大肠支架的操作成功率不佳、穿孔等并发症率较高。此外，留置大肠支架后的长期预后的 RCT 以及配对研究显示，在穿孔率高的试验组中，植入支架的患者的预后明显不好。即可以认为，SEMS 留置会影响长期预后。

目前，还没有很好的研究能够从肿瘤学方面证实其可行性，故还不能着急对 BTS 的施行下结论。有必要统一支架的种类，并从肿瘤学上、临床上定量化后进行 RCT 研究。

应向患者说明欧洲的指南，告知还没有有关长期预后的充分数据。在此基础上说明 BTS 优于紧急、亚紧急手术，从而得到患者的同意，这才是重要的。

指南上提到，结肠留置支架时，应该由具有 20 次以上结肠支架留置经验的术者来施行或在经验丰富术者的监督下施行。

姑息性支架

作为缓解大肠恶性狭窄症状的姑息性治疗，建议使用大肠支架。但是，不推荐对正在接受新生血管抑制药（贝伐单抗）治疗或预计使用该药治疗的患者使用支架。接受姑息性支架的患者，可以安全实施一般的化学疗法，但是不包括新生血管抑制药。由于存在较高的结肠穿孔风险，如果患者今后会用新生血管抑制药，则依然不推荐使用 SEMS 作为姑息性减压。

并发症

当姑息性治疗情况下出现支架梗阻或脱落情况时，可以考虑内镜下进行支架内支架（Stent-in-Stent）或 SEMS 留置后的再介入（Re-Intervention）。

对于留置支架的患者，需要考虑穿孔时行外科手术的可能。大肠梗阻留置支架最普遍的并发症是穿孔和脱落，其次还有偶发的出血和腹痛症状。大肠癌留置大肠支架 30 天内相关的死亡率为 4% 以下。

姑息性支架保持肠道通畅的时间是 55～343 天。大约 80% 的患者（53%～90%）到死亡或病情观察结束为止一直保持支架通畅。

大肠支架早期（30 天以内）的并发症有穿孔（0～12.8%）、支架脱落（0～4.9%）、再梗阻（0～4.9%）、疼痛（0～7.4%）、出血（0～3.7%），迟发性并发症有再梗阻（4.0%～22.9%）、支架脱落（1.0%～12.5%）以及穿孔（0～4.0%）。

良性梗阻的支架放置

憩室炎狭窄或大肠内镜下检查或 CT 检查提示可疑憩室炎时，应避免使用 SEMS。在紧急情况时留置支架前不需要在大肠内镜检查下进行活检或刮取细胞进行病理诊断来确认是否为恶性。不过病理结果有助于辅助留置支架患者的进一步治疗。

3 手术疗法

在第 2 篇"外科治疗（对于 SBO 和 LBO 的外科治疗）"中详述。

参考文献

[1] Markogiannakis H, Messaris E, Dardamanis D, et al: Acute mechanical bowel obstruction: clinical presentation, etiology, management and outcome. World J Gastroenterol 2007; 13: 432–437.

[2] Kim SY, Morris JB: Small bowel obstruction. Shacelford's Surgrey of the Alimentary Tract, (6th ed) (Yeo CJ, Dempsey DT, Klein AS, et al, ed). Saunders Elsevier, Philadelphia, 2007; p1024–1025.

[3] Buechter KJ, Boustany C, Caillouette R, et al: Surgical management of the acutely obstructed colon. A review of 127 cases. Am J Surg 1988; 156: 163–168.

[4] Biondo S, Parés D, Frago R, et al: Large bowel obstruction: predictive factors for postoperative mortality. Dis Colon Rectum 2004; 47: 1889–1897.

[5] Aslar AK, Ozdemir S, Mahmoudi H, et al: Analysis of 230 cases of emergent surgery for obstructing colon cancer--lessons learned. J Gastrointest Surg 2011; 15: 110–119.

[6] Deans GT, Krukowski ZH, Irwin ST: Malignant obstruction of the left colon. Br J Surg 1994; 81: 1270–1276.

[7] Law WL, Chan WF, Lee YM, et al: Non-curative surgery for colorectal cancer: critical appraisal of outcomes. Int J Colorectal Dis 2004; 19: 197–202.

[8] Kahi CJ, Rex DK: Bowel obstruction and pseudo-obstruction. Gastroenterol Clin North Am 2003; 32: 1229–1247.

[9] Kasten KR, Midura EF, Davis BR, et al: Blowhole colostomy for the urgent management of distal large bowel obstruction. J Surg Res 2014; 188: 53–57.

[10] Halabi WJ, Jafari MD, Kang CY, et al: Colonic volvulus in the United States: trends, outcomes, and predictors of mortality. Ann Surg 2014; 259: 293–301.

[11] Sule AZ, Ajibade A: Adult large bowel obstruction: a review of clinical experience. Ann Afr Med 2011; 10: 45–50.

[12] Ponka JL, Brush BE: Sliding inguinal hernia in patients over 70 years of age. J Am Geriatr Soc 1978; 26: 68–73.

[13] Garcea G, Sutton CD, Lloyd TD, et al: Management of benign rectal strictures: a review of present therapeutic procedures. Dis Colon Rectum 2003; 46: 1451–1460.

[14] Schlegel RD, Dehni N, Parc R, et al: Results of

reoperations in colorectal anastomotic strictures. Dis Colon Rectum 2001; 44: 1464–1468.

[15] Yamamoto T, Hayashi N, Hayakawa K, et al: Radiologic spectrum of rectal stenosis. Eur Radiol 2000; 10: 1268–1276.

[16] Pramateftakis MG, Psomas S, Kanellos D, et al: Large bowel obstruction due to endometriosis. Tech Coloproctol 2010; 14 Suppl 1: S87–S89.

[17] Osman N, Subar D, Loh MY, et al: Gallstone ileus of the sigmoid colon: an unusual cause of large-bowel obstruction. HPB Surg 2010; 2010: 153740.

[18] Hayakawa K, Tanikake M, Yoshida S, et al: Radiological diagnosis of large-bowel obstruction: nonneoplastic etiology. Jpn J Radiol 2012; 30: 541–552.

[19] Brandt AS, Kamper L, Kukuk S, et al: Associated findings and complications of retroperitoneal fibrosis in 204 patients: results of a urological registry. J Urol 2011; 185: 526–531.

[20] Clough AD, Smith GS, Leibman S: Laparoscopic reduction of an internal hernia of transverse colon through the foramen of Winslow. Surg Laparosc Endosc Percutan Tech 2011; 21: e190–e191.

[21] Gupta RK, Agrawal CS, Yadav RP, et al: Rectosigmoid endometriosis causing an acute large bowel obstruction: a report of a case and a review of the literature. JNMA J Nepal Med Assoc 2011; 51: 83–86.

[22] Cuffy M, Abir F, Audisio RA, et al: Colorectal cancer presenting as surgical emergencies. Surg Oncol 2004; 13: 149–157.

[23] Jadvar H, Mindelzun RE, Olcott EW, et al: Still the great mimicker: abdominal tuberculosis. AJR Am J Roentgenol 1997; 168: 1455–1460.

[24] Zingales F, Pizzolato E, Menegazzo M, et al: Gallstone ileus of the sigmoid colon: a rare complication of cholelithiasis. Updates Surg 2011; 63: 219.

[25] McArdle A, Larkin JO, Awan FN, et al: Large-bowel obstruction secondary to urinary retention. Colorectal Dis 2011; 13: e160–e161.

[26] Opreanu RC, Sobinsky J, Basson MD: Appendicitis and benign appendiceal mucocele presenting as large bowel obstruction. J Gastrointest Surg 2013; 17: 609–610.

[27] Gerhardt RT, Nelson BK, Keenan S, et al: Derivation of a clinical guideline for the assessment of nonspecific abdominal pain: the Guideline for Abdominal Pain in the ED Setting (GAPEDS) Phase 1 Study. Am J Emerg Med 2005; 23: 709–717.

[28] Frager D, Rovno HD, Baer JW, et al: Prospective evaluation of colonic obstruction with computed tomography. Abdom Imaging 1998; 23: 141–146.

[29] Finan PJ, Campbell S, Verma R, et al: The

management of malignant large bowel obstruction: ACPGBI position statement. Colorectal Dis 2007; 9 (Suppl 4) : 1–17.

[30] Atamanalp SS: Sigmoid volvulus: diagnosis in 938 patients over 45.5 years. Tech Coloproctol 2013; 17: 419–424.

[31] Megibow AJ: Bowel obstruction. Evaluation with CT. Radiol Clin North Am 1994; 32: 861–870.

[32] Dalal KM, Gollub MJ, Miner TJ, et al: Management of patients with malignant bowel obstruction and stage IV colorectal cancer. J Palliat Med 2011; 14: 822–828.

[33] Hennekinne-Mucci S, Tuech JJ, Bréhant O, et al: Emergency subtotal/total colectomy in the management of obstructed left colon carcinoma. Int J Colorectal Dis 2006; 21: 538–541.

[34] Taourel P, Kessler N, Lesnik A, et al: Helical CT of large bowel obstruction. Abdom Imaging 2003; 28: 267–275.

[35] van Hooft JE, van Halsema EE, Vanbiervliet G, et al: Self-expandable metal stents for obstructing colonic and extracolonic cancer: European Society of Gastrointestinal Endoscopy (ESGE) Clinical Guideline. Endoscopy 2014; 46: 990.

[36] van Hooft JE, van Halsema EE, Vanblervliet G, et al: Self-expandable metal stents for obstructing colonic and extracolonic cancer: European Society of Gastrointestinal Endoscopy (ESGE) clinical guideline. Gastrointest Endosc 2014; 80: 747–761.e75.

[37] Kim SY, Kwon SH, Oh JH: Radiologic placement of uncovered stents for the treatment of malignant colorectal obstruction. J Vasc Interv Radiol 2010; 21: 1244–1249.

[38] Kim H, Kim SH, Choi SY, et al: Fluoroscopically guided placement of self-expandable metallic stents and stent-grafts in the treatment of acute malignant colorectal obstruction. J Vasc Interv Radiol 2008; 19: 1709–1716.

[39] Shrivastava V, Tariq O, Tiam R, et al: Palliation of obstructing malignant colonic lesions using self-expanding metal sents: a single-center experience. Cardiovasc Inrervent Radiol 2008; 31: 931–936.

[40] Kim JH, Song HY, Li YD, et al: Dual-design expandable colorectal stent for malignant colorectal obstruction: comparison of flared ends and bent ends. AJR Am J Roentgenol 2009; 193: 248–254.

[41] Alcantara M, Serra X, Bombardó J, et al: Colorectal stenting as an effective therapy for preoperative and palliative treatment of large bowel obstruction: 9 years' experience. Tech Coloproctol 2007; 11: 316–322.

[42] Sebastian S, Johnston S, Geoghegan T, et al: Pooled analysis of the efficacy and safety of self-expanding metal stenting in malignant colorectal obstruction. Am J Gastroenterol 2004;

99: 2051–2057.

[43] Meisner S, Ganz á lez–Huix F, Vandervoort JG, et al: Self–expandable metal stents for relieving malignant colorectal obstruction: short–term safety and efficacy within 30 days of stent pro–cedure in 447 patients. Gastrointest Endosc 2011; 74: 876–884.

[44] Yoon JY, Jung YS, Hong SP, et al: Clinical out–comes and risk factors for technical and clinical failures of self–expandable metal stent insertion for malignant colorectal obstruction. Gastrointest Endosc 2011; 74: 858–868.

[45] Small AJ, Coelho–Prabhu N, Baron TH: Endoscopic placement of self–expandable metal stents for malignant colonic obstruction: long–term outcomes and complication factors. Gastrointest Endosc 2010; 71: 560–572.

[46] Tanaka A, Sadahiro S, Yasuda M, et al: Endoscopic balloon dilation for obstructive colorectal cancer: a basic study on morphologic and pathologic features associated with perfora–tion. Gastrointest Endoac 2010; 71: 799–895.

[47] Khot UP, Lang AW, Murali K, et al: Systematic review of the efficacy and safety of colorectal stents. Br J Surg 2002; 89: 1096–1102.

[48] Abbott S, Eglinton TW, Ma Y, et al: Predictors of outcome in palliative colonic stent placement for malignant obstruction. Br J Surg 2014; 101: 121–126.

[49] Manes G, de Bellis M, Fuccio L, et al: Endoscopic palliation in patients with incurable malignant colorectal obstruction by means of self–expanding metal stent: analysis of results and predictors of outcomes in a large multi–center series. Arch Surg 2011; 146: 1157–1162.

[50] Im JP, Kim SG, Kang HW, et al: Clinical out–comes and patency of self–expanding metal stents in patients with malignant colorectal obstruction: a prospective single center study. Int J Colorectal Dis 2008; 23: 789–794.

[51] Baron TH, Wong Kee Song LM, Repici A: Role of self–expandable stent for patients with colon cancer. Gastrointest Endosc 2012; 75: 653–662.

[52] Frago R, Ramirez E, Millan M, et al: Current management of acute malignant large bowel obstruction: a systematic review. Am J Surg 2014; 207: 127–138.

[53] Gainant A: Emergency management of acute colonic cancer obstruction. J Visc Surg 2012; 149: e3–10.

[54] Ghazal AH, El–Shazly WG, Bessa SS, et al: Colonic endoluminal stenting devices and elec–tive surgery versus emergency subtotal/total colectomy in the management of malignant obstructed left colon carcinoma. J Gastrointest Srug 2013; 17: 1123–1129.

[55] Tung KL, Cheung HY, Ng LW, et al: Endo–lapraroscopic approach versus conventional open surgery in the treatment of obstructing left–sided colon cancer: long–term follow–up of a randomized trial. Asian J Endosc Surg 2013; 6: 78–81.

[56] Ho KS, Quah HM, Lim JF, et al: Endoscopic stenting and elective surgery versus emergency surgery for left–sided malignant colonic obstruction: a prosepective randomized trial. Int J Colorectal Dis 2012; 27: 355–362.

[57] Alc á ntara M, Serra–Aracil X, Falc ó J, et al: Prospective, controlled, randomized study of intraoperative colonic lavage versus stent place–ment in obstructive left–sided colonic cancer. World J Surg 2011; 35 : 1904–1910.

[58] Pirlet IA, Slim K, Kwiatkowski F, et al: Emergency preoperative stenting versus surgery for acute left–sided malignant colonic obstruc–tion: a multicenter randomized controlled trial. Surg Endosc 2011; 25 : 1814–1821.

[59] van Hooft JE, Bemelman WA, Oldenburg B, et al: Colonic stenting versus emergency surgery for acute left–sided malignant colonic obstruc–tion: a malticentre randomized trial. Lancet Oncol 2011; 12: 344–352.

[60] Cheung HY, Chung CC, Tsang WW, et al: Endolaparoscopic approach vs conventional open surgery in the treatment of obstructing left–sided colon cancer. Arch Surg 2009; 144 : 1127–1132.

[61] Jullumstrø E, Wibe A, Lydersen S, et al: Colon cancer incidence, presentation, treatment and outcomes over 25 years. Colorectal Dis 2011; 13: 512–518.

[62] Tekkis PP, Kinsman R, Thompson MR, et al: The association of coloproctology of Great Britain and Ireland study of large bowel obstruction caused by colorectal cancer. Ann Surg 2004; 240: 76–81.

[63] Tan KK, Sim R: Surgery for obstructed colorec–tal malignancy in an Asian population: predictors of morbidity and comparison between left–and right–sided cancers. J Gastrointest Surg 2010; 14: 295–302.

[64] Iversen LH: Aspects of survival from colorectal cancer in Denmark. Dan Med J 2012; 59: B4428.

[65] Symeonidis D, Christodoulidis G, Koukoulis G, et al: Colorectal cancer surgery in the elderly: limitations and drawbacks. Tech Coloproctol 2011; 15 suppl 1: S47–50.

[66] Guo MG, Feng Y, Zheng Q, et al: Comparison of self–expanding metal stents and urgent surgery for left–sided malignant colonic obstruction in elderly patients. Dig Dis Sci 2011; 56: 2706–2710.

[67] Lee GJ, Kim HJ, Baek JH, et al: Comparison of short–term outcomes after elective surgery fol–lowing endoscopic stent insertion and

emergency surgery for obstructive colorectal cancer. Int J Surg 2013; 11: 442–446.

[68] De Ceglie A, Filiberti R, Baron TH, et al: A meta–analysis of endoscopic stenting as bridge to surgery versus emergency surgery for left–sided colorectal cancer obstruction. Crit Rev Oncol Hematol 2013; 88: 387–403.

[69] Sabbagh C, Browet F, Diouf M, et al: Is stenting as "a bridge to surgery" an oncologically safe strategy for the management of acute, left–sided, malignant, colonic obstruction? Ann Surg 2013; 258: 107–115.

[70] Gorissen KJ, Tuynman JB, Fryer E, et al: Local recurrence after stenting for obstructing left–sieded colonic cancer. Br J Surg 2013; 100: 1805–1809.

[71] Lee JH, Yoon JY, Park SJ, et al: The learning curve for colorectal stent insertion for the treatment of malignant colorectal obstruction. Gut Liver 2012; 6: 328–333.

[72] Williams D, Law R, Pullyblank AM: Colorectal stenting in malignant large bowel obstruction: the learning curve. Int J Surg Oncol 2011; 2011: 917848.

[73] van Hooft JE, Fockens P, Marinelli AW, et al: Early closure of a multicenter randomized clinical trial of endoscopic stenting versus surgery for stege Ⅳ left–sided colorectal cancer. Endoscopy 2008; 40: 184–191.

[74] Fiori E, Lamazza A, De Cesare A, et al: Palliative management of malignant rectosigmoidal obstruction. Colostomy vs. endoscopic stenting. A randomized prospective trial. Anticancer Res 2004; 24: 265–268.

[75] Fiori E, Lamazza A, Schillaci A, et al: Palliative management for patients with subacute obstruction and stage Ⅳ unresectable rectosigmoid cancer: colostomy versus endoscopic stenting: final results of a prospective randomized trial. Am J Surg 2012; 204: 321–326.

[76] Xinopoulos D, Dimitroulopoulos D, Theodosopoulos T, et al: Stenting or stoma creation for patients with inoperable malignant colonic obstructions? Surg Endosc 2004; 18: 421–426.

[77] Liang TW, Sun Y, Wei YC, et al: Palliative treatment of malignant colorectal obstruction caused by advanced malignancy: a self–expanding metallic stent or surgery? A system review and meta–analysis. Surg Today 2014; 44: 22–33.

[78] Zhao XD, Cai BB, Cao RS, et al: Palliative treatment for incurable malignant colorectal obstruction: a meta–analysis. World J Gastroenterol 2013; 19: 5565–5574.

[79] van Halsema EE, van Hooft JE, Small AJ, et al: Perforation in colorectal stenting: a meta–analysis and a search for risk factors. Gastrointest Endosc 2014; 79: 970–982.

[80] Meisner S, Gonzá lez–Huix F, Vandervoort JG, et al: Self–expanding metal stenting for palliation of patients with malignant colonic obstruction: effectiveness and efficacy on 255 patients with 12 month's follow–up. Gastroenterol Res Pract 2012: 296347.

[81] Park JK, Lee MS, Ko BM, et al: Outcome of palliative self–expanding metal stent placement in malignant colorectal obstruction according to stent type and manufacturer. Surg Endosc 2011; 25: 1293–1299.

[82] Gianotti L, Tamini N, Nespoli L, et al: A prospective evaluation of short–term and long–term results from colonic stenting for palliation or as a bridge to elective operation versus immediate surgery for large–bowel obstruction. Surg Endosc 2013; 27: 832–842.

[83] Di Mitri R, Mocciaro F, Traina M, et al: Self–expandable metal stents for malignant colonic obstruction: data from a retrospective regional SIED–AIGO study. Dig Liver Dis 2014; 46: 279–282.

[84] Young CJ, Suen MK, Young J, et al: Stenting large bowel obstruction avoids a stoma: consecutive series of 100 patients. Colorectal Dis 2011; 13: 1138–1141.

[85] Currie A, Christmas C, Aldean H, et al: Systematic review of self–expanding stents in the management of benign colorectal obstruction. Colorectal Dis 2014; 16: 239–245.

[86] Brouwer R, MacDonald A, Matthews R, et al: Brush cytology for the diagnosis of colorectal cancer. Dis Colon Rectum 2009; 52: 598–601.

[87] Geramizadeh B, Hooshmand F, Kumar PV: Brush cytology of colorectal malignancies. Aca Cytol 2003; 47: 431–444.

[88] Farouk R, Edwards J, Thorne M, et al: Brush cytology for the diagnosis of rectal carcinoma. Br J Surg 1996; 83: 1456–1458.

第 5 章　肠梗阻的病因

在这里笔者介绍导致 SBO、LBO 的其他病因。考虑导致肠梗阻的原因时，从内源性、外源性、腔内梗阻 3 个方面考虑，更容易理解，故在本章也沿着这个思维论述（表 5-1）。

表 5-1　导致肠梗阻的原因

病变	病因	原因以及危险因素
外源性	粘连	既往手术史、憩室炎、Crohn 病、脑室腹腔分流、腹膜炎（例如结核性腹膜炎）
	疝（先天性、后天性）	腹壁疝、腹股沟疝、股疝、膈肌疝
	肠扭转	慢性便秘、先天性异常肠系膜粘连
	腹腔内脓肿	憩室炎、阑尾炎、Crohn 病
	腹膜种植	卵巢癌、结肠癌、胃癌
	子宫内膜异位症	
	硬化性肠系膜炎	既往手术史、腹部外伤、自身免疫性疾病、恶性疾病
	NET	
	硬纤维瘤 / 其他软组织肉瘤（罕见）	
	SMA 综合征	体重骤降
内源性	先天异常，闭锁症，肠重复畸形	
	大肠新生物 腺癌	遗传性结直肠癌综合征（HNPCC、FAP），IBD，肠管放射线照射等
	硬纤维瘤	
	类癌	
	NET	
	淋巴瘤	

病变	病因	原因以及危险因素
内源性	小肠新生物 腺癌	遗传性结直肠癌综合征（HNPCC、FAP、Peutz-Jeghers、MYH-Associated Polyposis、Attenuated FAP）
	平滑肌肉瘤 神经节旁瘤 神经鞘瘤 转移性疾病	黑色素瘤、乳腺癌、子宫颈癌、结肠癌
	GIST NET 淋巴瘤 良性疾病	慢性炎症 Peutz-Jeghers 息肉、黄色素瘤、平滑肌瘤
	吻合口狭窄	既往肠管手术史
	炎症性狭窄	Crohn 病、憩室病、NSAIDs 肠炎
	缺血性狭窄	末梢动脉疾病、大动脉手术、结肠切除
	放射性肠炎 / 狭窄	腹部或骨盆腔的放疗史
正常管腔的腔内梗阻	肠套叠症	小肠肿瘤
	胆石症	胆囊炎
	粪便或胎便	囊肿性纤维症、重度便秘
	胃石 [植物性胃石（Pharmacobezoar）]	肠管运动异常
	壁内血肿 外伤 自然发生	钝性腹部外伤 抗凝治疗
	异物 摄入 医学器械的移位	精神异常 PEG 管，空肠管
	寄生虫	蛔虫、类圆线虫属、粪线虫

第1节　外源性肠梗阻（Extrinsic Bowel Obstruction）

一、恶性肠梗阻（转移性肿瘤）

根据最近的共识，恶性肠梗阻（Malignant Bowel Obstruction，MBO）需要满足以下标准。即：有临床上肠梗阻症状（病史、体检、影像学检查）；有无法根治的腹腔内恶性肿瘤，或虽然是非腹腔内原发癌，但明确是腹腔内疾病，导致位于 Treitz 韧带以远的肠梗阻。

对于终末期患者的治疗

有时由于肿瘤转移而造成内源性或外源性压迫导致 SBO 或 LBO。具有腹膜种植性质的肿瘤有结肠、卵巢、胰腺以及胃的肿瘤，并且这些肿瘤本身也可以成为导致 SBO 或 LBO 的原因。由于肿瘤浸润肠系膜、神经（腹腔神经丛）或肠管壁，使得肠管失去其运动功能，继而会引起假性肠梗阻，这些表现在急性结肠假性梗阻（Ogilvie 综合征）中较典型。关于此综合征在第 5 章第 3 节中详述。

大肠癌患者中 MBO 所占比例为 10% ～ 28.4%，在女性卵巢癌中占 5.5% ～ 42%。多发性小肠浆膜转移灶在肠管周围集结后形成软组织团块。因肠腔外侧的压迫或浆膜结节使得小肠肠袢固化而发生梗阻。血行播散到小肠壁的肿瘤有黑色素瘤、肺癌、乳腺癌、子宫颈癌、肉瘤以及结肠癌，并且这些肿瘤转移引起肠腔的梗阻。一般来说，转移导致的 SBO 往往多数经历不完全梗阻。偶尔，转移性肿瘤结节引起小肠扭转导致急性梗阻。

大部分具有腹腔内或骨盆腔内进展期肿瘤的 SBO 的患者无法予以手术治疗，并且一般来说患者的生存期较短。但有报道称，已知肿瘤复发的患者，大约 1/3 的 SBO 与良性粘连有关，与肿瘤没有直接关联。腹部 CT 检查或 PET 检查可能能够明确与长期预后有关的所有疾病情况，但一般来说，不能鉴别恶性 SBO 和良性粘连。肿瘤占 SBO 原因的第二位，占所有 SBO 病例的 20% 左右，主要是转移性肿瘤。胰腺癌、卵巢癌，以及淋巴瘤等非结肠肿瘤占导致大肠梗阻原因的大约 10%。

外科医师认为手术不能缓解转移性癌所导致的梗阻，不太愿意给具有腹腔内恶性疾病手术史的患者做手术。确实对于恶性梗阻的非手术治疗失败率、死亡率均很高，对被认为不能缓解梗阻的患者实施姑息性外科手术的结果多数也都是预后不佳，但是也有少数病例可以得到缓解。

在过去，没有急诊外科探查适应证的 SBO 患者，通常观察 12～24h。之后仍然没有恢复，则需要进行外科探查。但是如连续临床观察后没有复杂梗阻的表现，则需要更长的病情观察时间。

选择恰当的患者进行保守治疗，通常在 2～5 天能恢复。但是，对于最终需要进行手术的患者来说，延误 1 天以上可能成为肠管切除的危险因素。考虑到延误手术，多数医师对于已知的恶性疾病患者（切除后、非切除、转移等患者）推荐早期进行手术，此时医师慎重考虑疾病的进展及位置，最终需因不同情况做不同处理。

MBO 的原则

人们对于 MBO 尚未达成战略上的共识，也没有比较姑息性外科治疗和内科治疗的有效证据。也没有有效证据说明，MBO 的治疗可从改善生活质量（QOL）并延长预后。对于是否施行外科治疗，更应当慎重考虑手术带来的风险和获益，包括对于生命的期待和治疗目标的评估（图 5-1-1），即医师也需要从人文社会的角度考虑。对于外科医师来说，也应该考虑到各种其他治疗决策（Decision Making）方法。对于没有急诊外科手术适应证（例如穿孔、肠缺血）的患者，推荐尝试保守治疗。

对于保守治疗无效的患者，且在不得不需要进行外科治疗的情况下，还是必须施行外科手术。此时，该外科手术因是多病灶的手术，故既可对有明确诊断的患者实施，还可对从恶性诊断到梗阻进展较长时间的患者施行。这些患者的病症与其说是由肿瘤的复发引起的，还不如说是由粘连引起的可能性高。外科手术后肿瘤复发发生的梗阻，较少为与粘连有关的梗阻，粘连是在外科手术后早期发生较多见（21 个月 & 61 个月）。不完全梗阻并且确认恶性肿瘤复发的患者，或恶性疾病外科手术后短期内发生梗阻的患者，应与恶性疾病终末期患者进行同样的管理，长期的内科治疗（输液、控制恶心、胃肠减压）可能代替外科手术。

不考虑以经口进食作为治疗核心而立即采用胃造口、肠造口等既可维持营养又可适当减压的措施，有点儿为时过早。重要的是，考虑如何能安全经口进食的手术方法。所以对于恶性肠梗阻应多方考量（图 5-1-1）。

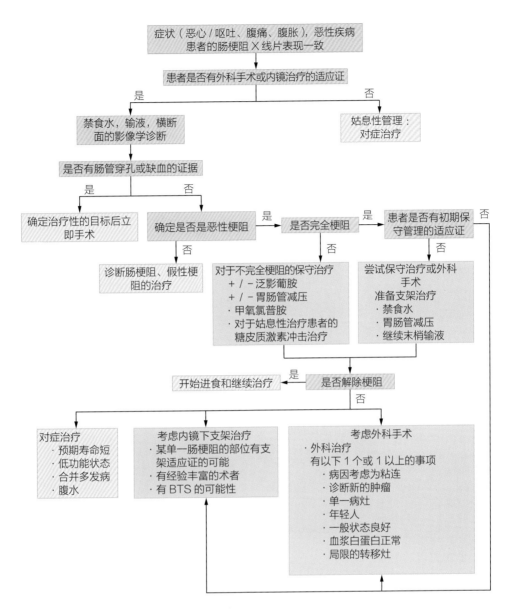

图 5-1-1　**治疗选择的流程图**

恶性肠梗阻的治疗选择方面，可以考虑内科治疗、外科治疗，以及支架治疗，需要根据患者的状态来考虑。

治疗

治疗可以分为内科治疗、外科治疗，以及留置支架治疗。针对拒绝或不要求进行外科治疗的恶性肠梗阻患者，需要缓解这些患者的腹部症状时，其有效办法有内科治疗（使用阿片类药物、糖皮质激素、奥曲肽）和支架治疗。

1 内科治疗

对于无法进行手术的肠梗阻患者、不能进行姑息性外科治疗的患者，初期的内科管理是适当输液，控制恶心和呕吐，疼痛管理，以及减少腹胀。

利用鼻胃管的初期胃肠减压可去除分泌物，从而减轻恶心和呕吐症状，但只是暂时性的（5~7天）。长期的胃肠道减压可以留置胃造瘘管［开腹手术，经皮胃造瘘术（Percutaneous Endoscopy Gastrostomy，PEG）］。但是胃造瘘管只能部分缓解症状，这些胃造瘘管的长期留置可能给患者或家属带来不适或烦恼。

一般来说，不推荐对终末期状态差的进展期癌的患者进行营养辅助治疗。

适当地应用减少肿瘤周围水肿的糖皮质激素，减少肠管运动的抗乙酰胆碱药，或减少肠管内分泌的奥曲肽（生长抑素）等。这些药物可以缓解疼痛、腹部胀满、呕吐，对恶性肠梗阻的治疗有效。

2 姑息性手术

姑息性手术对于某些患者可能有优势，但手术死亡率高，患者在预期生存期间内的住院时间延长。包括17个观察性研究的系统性回顾研究表明，外科手术能缓解32%～100%患者的梗阻症状，让45%～75%的患者重新开始进食，34%～87%的患者可以出院，死亡率是6%～32%，超过44%以上的患者发生重症并发症，如再梗阻、再手术，以及再住院。这些研究的中位生存期是26～173天，与外科手术有关的住院时间占患者剩余寿命的11%～61%。其他研究中，与外科手术的不良结果有关的因素包括腹膜播散和多发性梗阻、大量腹水、低蛋白血症和白细胞增多症。

如果治疗目标无变化且情况允许，进行肠切除或旁路术（肠管肠管吻合、小肠结肠吻合、结肠结肠吻合），直接旷置肿瘤梗阻区。

如不能选择肠切除术或旁路术，也可以根据梗阻的位置而选择结肠造瘘术、回肠造瘘术以及空肠造瘘术。但是空肠造瘘术可能造成液体和电解质丢失。

3 留置支架

自膨胀式金属支架（Self-Expandable Metal Stents，SEMS）的留置可以作为代替恶性结肠外源性梗阻的姑息性外科操作之一。

在结肠支架病例中，腔外恶性疾病导致的大肠梗阻被当作不同的研究组。其技术和临床的成功率分别为 67% ～96% 和 20% ～96%，其治疗率比结肠癌的暂时性支架要低一些。

有一个回顾性研究报道，比起结肠癌留置支架，腔外恶性疾病的支架留置的并发症发生率会增加，但这个报道不具有多变量分析的统计学意义。此外，至少有一个研究报道，由于进展期胃癌而引起外源性结肠梗阻的患者，留置结肠支架的治疗效果劣于急诊手术。在该研究中，对于急性梗阻的 111 例患者实施支架留置。实施急诊手术治疗的 69 位患者和接受支架治疗的患者相比，技术上的成功率（94% & 74%）、临床上的成功率（74% & 54%）以及梗阻的通畅率（183 天 & 117 天）方面，手术治疗效果均优于支架留置组。虽然在早期或晚期并发症的发生率或技术相关的死亡率上没有差异，但是急性并发症的发生率在外科手术中较高（19% & 4%）。

在大规模的病例报告中，没有把腔外压迫导致的梗阻当成是并发症的危险因素。一般来说，对预期寿命相对较短的那些患者（生存期中位数 30～141 天）而言，为了避免进行外科手术，对于腔外恶性疾病，推荐尝试进行姑息性支架治疗。

参考文献

[1] Anthony T, Baron T, Mercadante S, et al: Report of the clinical protocol committee: development of randomized trials for malignant bowel obstruction. J Pain Symptom Manage 2007; 34: S49–S59.

[2] Mullan CP, Siewert B, Eisenberg RL: Small bowel obstruction. AJR Am J Roentgenol 2012; 198: W105–W117.

[3] Chen JH, Huang TC, Chang PY, et al: Malignant bowel obstruction: A retrospective clinical analysis. Mol Clin Oncol 2014; 2: 13–18.

[4] Ogilvie H: Large–intestine colic due to sympa–thetic deprivation. Br Med J 1948; 2: 671–673.

[5] Ripamonti C, De Conno F, Ventafridda V, et al: Management of bowel obstruction in advanced and terminal cancer patients. Ann Oncol 1993; 4: 15–21.

[6] Butler JA, Cameron BL, Morrow M, et al: Small bowel obstruction in patients with a prior history of cancer. Am J Surg 1991; 162: 624–628.

[7] Tang E, Davis J, Silberman H: Bowel obstruc–tion in cancer patients. Arch Surg 1995; 130: 832–837.

[8] Kendrick ML: Partial small bowel obstruction: clinical issues and recent technical advances. Abdom Imaging 2009; 34: 329–334.

[9] Buechter KJ, Boustany C, Caillouette R, et al: Surgical management of the acutely obstructed colon. A review of 127 cases. Am J Surg 1988; 156: 163.

[10] Izuishi K, Sano T, Okamoto Y, et al: Large–bowel obstruction caused by pancreatic tail cancer. Endoscopy 2012; 44: E368–E369.

[11] Griffin R, Villas B, Davis C, et al: Carcinoma of the tail of the pancreas presenting as acute abdomen. JOP 2012; 13: 58–60.

[12] Ullery BW, Wachtel H, Raper SE: Sister Mary Joseph's nodule presenting as large bowel obstruction: a case report and brief review of the literature. J Gastrointest Surg 2013; 17: 1832–1835.

[13] Paul Olson TJ, Pinkerton C, Brasel KJ, et al: Palliative surgery for malignant bowel obstruc–tion from carcinomatosis: a systematic review. JAMA Surg 2014; 149: 383–392.

[14] Richards WO, Williams LF Jr.: Obstruction of the large and small intestine. Surg Clin North Am 1988; 68: 355–376.

[15] Gallick HL, Weaver DW, Sachs RJ, et al: Intestinal obstruction in cancer patients. An assessment of risk factors and outcome. Am Surg 1986; 52: 434–437.

[16] Watkin DFL: The challenge of intestinal obstruction. Pioneers in surgical gastroenterolo–

gy (Gillison W, Buchwald H, eds). tfm, Shrewsbury, 2007, p155–178.

[17] Maglinte DD, Balthazar EJ, Kelvin FM, et al: The role of radiology in the diagnosis of small-bowel obstruction. AJR Am J Roent 1997; 168: 1171–1180.

[18] Assalia A, Schein M, Kopelman D, et al: Therapeutic effect of oral Gastrografin in adhesive, partial small-bowel obstruction: A prospective randomized trial. Surgery 1994; 115: 433–437.

[19] Keenan JE, Turley RS, McCoy CC, et al: Trials of nonoperative management exceeding 3 days are associated with increased morbidity in patients undergoing surgery for uncomplicated adhesive small bowel obstruction. J Trauma Acute Care Surg 2014; 76: 1367–1372.

[20] Dalal KM, Gollub MJ, Miner TJ, et al: Management of patients with malignant bowel obstruction and stage IV colorectal cancer. J Palliat Med 2011; 14: 822–828.

[21] Henry JC, Pouly S, Sullivan R, et al: A scoring system for the prognosis and treatment of malignant bowel obstruction. Surgery 2012; 152: 747–757.

[22] Halabi WJ, Jafari MD, Kang CY, et al: Colonic volvulus in the United States: trends, outcomes, and predictors of mortality. Ann Surg 2014; 259: 293–301.

[23] Sule AZ, Ajibade A: Adult large bowel obstruction: a review of clinical experience. Ann Afr Med 2011; 10: 45–50.

[24] Pramateftakis MG, Psomas S, Kanellos D, et al: Large bowel obstruction due to endometriosis. Tech Coloproctol 2010; 14 Suppl 1: S87–S89.

[25] Kim JY, Kim SG, Im JP, et al: Comparison of treatment outcomes of endoscopic stenting for colonic and extracolonic malignant obstruction. Surg Endosc 2013; 27: 272–277.

[26] Kim BK, Hong SP, Heo HM, et al: Endoscopic stenting is not as effective for palliation of colorectal obstruction in patients with advanced gastric cancer as emergency surgery. Gastrointest Endosc 2012; 75: 294–301.

[27] Kim JH, Song HY, Park JH, et al: Metallic stent placement in the palliative treatment of malignant colonic obstructions: primary colonic versus extracolonic malignancies. J Vasc Interv Radiol 2011; 22: 1727–1732.

[28] Trompetas V, Saunders M, Gossage J, et al: Shortcomings in colonic stenting to palliate large bowel obstruction from extracolonic malignancies. Int J Colorectal Dis 2010; 25: 851–854.

[29] Keswani RN, Azar RR, Edmundowicz SA, et al: Stenting for malignant colonic obstruction: a comparison of efficacy and complications in colonic versus extracolonic malignancy. Gastrointest Endosc 2009; 69: 675–680.

[30] Shin SJ, Kim TI, Kim BC, et al: Clinical application of self-expandable metallic stent for treatment of colorectal obstruction caused by extrinsic invasive tumors. Dis Colon Rectum 2008; 51: 578–583.

[31] Moon SJ, Kim SW, Lee BI, et al: Palliative stent for malignant colonic obstruction by extracolonic malignancy: a comparison with colorectal cancer. Dig Dis Sci 2014; 59: 1891–1897.

[32] Yoon JY, Jung YS, Hong SP, et al: Clinical outcomes and risk factors for technical and clinical failures of self-expandable metal stent insertion for malignant colorectal obstruction. Gastrointest Endosc 2011; 74: 858–868.

[33] Manes G, de Bellis M, Fuccio L, et al: Endoscopic palliation in patients with incurable malignant colorectal obstruction by means of self-expanding metal stent: analysis of results and predictors of outcomes in a large multicenter series. Arch Surg 2011; 146: 1157–1162.

[34] Keränen I, Lepistö A, Udd M, et al: Stenting for malignant colorectal obstruction: a single-center experience with 101 patients. Surg Endosc 2012; 26: 423–430.

[35] Small AJ, Coelho-Prabhu N, Baron TH: Endoscopic placement of self-expandable metal stents for malignant colonic obstruction: long-term outcomes and complication factors. Gastrointest Endosc 2010; 71: 560–572.

附　对于无法切除的恶性十二指肠梗阻的治疗

除了胃癌以外，胰腺癌也可导致恶性十二指肠梗阻。另外，在十二指肠水平，除了胰腺癌引起的梗阻以外，还包括胆管癌和转移性疾病造成的梗阻。

十二指肠梗阻会引起包括恶心、难治性呕吐、食管炎、电解质平衡紊乱、营养不良，以及重度脱水在内的严重疾病。多数情况下难以确定治疗方案。

手术、支架的适应证

留置十二指肠支架用于无法切除的恶性肿瘤，或者复发性恶性肿瘤梗阻症状的治疗。对于预期生命较短（2~6个月）的患者考虑进行支架留置。

纳入 105 例具有恶性十二指肠梗阻患者的研究显示，体能评分为 0~2 分的患者，60% 生存到 3 个月，评分为 3 分或 4 分的患者只有 26% 生存到 3 个月。由此可见，对于评分为 0~2 分的预期寿命较长的患者实施胃空肠吻合的姑息性外科治疗，比起支架留置更能提供有效的治疗。

治疗前准备

实施手术疗法或支架留置前，常需考虑胆道的状态。因为一般来说，比起幽门梗阻，胆道的梗阻更早出现。有急性胆道梗阻的情况下，胆道支架应该在放置十二指肠支架之前留置。若十二指肠支架留置后发生胆道梗阻，可以实施经皮经肝胆管引流术。

姑息性手术

关于姑息性手术，应根据胃十二指肠梗阻病变的位置确定手术操作。

对于 Vater 乳头近端的胃十二指肠梗阻，常常选择胃分割后胃空肠吻合术（Stomach-Partitioning Gastrojejunostomy）的术式（图 5-1-2）。

但是对于 Vater 乳头远端的十二指肠梗阻，需和治疗肠系膜上动脉综合

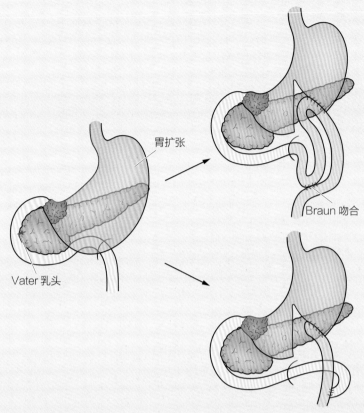

图 5-1-2 胃分割后胃空肠吻合术（Stomach-Partitioning Gastrojejunostomy）

针对 Vater 乳头近端的胃十二指肠梗阻，常常选择胃分割后胃空肠吻合术（Stomach-Partitioning Gastrojejunostomy）。

征一样。即：单纯胃空肠吻合，胰液、胆汁会反流到胃端，十二指肠本身会成为盲袢，故多数情况下可能需要再次手术。即使不至于再做手术，实施胃空肠吻合患者的胃也可因反流的消化液和胃液而扩张，导致出现不能进食的状态。故，通过将从十二指肠反流的消化液与食物通路分离开，可以抑制反流引起的症状，即施行伴有胃离断的 Un-cut Roux-en-Y 吻合的胃空肠吻合术（图 5-1-3）。

留置支架

留置支架的目的是：①减轻梗阻症状；②使患者开始正常饮食；③提高患者的生活质量。

对比接受十二指肠留置支架的 1046 例患者以及胃空肠吻合术的 297 例

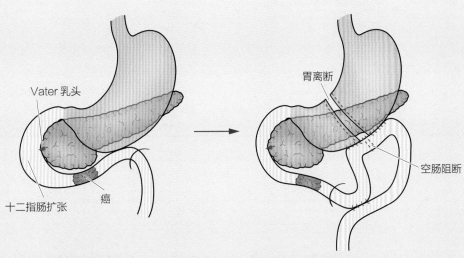

图 5-1-3　**伴有胃离断的 Un-cut Roux-en-Y 吻合的胃空肠吻合术**
对于 Vater 乳头远端的十二指肠梗阻，需要和肠系膜上动脉综合征的治疗一样。即：单纯胃空肠吻合，胰液、胆汁反流到胃侧，且十二指肠本身会成为盲袢，故多数情况下可能需要再次手术。此时建议进行十二指肠液和食物通道分流的术式。

患者的研究中，44 个系统评估结果显示技术上的成功率（96% & 100%）、早期并发症发生率（7% & 6%）、晚期主要并发症发生率（18% & 7%）、症状持续存在的概率（8% & 9%）方面，这两组之间无明显的统计学差异。初期的临床成功率是 89% & 72%，即支架的成功率较高。但是在留置支架组中梗阻复发较多见（18% & 1%）。留置支架组平均生存期是 105 天，胃空肠吻合术组是 164 天。

虽然初期治疗成功，但有 15% ~ 40% 接受留置支架治疗的患者因复发症状或胆道梗阻需要再次治疗，此概率高于接受胃空肠吻合术的患者。此外，有些患者虽然留置支架成功，但之后病情并没有得到改善，原因可能为存在更远端的恶性梗阻病变、伴有影响肠管的癌性腹膜炎，以及癌浸润至神经系统而引起的功能性梗阻。

参考文献 ●●

[1] Jeurnink SM, Steyerberg EW, van Hooft JE, et al: Surgical gastrojejunostomy or endoscopic stent placement for the palliation of malignant gastric outlet obstruction (SUSTENT study) : a multicenter randomized trial. Gastrointest

Endosc 2010; 71: 490–499.

[2] van Heek NT, van Geenen RC, Busch OR, et al: Palliative treatment in "peri" -pancreatic carci-noma: stenting or surgical therapy? Acta Gastroenterol Belg 2002; 65: 171–175.

[3] van Hooft JE, Dijkgraaf MG, Timmer R, et al: Independent predictors of survival in patients with incurable malignant gastric outlet obstruction: a multicenter prospective observational study. Scand J Gastroenterol 2010; 45: 1217–1222.

[4] Adler DG, Baron TH: Endoscopic palliation of malignant gastric outlet obstruction using self-expanding metal stents: experience in 36 patients. Am J Gastroenterol 2002; 97: 72–78.

[5] Mutignani M, Tringali A, Shah SG, et al: Combined endoscopic stent insertion in malignant biliary and duodenal obstruction. Endoscopy 2007; 39: 440–447.

[6] Baron TH: Management of simultaneous biliary and duodenal obstruction: the endoscopic perspective. Gut Liver 2010; 4 Suppl 1: S50–56.

[7] Baron TH: Expandable metal stents for the treatment of cancerous obstruction of the gastrointestinal tract. N Engl J Med 2001; 344: 1681–1687.

[8] Kaminishi M, Yamaguchi H, Shimizu N, et al: Stomach-partitioning gastrojejunostomy for unresectable gastric carcionoma. Arch Surg 1997; 132: 184–187.

[9] Kubota K, Kuroda J, Origuchi N, et al: Stomach-partitioning gastrojejunostomy for gastroduodenal outlet obstruction. Arch Surg 2007; 142: 607–611.

[10] Jeurnink SM, van Eijck CH, Steyerberg EW, et al: Stent versus gastrojejunostomy for the palliation of gastric outlet obstruction: a systematic review. BMC Gastroenterol 2007; 7: 18.

[11] No JH, Kim SW, Lim CH, et al: Long-term outcome of palliative therapy for gastric outlet obstruction caused by unresectable gastric cancer in patients with good performance status: endoscopic stenting versus surgery. Gastrointest Endosc 2013; 78: 55–62.

[12] Roy A, Kim M, Christein J, et al: Stenting versus gastrojejunostomy for management of malignant gastric outlet obstruction: comparison of clinical outcomes and costs. Surg Endosc 2012; 26: 3114–3119.

[13] Jeurnink SM, Steyerberg EW, Hof Gv, et al: Gastrojejunostomy versus stent placement in patients with malignant gastric outlet obstruction: a comparison in 95 patients. J Surg Oncol 2007; 96: 389–396.

二、肠扭转

肠扭转是肠管围绕一个固定点旋转，常导致急性机械性肠梗阻。扭转可发生于大肠（乙状结肠、盲肠、横结肠、结肠脾曲）、胃、胆囊以及小肠。小肠扭转在成人中少见，一般来说，先天性肠管扭曲（Primary Small Bowel Volvulus）是其致病原因。另外也有报道提示，成人也可发生与既往腹部手术史有关的小肠扭转。

小肠扭转

小肠扭转可分为原发性小肠扭转和继发性小肠扭转。原发性小肠扭转是指虽然没有基础疾病或解剖学异常，却发生了扭转。继发性小肠扭转是指新生儿时期肠旋转异常或肠系膜固定异常等先天性疾病，或肿瘤，或粘连等后天性原因导致的扭转。

原发性小肠扭转根据人种或地区的不同，其发生率有差异，非洲和中东地区多见。非洲和中东地区有较多的伊斯兰教教徒，在斋月期间的发生率会增加，在短时间内大量进食的饮食习惯与该病的发生有关。对于原发性小肠扭转的诊断，腹部 CT 有帮助，其特征性表现是漩涡征（Whirl Like Pattern）。一般诊断后即需早期手术。近年有些报道称，腹腔镜手术对小肠扭转治疗有效。根据报道，死亡率依据是否有肠管坏死而不同，不伴坏死的病例死亡率为 3% ～ 13%，伴坏死的病例死亡率可达 20% ～ 47%。

结肠扭转

95% 以上结肠扭转发生于乙状结肠和盲肠，其余在横结肠或结肠脾曲。

结肠扭转在历史上多见于印度、非洲以及中东国家，在美国、澳大利亚、新西兰以及西欧等国家和地区较少发生。在发展中国家，肠梗阻的最常见的良性原因是肠扭转（13% ～ 42%），其中最常见的病因是乙状结肠扭转。但是根据最近的研究报道，盲肠扭转和乙状结肠扭转的发生率相同。

乙状结肠扭转的男女比例为 2：1，盲肠扭转是女性多于男性，即 3：1。

出现临床症状的时间一般从数小时到数天不等，盲肠扭转常为急性发病，而乙状结肠扭转一般是迟发性的。乙状结肠扭转大部分表现为肠胀气（71%），盲肠扭转大部分表现为腹痛（89%）。乙状结肠扭转患者出现症状的平均时间是 39h。

腹部平片和腹部 CT 检查用于鉴别乙状结肠与盲肠扭转。因两者的初期治疗不同，因此鉴别非常重要。根据腹部平片或腹部 CT 检查中显示的扩张盲肠或乙状结肠等典型表现可以鉴别 SBO 和肠扭转，以此指导治疗。但是，根据 Swenson 等报道，CT 检查的盲肠扭转和乙状结肠扭转的诊断率分别为 71% 和 89%。治疗方式也不一样，一般来说，盲肠扭转需要进行外科手术，乙状结肠扭转需要进行内镜下减压和扭转复位术。当然有一部分乙状结肠扭转患者也需要进行手术治疗。

参考文献

[1] Peterson CM, Anderson JS, Hara AK, et al: Volvulus of the gastrointestinal tract: appearances at multimodality imaging. Radiographics 2009; 29: 1281–1293.

[2] Leong C: Ileal volvulus and its association with carcinoid tumours. Australas Med J 2012; 5: 326–328.

[3] Patel PH, Slesser AA, Khalil A, et al: A rare case of small bowel volvulus after jenjunoileal bariatric bypass requiring emergency surgery: a case report. J Med Case Rep 2012; 6: 78.

[4] Taylor JA, Ryckman FC: Management of small bowel volvulus around feeding Roux-en-Y limbs. Pediatr Surg Int 2010; 26: 439–442.

[5] Ruiz-Tovar J, Morales V, Sanjuanbenito A, et al: Volvulus of the small bowel in adults. Am Surg 2009; 75: 1179–1182.

[6] Frazee RC, Mucha P Jr, Farnell MB, et al: Volvulus of the small intestine. Ann Surg 1988; 208: 565–568.

[7] Roggo A, Ottinger LW: Acute small bowel volvulus in adults. A sporadic form of strangulating intestinal obstruction. Ann Surg 1992; 216: 135–141.

[8] Duke JH Jr, Yar MS: Primary small bowel volvulus: cause and management. Arch Surg 1977; 112: 685–688.

[9] Fisher JK: Computed tomographic diagnosis of volvulus in intestinal malrotation. Radiology 1981; 140: 145–146.

[10] Bailey IS, Rhodes M, O'Rourke N, et al: Laparoscopic management of acute small bowel obstruction. Br J Surg 1998; 85: 84–87.

[11] Welch GH, Anderson JR: Volvulus of the small intestine in adults. World J Surg 1986; 10: 496–500.

[12] Ballantyne GH, Brandner MD, Beart RW Jr, et al: Volvulus of the colon. Incidence and mortality. Ann Surg 1985; 202: 83–92.

[13] Grossmann EM, Longo WE, Stratton MD, et al: Sigmoid volvulus in Department of Veterans Affairs Medical Centers. Dis Colon Rectum 2000; 43: 414–418.

[14] Ballantyne GH: Review of sigmoid volvulus. Clinical patterns and pathogenesis. Dis Colon Rectum 1982; 25: 823–830.

[15] Hiltunen KM, Syrjä H, Matikainen M: Colonic volvulus. Diagnosis and results of treatment in 82 patients. Eur J Surg 1992; 158: 607–611.

[16] Raveenthiran V, Madiba TE, Atamanalp SS, et al: Volvulus of the sigmoid colon. Colorectal Dis 2010; 12: e1–17.

[17] Gingold D, Murrell Z: Management of colonic volvulus. Clin Colon Rectal Surg 2012; 25: 236–244.

[18] Swenson BR, Kwaan MR, Burkart NE, et al: Colonic volvulus: presentation and management in metropolitan Minnesota, United States. Dis Colon Rectum 2012; 55: 444–449.

[19] Yassaie O, Thompson-Fawcett M, Rossaak J: Management of sigmoid volvulus: is early surgery justifiable? ANZ J Surg 2013; 83: 74–78.

[20] Halabi WJ, Jafari MD, Kang CY, et al: Colonic volvulus in the United States: trends, outcomes, and predictors of mortality. Ann Surg 2014; 259: 293–301.

[21] Sule AZ, Ajibade A: Adult large bowel obstruction: a review of clinical experience. Ann Afr Med 2011; 10: 45–50.

[22] Bruzzi M, Lefèvre JH, Desaint B, et al: Management of acute sigmoid volvulus: short-and long-term results. Colorectal Dis 2015; 17: 922–928.

[23] Friedman JD, Odland MD, Bubrick MP: Experience with colonic volvulus. Dis Colon Rectum 1989; 32: 409–416.

[24] O'Mara CS, Wilson TH Jr, Stonesifer GL, et al: Cecal volvulus: analysis of 50 patients with long-term follow-up. Ann Surg 1979; 189: 724–731.

[25] Rabinovici R, Simansky DA, Kaplan O, et al: Cecal volvulus. Dis Colon Rectum 1990; 33: 765–769.

[26] Tejler G, Jiborn H: Volvulus of the cecum. Report of 26 cases and review of the literature. Dis Colon Rectum 1988; 31: 445–449.

[27] Lau KC, Miller BJ, Schache DJ, et al: A study of large-bowel volvulus in urban Australia. Can J Surg 2006; 49: 203–207.

[28] Ören D, Atamanalp SS, Aydinli B, et al: An algorithm for the management of sigmoid colon volvulus and the safety of primary resection: experience with 827 cases. Dis Colon Rectum 2007; 50: 489–497.

[29] Macari M, Spieler B, Babb J, et al: Can the location of the CT whirl sign assist in differentiating sigmoid from caecal volvulus? Clin Radiol 2011; 66: 112–117.

1. 乙状结肠扭转

流行病学

目前尚未明确乙状结肠扭转的发生机制。在美国，该病极少引起肠梗阻，大部分报道是低于 10%。反过来，在发展中国家，乙状结肠扭转是导致肠梗阻的主要原因。

一般来说，此病多见于平均 70 岁高龄的男性患者。这些患者常常患有潜在性的帕金森病或精神分裂症等疾病，一般在精神病院或者神经疾病等专科医院，处于衰弱状态，并且伴有便秘的病史。也有年轻患者或儿童患有本病的报道，但其病理生理尚未阐明。此外，还有 Crohn 病、妊娠和Chagas 病患者的报道。

病理

充满气体的乙状结肠袢在围绕肠系膜扭转时发生本病。扭转的角度分别超过 180° 或 360° 时便发生肠管内腔的梗阻和脉管回流的减少。

危险因素

虽然多个危险因素与此病有关，但是其基础病理生理学因素尚未被证明。

1 解剖学因素

易引起本病的解剖学特征是，结肠系膜粘连部狭小，并且乙状结肠过长。目前认为，慢性便秘对大肠的负担导致乙状结肠冗长并扩张。因此，因便秘住院的高龄患者其乙状结肠扭转的发生率较高。

2 结肠运动功能不全

结肠运动功能不全是本病的危险因素，容易诱发乙状结肠扭转。并且本病可为先天性巨结肠症儿童的首发症状，由于乙状结肠远端的无神经节肠管与能自由移动的乙状结肠系膜的因素，导致肠管容易发生扭转。

临床表现

大部分患者伴有缓慢进展的腹痛、恶心、腹胀和排气、排便减少或停止。一般来说，腹痛是持续性的，且大约 17% 的患者在最初 48h 内急剧疼痛。呕吐在疼痛发生后数日内出现。少数病例出现乙状结肠的供血不足，最终发展为肠坏死、腹膜炎、败血症。

年轻的患者可自然解除扭转，因此可发生反复发作的腹痛等，表现为不典型症状。

腹部表现是触诊时伴有压痛的腹部膨胀。另外，也有左髂窝空虚的病例。发热、心动过速、低血压、腹壁肌抵抗、腹肌紧张、反跳痛等可能在疾病的早期阶段不出现，但是如果存在这些症状的话提示穿孔或腹膜炎。

诊断

经常腹痛、腹胀、恶心、便秘，以及腹部隆起、腹胀明显的患者，应该怀疑该病。本病根据影像学表现而确定诊断。重要的是排除其他原因，得以确诊乙状结肠扭转。

1 检查评估

实施血常规、电解质、血清乳酸浓度以及尿常规分析。怀疑穿孔、弥漫性腹膜炎的患者，为了排除急性腹痛的其他原因，必须测定淀粉酶和脂肪酶等。

2 影像学检查

为了确诊本病，并排除腹痛和肠梗阻的其他原因，需要实施腹部平片和腹部 CT 检查。

腹部平片

本病腹部平片中可见从骨盆到右上腹并向膈肌延续的伴有结肠扩张的气体聚集，呈倒 U 字形膨胀的乙状结肠［有时被称为（弯曲的管道）］，也可见到被称为咖啡豆征（Coffee Bean Sign）的乙状结肠（图 5-1-4）。也有乙状结肠祥位于中央或左侧的。此外，也有患者表现为乙状结肠位于横结肠的上端。

半数患者的乙状结肠近端大肠扩张，往往在小肠和大肠存在阶梯状气液平。腹部平片中的这些表现足以作为初期诊断。腹部平片检查对于乙状结肠扭转疑诊或确诊的准确率分别为 31% 和 51%。Lau 等报道提示，腹部平片检查对于乙状结肠扭转的诊断率为 66%。但是，腹部平片检查是非特异性的，单纯依靠腹部平片时，由于其灵敏度不高，会漏诊 1/3 的肠扭转病例。

腹部 CT 检查

腹部 CT 检查可见，由结肠系膜和脉管及周围扩张的乙状结肠构成的漩涡征（Whirl Sign）（图 5-1-5），以及由输入袢和输出袢结肠构成的梗阻的肠管呈现鸟嘴状（Bird-Beak Appearance）。但是 1/4 的病例缺少典型 CT 表现。

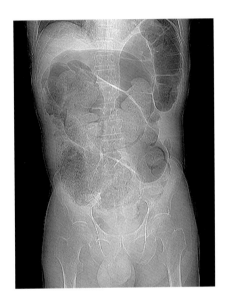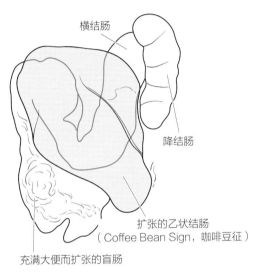

图 5-1-4　腹部平片

可见从骨盆到右上腹并向膈肌延续的伴有结肠隆起的气体聚集，呈倒 U 字形膨胀的乙状结肠 [有时被称为（弯曲的管道）]，也叫作咖啡豆征（Coffee Bean Sign）。

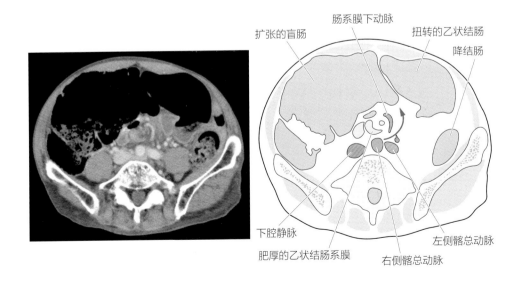

图 5-1-5　腹部 CT 检查

由结肠系膜和脉管及周围扩张的乙状结肠构成的漩涡征（Whirl Sign）（→）。

其他特征包括直肠气体的阙如、裂墙征（Split Wall Sign）（由于不完全扭转而从某一点突出的 2 个交叉的乙状结肠的移行带，引起邻近结肠系膜脂肪明显隔离乙状结肠壁）。CT 检查中若见肠管壁内气肿、门静脉气体以及不能被造影剂强化的肠管壁，则提示肠管坏死。

灌肠造影

水溶性造影剂的结肠造影检查有助于确诊乙状结肠扭转。一般不使用钡剂，因为穿孔病例可能引起化学性腹膜炎。在造影下梗阻病变部位犹如鸟嘴。根据 Swenson 等报道，对于乙状结肠扭转，造影剂灌肠检查的疑诊率和确诊率分别为 13% 和 78%。

鉴别诊断

乙状结肠扭转需与其他结肠梗阻相鉴别。乙状结肠扭转是根据临床表现和腹部影像学检查可以鉴别的。为了排除 LBO 的其他原因，同时为了确定有无结肠缺血或穿孔，必须实施腹部增强 CT 检查。类似疾病有，回肠在乙状结肠周围以顺时针方向围绕乙状结肠，导致乙状结肠扭转，称为回肠缠绕乙状结肠（Ileosigmoid Knotting）（图 5-1-6）。

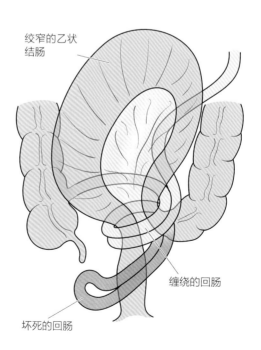

绞窄的乙状结肠

缠绕的回肠

坏死的回肠

图 5-1-6　回肠缠绕乙状结肠（Ileosigmoid Knotting）

（改编自文献 25）

回肠在乙状结肠周围以顺时针方向围绕乙状结肠，这种情况下出现乙状结肠扭转的表现，称为回肠缠绕乙状结肠。

回肠乙状结肠缠绕是一种罕见的状态，远端回肠在乙状结肠根部围绕其周围，结果出现闭袢性的结肠梗阻。这样的患者更多见于居住在亚洲、非洲以及中东地区的人。

1 肠管假性梗阻

请参照第 5 章第 3 节的内容。

2 中毒性巨结肠（Toxic Megacolon）

请参照第 5 章第 3 节的内容。

治疗

具有本病临床表现的患者需要请胃肠外科医师会诊。一般需要实施乙状结肠内镜检查，进行结肠减压。

治疗目标是解除乙状结肠扭转并防止其复发。实施乙状结肠内镜检查而解除扭转，此后再实施防止扭转复发的外科手术。对于内镜下不能成功地解除扭转，或提示有腹膜炎的体征和症状的患者，应立即实施开腹手术。

但是本病的治疗仍然有争议。其理由是因为 40% ~ 50% 乙状结肠扭转的患者不复发，所以有些专家主张对内镜下乙状结肠扭转复位失败的患者才进行外科手术。但是有些报道提示，非手术治疗的复发率非常高（31% ~ 90%），此后需要开腹手术的可能性高。

1 内镜下解除扭转

在内镜下，扭转部位表现为黏膜的漩涡状改变，一般来说在距肛缘25cm 以内范围。最低限度的充气内镜就可以进入乙状结肠内，并可以使乙状结肠直线化。气体和粪便流出来后可见扩张的近端，提示扭转得到解除。细心观察梗阻位置的近端黏膜，确认没有肠管缺血。如见到黏膜坏死征象，应立即停止操作，防止肠管穿孔。

据某些报道，对于 60% ~ 95% 的患者，内镜下可以成功解除扭转。一般情况下，扭转解除后留置减压管并维持 1 天至数天，继续予以结肠减压，必要时实施术前肠道准备。

没有缺血、坏死、穿孔的情况

本病的主要外科治疗包括一期吻合或 Hartmann 手术。最好是择期行伴有一期吻合的乙状结肠切除术。并发症发生率和死亡率是 0 ~ 12%。有些医院尝试施行不伴有减压的外科切除术，但情况允许时，尽可能施行术前减压。减压的乙状结肠容易从腹部小切口拉到腹腔外。由于以上原因，建议施行 Sharon 手术（图5-1-8）。在左下腹，与麦氏点对称部位取一个小切口，分离肌肉切口到达腹腔内。用切口保护器（Wound Retractor™）拉开创口，从该创口将减压的乙状结肠提出来。处理肠系膜后，切除并行乙状结肠功能性端端吻合。

当乙状结肠扭转患者同时需要防止巨结肠复发时，与单纯的乙状结肠切除术相比，施行结肠次全切除术为宜。

乙状结肠成形术（Sigmoidoplasty）和乙状结肠系膜成形术（Mesosigmoplasty，MSP；图5-1-9）在防止复发这方面，劣于乙状结肠切除术。根据 Bhatnagar 和 Sharma 的报道，实施扭转复位和乙状结肠后腹膜固定术（Extraperitoneal Sigmoid Colon Fixation）的 84 例患者没有复发。但是根据小规模病例报道，复发率为 29% ~ 36%。

Subrahmanyama 对 126 例患者实施 MSP，其中 2 例复发。同样 Akgun 的 15 例病例也没有复发。但是 Ören 等和 Atmanalp 等的较大样本病例报告显示，复发率为 21% 和 16%。为了尽量减少复发，需要降低乙状结肠的活动度，在施行肠系膜成形术时不只缝合一处，对于活动度仍然比较大的地方需要追加缝合。MSP 在微创手术（Minimally Invasive Surgery）下没

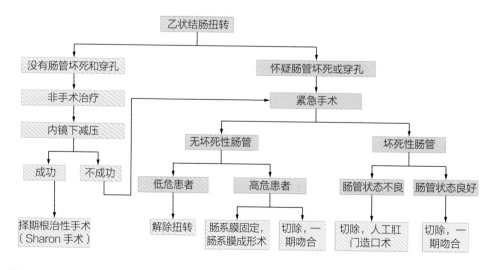

图5-1-7　乙状结肠扭转治疗的流程
首先根据有无肠管坏死、穿孔来决定下一步治疗。

有发生吻合口漏的可能性，故对于高风险性的病例可以作为一个选项，但是其长期预后的问题尚未解决。

经皮内镜下结肠瘘（Percutaneous Endoscopic Colostomy，PEC）是由 T Faeterner 等开展的，但是报道显示有明显的并发症。该手术对于反复发生的高风险患者有适应证。

有缺血、坏死、穿孔的情况时

内镜下扭转复位不成功或提示有腹膜炎的症状或体征的患者，需立即开腹手术。伴有肠管坏死的乙状结肠扭转病例，不应试图行内镜下解除扭转，而是直接手术切除坏死肠管；否则，内毒素和细菌向血液循环内释放，会引起不可逆性的败血症休克。故很多研究认为，为了避免结肠穿孔而应尽量减少操作，对于乙状结肠扭转，由于扭转根部靠近血管根部，扭转状态下难以操作。

在紧急手术时，从尽量减少手术时间的角度来说，也需尽早解除扭转，在短时间内完成手术。在这种情况下，可取小切口后术中引流扩张肠管，便可容易解除扭转。因此，我们需要记住，没有必要大切口开腹，也可快速治疗乙状结肠扭转。

预后

乙状结肠扭转伴有肠管坏死的患者，死亡率高达 11%～60%，而没

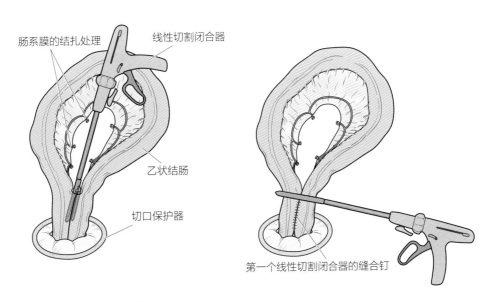

图 5-1-8　Sharon 手术
在左下腹，与麦氏点对称部位取一个小切口，钝性分离肌肉到达腹腔内。将减压的乙状结肠提出来。处理肠系膜后，以功能性端端吻合切除并吻合乙状结肠。

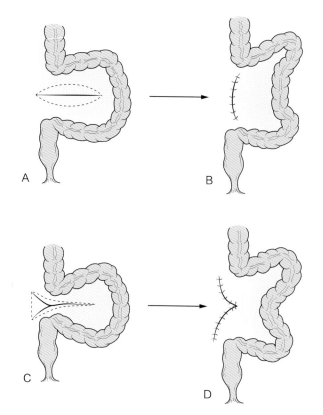

图 5-1-9 乙状结肠系膜成形术（Mesosigmoplasty）

（改编自文献 51）

作为一个微创手术，乙状结肠系膜成形术操作如下，首先在肠系膜处做一个横切口（A），然后将其切口头尾方向缝合即可完成（B）。肠系膜更为狭窄时，加一个像（C）一样的切口，肠系膜成形术即可完成（D）。

有肠管坏死的患者死亡率小于 10%。但 60% 以上的乙状结肠扭转患者会复发。复发时间从数个小时到数周不等，其幅度较大。

参考文献

[1] Ballantyne GH, Brandner MD, Beart RW Jr, et al: Volvulus of the colon. Incidence and mortality. Ann Surg 1985; 202: 83–92.

[2] Halabi WJ, Jafari MD, Kang CY, et al: Colonic volvulus in the United States: trends, outcomes, and predictors of mortality. Ann Surg 2014; 259: 293–301.

[3] Asbun HJ, Castellanos H, Balderrama B, et al: Sigmoid volvulus in the high altitude of the Andes. Review of 230 cases. Dis Colon Rectum 1992; 35: 350–353.

[4] Astini C, Falaschi CF, Mariam M, et al: The management of sigmoid volvulus: report of 39 cases. Ital J Surg Sci 1988; 18: 127–129.

[5] Gama AH, Haddad J, Simonsen O, et al: Volvulus of the sigmoid colon in Brazil: a report of 230 cases. Dis Colon Rectum 1976; 19: 314–320.

[6] Schagen van Leeuwen JH: Sigmoid volvulus in a West African population. Dis Colon Rectum 1985; 28: 712–716.

[7] Udezue NO: Sigmoid volvulus in Kaduna, Nigeria. Dis Colon Rectum 1990; 33: 647–649.

[8] Swenson BR, Kwaan MR, Burkart NE, et al:

Colonic volvulus: presentation and management in metropolitan Minnesota, United States. Dis Colon Rectum 2012; 55: 444–449.

[9] Yassaie O, Thompson–Fawcett M, Rossaak J: Management of simgoid volvulus: is early surgery justifiable? ANZ J Surg 2013; 83: 74–78.

[10] Bruzzi M, Lefèvre JH, Desaint B, et al: Management of acute sigmoid volvulus: short– and long–term results. Colorectal Dis 2015; 17: 922–928.

[11] Friedman JD, Odland MD, Bubrick MP: Experience with colonic volvulus. Dis Colon Rectum 1989; 32: 409–416.

[12] Grossmann EM, Longo WE, Stratton MD, et al: Sigmoid volvulus in Department of Veterans Affairs Medical Centers. Dis Colon Rectum 2000; 43: 414–418.

[13] Ören D, Atamanalp SS, Aydinli B, et al: An algorithm for the management of sigmoid colon volvulus and the safety of primary resection: experience with 827 cases. Dis Colon Rectum 2007; 50: 489–497.

[14] Mangiante EC, Croce MA, Fabian TC, et al: Sigmoid volvulus. A four–decade experience. Am Surg 1989; 55: 41–44.

[15] Rosenthal MJ, Marshall CE: Sigmoid volvulus in association with parkinsonism. Report of four cases. J Am Geriatr Soc 1987; 35: 683–684.

[16] Theuer C, Cheadle WG: Volvulus of the colon. Am Surg 1991; 57: 145–150.

[17] Krupsky S, Halevy A, Orda R: Sigmoid volvulus in adolescence. J Clin Gastroenterol 1987; 9: 467–469.

[18] Mellor MF, Drake DG: Colonic volvulus in children: value of barium enema for diagnosis and treatment in 14 children. AJR Am J Roentgenol 1994; 162: 1157–1159.

[19] Sroujieh AS, Farah GR, Jabaiti SK, et al: Volvulus of the sigmoid colon in Jordan. Dis Colon Rectum 1992; 35: 64–68.

[20] Atamanalp SS, Yildirgan MI, Başoğlu M, et al: Sigmoid colon volvulus in children: review of 19 cases. Pediatr Surg Int 2004; 20: 492–495.

[21] Ton MN, Ruzal–Shapiro C, Stolar C, et al: Recurrent sigmoid volvulus in a sixteen–year–old boy: case report and review of the literature. J Pediatr Surg 2004; 39: 1434.

[22] Northeast AD, Dennison AR, Lee EG: Sigmoid volvulus: new thoughts on the epidemiology. Dis Colon Rectum 1984; 27: 260–261.

[23] Lashner BA, Anastaplo SM, Kirsner JB: Sigmoid volvulus as a complication of ileal Crohn's disease. J Clin Gastroenterol 1989; 11: 82–84.

[24] Lord SA, Boswell WC, Hungerpiller JC: Sigmoid volvulus in pregnancy. Am Surg 1996; 62: 380–382.

[25] Alshawi JS: Recurrent sigmoid volvulus in pregnancy: report of a case and review of the literature. Dis Colon Rectum 2005; 48: 1811–1813.

[26] Shepherd JJ: The epidemiology and clinical presentation of sigmoid volvulus. Br J Surg 1969; 56: 353–359.

[27] Harari D, Gurwitz JH, Minaker KL: Constipation in the elderly. J Am Geriatr Soc 1993; 41: 1130–1140.

[28] Sarioğlu A, Tanyel FC, Büyükpamukçu N, et al: Colonic volvulus: a rare presentation of Hirschsprung's disease. J Pediatr Surg 1997; 32: 117–118.

[29] Peoples JB, McCafferty JC, Scher KS: Operative therapy for sigmoid volvulus. Identification of risk factors affecting outcome. Dis Colon Rectum 1990; 33: 643–646.

[30] Raveenthiran V: Emptiness of the left iliac fossa: a new clinical sign of sigmoid volvulus. Postgrad Med J 2000; 76: 638–641.

[31] Levsky JM, Den EI, DuBrow RA, et al: CT findings of sigmoid volvulus. AJR Am J Roentgenol 2010; 194: 136–143.

[32] Javors BR, Baker SR, Miller JA: The northern exposure sign: a newly described finding in sigmoid volvulus. AJR Am J Roentgenol 1999; 173: 571–574.

[33] Peterson CM, Anderson JS, Hara AK, et al: Volvulus of the gastrointestinal tract: appearances at multimodality imaging. Radiographics 2009; 29: 1281–1293.

[34] Lau KC, Miller BJ, Schache DJ, et al: A study of large–bowel volvulus in urban Australia. Can J Surg 2006; 49: 203–207.

[35] Finan PJ, Campbell S, Verma R, et al: The management of malignant large bowel obstruction: ACPGBI position statement. Colorectal Dis 2007; 9 Suppl 4: 1–17.

[36] Atamanalp SS: Sigmoid volvulus: diagnosis in 938 patients over 45.5 years. Tech Coloproctol 2013; 17: 419–424.

[37] Taourel P, Kessler N, Lesnik A, et al: Helical CT of large bowel obstruction. Abdom Imaging 2003; 28: 267.

[38] Catalano O: Computed tomographic appearance of sigmoid volvulus. Abdom Imaging 1996; 21: 314–317.

[39] Burrell HC, Baker DM, Wardrop P, et al: Significant plain film findings in sigmoid volvulus. Clin Radiol 1994; 49: 317–319.

[40] Agrez M, Cameron D: Radiology of sigmoid volvulus. Dis Colon Rectum 1981; 24: 510–514.

[41] Alver O, Oren D, Tireli M, et al: Ileosigmoid knotting in Turkey. Review of 68 cases. Dis Colon Rectum 1993; 36: 1139–1147.

[42] VerSteeg KR, Whitehead WA: Ileosigmoid knot. Arch Surg 1980; 115: 761–763.

[43] Machado NO: Ileosigmoid knot: a case report and literature review of 280 cases. Ann Saudi

Med 2009; 29: 402–406.

[44] Wertkin MG, Aufses AH Jr.: Managementa of volvulus of the colon. Dis Colon Rectum 1978; 21: 40–55.

[45] Anderson JR, Lee D: The management of acute sigmoid volvulus. Br J Surg 1981; 68: 117–120.

[46] Atamanalp SS: Treatment of sigmoid volvulus: a single-center experience of 952 patients over 46.5 years. Tech Coloproctol 2013; 17: 561–569.

[47] Harrison ME, Anderson MA, Appalaneni V, et al: The role of endoscopy in the management of patients with known and suspected colonic obstruction and pseudo-obstruction. Gastrointest Endosc 2010; 71: 669–679.

[48] Renzulli P, Maurer CA, Netzer P, et al: Preoperative colonoscopic derotation is beneficial in acute colonic volvulus. Dig Surg 2002; 19: 223–229.

[49] Bruusgaard C: Volvlus of the sigmoid colon and its treatment. Surgery 1947; 22: 466–478.

[50] Dülger M, Cantürk NZ, Utkan NZ, et al: Management of sigmoid colon volvulus. Hepatogastroenterology 2000; 47: 1280–1283.

[51] Ballantyne GH: Review of sigmoid volvulus. Clinical patterns and pathogenesis. Dis Colon Rectum 1982; 25: 823–830.

[52] Kuzu MA, Aşlar AK, Soran A, et al: Emergent resection for acute sigmoid volvulus: results of 106 consecutive cases. Dis Colon Rectum 2002; 45: 1085–1090.

[53] Bagarani M, Conde AS, Longo R, et al: Sigmoid volvulus in west Africa: a prospective study on surgical treatments. Dis Colon Rectum 1993; 36: 186–190.

[54] Larkin JO, Thekiso TB, Waldron R, et al: Recurrent sigmoid volvulus– early resection may obviate later emergency surgery and reduce morbidity and mortality. Ann R Coll Surg Engl 2009; 91: 205–209.

[55] Welch GH, Anderson JR: Acute volvulus of the sigmoid colon. World J Surg 1987; 11: 258–262.

[56] Basato S, Lin Sun Fui S, Pautrat K, et al: Comparison of two surgical techniques for resection of uncomplicated sigmoid volvulus: laparoscopy or open surgical approach? J Visc Surg 2014; 151: 431–434.

[57] Sharon N, Efrat Y, Charuzi I: A new operative approach to volvulus of the sigmoid colon. Surg Gynecol Obstet 1985; 161: 483–484.

[58] Chung YF, Eu KW, Nyam DC, et al: Minimizing recurrence after sigmoid volvulus. Br J Surg 1999; 86: 231–233.

[59] Morrissey TB, Deitch EA: Recurrence of sigmoid volvulus after surgical intervention. Am Surg 1994; 60: 329–331.

[60] Ryan P: Sigmoid volvulus with and without megacolon. Dis Colon Rectum 1982; 25: 673–679.

[61] Bhatnagar BN, Sharma CL: Nonresective alter-native for the cure of nongangrenous sigmoid volvulus. Dis Colon Rectum 1998; 41: 381–388.

[62] Subrahmanyam M: Mesosigmoplasty as a definitive operation for sigmoid volvulus. Br J Surg 1992; 79: 683–684.

[63] Akgun Y: Mesosigmoplasty as a definitive operation in treatment of acute sigmoid volvulus. Dis Colon Rectum 1996; 39: 579–581.

[64] Baraza W, Brown S, McAlindon M, et al: Percutaneous endoscopic sigmoidopexy: a cost-effective means of treating sigmoid volvulus in Sub-Saharan Africa? East Afr Med J 2007; 84: 1–2.

[65] Daniels IR, Lamparelli MJ, Chave H, et al: Recurrent sigmoid volvulus treated by percutaneous endoscopic colostomy. Br J Surg 2000; 87: 1419.

[66] Gordon-Weeks AN, Lorenzi B, Lim J, et al: Laparoscopic-assisted endoscopic sigmoidopexy: a new surgical option for sigmoid volvulus. Dis Colon Rectum 2011; 54: 645–647.

[67] Khan MA, Ullah S, Beckly D, et al: Percutaneous endoscopic colostomy (PEC) : an effective alternative in high risk patients with recurrent sigmoid volvulus. J Coll Physicians Surg Pak 2013; 23: 806–808.

[68] Pinedo G, Kirberg A: Percutaneous endoscopic sigmoidopexy in sigmoid volvulus with T-fasteners: report of two cases. Dis Colon Rectum 2001; 44: 1867–1869.

[69] Toebosch S, Tudyka V, Masclee A, et al: Treatment of recurrent sigmoid volvulus in Parkinson's disease by percutaneous endoscopic colostomy. World J Gastroenterol 2012; 18: 5812–5815.

[70] Cowlam S, Watson C, Elltringham M, et al: Percutaneous endoscopic colostomy of the left side of the colon. Gastrointest Endosc 2007; 65: 1007–1014.

[71] Madiba TE, Thomson SR: The management of sigmoid volvulus. J R Coll Surg Edinb 2000; 45: 74–80.

[72] Watson RG: Ileosigmoid knot. J R Coll Surg Edinb 1984; 29: 100–102.

[73] Shepherd JJ: Ninety-two cases of ileosigmoid knotting in Uganda. Br J Surg 1967; 54: 561–566.

[74] Sozen S, Das K, Erdem H, et al: Resection and primary anastomosis with modified blow-hole colostomy or Hartmann's procedure. Which method should be performed for gangrenous sigmoid volvulus? Chirurugia (Bucur) 2012; 107: 751–755.

[75] Brothers TE, Strodel WE, Eckhauser FE: Endoscopy in colonic volvulus. Ann Surg 1987; 206: 1–4.

[76] Baker DM, Wardrop PJ, Burrell H, et al: The management of acute sigmoid volvulus in Nottingham. J R Coll Surg Edinb 1994; 39: 304–306.

2. 盲肠扭转

盲肠扭转是由于盲肠和升结肠发生旋转或屈曲而发生的，并可进展至肠梗阻、缺血、坏死以及穿孔。

流行病学

本病的发生率是，每年 100 万人里发病 2.8 ~ 7.1 人。在 LBO 中，占 1% ~ 3%。相当于结肠扭转病例的 10% ~ 52%。发生本病的患者相对年轻，平均年龄范围较大，从印度报道的 33 岁到欧美国家报道的 53 岁。

病理生理学

本病可分为 3 种类型。

Ⅰ型：盲肠与升结肠和末段回肠一起，伴有盲肠周围肠系膜向顺时针方向扭转（**图 5-1-10A**）。

Ⅱ型：盲肠与升结肠和末段回肠一起，伴有盲肠周围肠系膜向逆时针方向扭转（**图 5-1-10B**）。

Ⅲ型：盲肠跷板样翻转（Bascule），与其说是轴扭转，不如说是盲肠

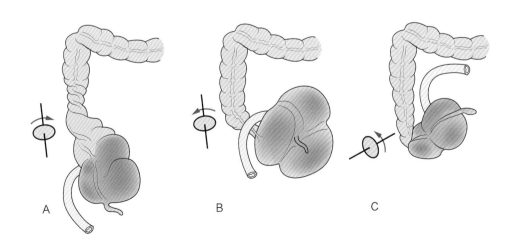

图 5-1-10　**盲肠扭转的 3 种类型**

Ⅰ型：盲肠与升结肠和末段回肠一起，伴有盲肠周围肠系膜向顺时针方向扭转（A）。

Ⅱ型：盲肠与升结肠和末段回肠一起，伴有盲肠周围肠系膜向逆时针方向扭转（B）。

Ⅲ型：盲肠跷板样翻转（Bascule），与其说是轴扭转，不如说是盲肠向头侧折叠（C）。

向头侧折叠（图5-1-10C）。

Ⅰ型和Ⅱ型的盲肠扭转是最普遍的，占盲肠扭转的80%左右，盲肠跷板样翻转大约占20%。本病多发生于先天性升结肠系膜与背侧、壁侧腹膜的粘连不全而引起的移动性盲肠患者。根据尸检研究，10%～25%者的盲肠和升结肠活动性较大，有潜在发展至扭转的可能性。临床上的危险因素有妊娠、大肠内镜检查、先天性中毒性巨结肠病以及活动性盲肠综合征。

临床特征

1 症状

其临床特征有的是急性腹痛发作，有的是逐渐进展的间歇性腹痛等。侵犯近端结肠的疾病相比于远端结肠的疾病，更难以与急性SBO相鉴别。大部分患者具有慢性顽固性腹痛，伴有肠蠕动引起的急性绞痛。同样具有恶心、呕吐、排气及排便减少或者停止。比起典型的SBO、LBO，其绞痛的间隔更长。其疼痛部位在脐部和耻骨联合之间的下腹。症状持续时间从数小时到数天不等。

2 体征

体征根据有无穿孔，其表现是各种各样的。没有肠缺血的不完全肠梗阻或完全肠梗阻患者不伴发热，血压和脉搏均在正常范围内。伴有血运障碍的患者会出现发热、低血压表现。

一般来说，全腹胀，处于腹部饱满状态，根据临床特征的不同，腹胀可表现为非对称性，只有正中或右、左上腹表现为腹胀。具有腹膜炎或肠管缺血则可诱发反跳痛。

诊断

只根据既往史和体征来诊断盲肠轴扭转是非常困难的。

1 检查结果

检查结果不能明确盲肠轴扭转的诊断，但是白细胞增多可能提示穿孔、坏疽或肠管坏死。肠梗阻相关的呕吐可能引起低钾血症以及其他电解质异常。

2 影像学检查

腹部平片

为了鉴别肠梗阻或腹腔内游离气体，需要做立位腹部平片检查。如膈肌下可见腹腔内游离气体，则提示有肠穿孔的可能。具有腹腔内游离气体的患者不许再进一步实施影像学检查，应尽早做好急诊手术的准备。

大约 25% 的患者在腹部平片中表现为伴有气液平的盲肠形态，呈逗号征（Comma Sign）（图 5-1-11）或咖啡豆征（Coffee Bean Sign）。一般来说，扩张的盲肠会移动至内侧、头侧，但也可移动到腹腔内各个部位。此外，近端小肠表现为伴有气液平的肠管扩张。腹部平片检查疑诊盲肠扭转的概率为 27%，最终诊断该病的概率为 15%。Lau 等报道腹部平片检查对盲肠扭转的诊断率为 26%。

盲肠跷板样翻转的表现除了扩张盲肠处于中央部位以外，其他基本上

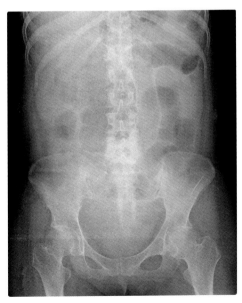

扩张的盲肠

图 5-1-11　腹部平片
扩张盲肠的形态呈逗号征（Comma Sign）。

与盲肠扭转的Ⅰ、Ⅱ型相同。腹部平片检查可以诊断大肠梗阻，但是对于几乎所有病例，腹部平片检查不足以用来确诊盲肠轴扭转。

腹部 CT 检查

腹部 CT 检查不仅能检查出缺血肠管，还能显示梗阻位置。腹部 CT 检查能确诊大约90%的盲肠扭转患者。剩余的病例在开腹手术或腹腔镜手术时被诊断（图5-1-12）。在扭转处也可见移行带（图5-1-13）。CT 检查同样显示小肠的扩张，以及与黏膜肥厚或肠系膜水肿有关的结肠或小肠的缺血，这些都与极度扩张的盲肠相关。对于盲肠跷板样翻转患者来说，CT 检查示盲肠向头侧折叠，其折叠并没有肠系膜轴向的扭转，但仍可引起梗阻。

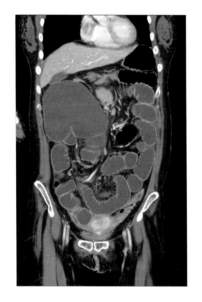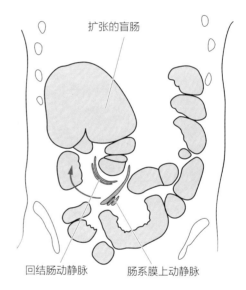

图 5-1-12　腹部 CT 检查（冠状面成像）

盲肠轴扭转的典型 CT 检查表现为漩涡征（Whirl Sign）。这是回结肠血管周围的肠系膜扭转引起的。

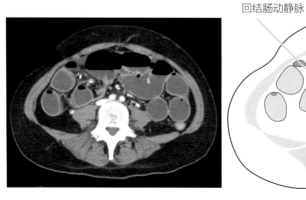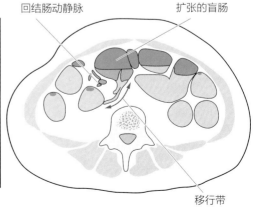

图 5-1-13　腹部 CT 检查（横断面）

可见伴有扭转的移行带。

近年来，腹部增强 CT 被推荐用作肠扭转的确诊检查。此外，腹部增强 CT 也可以鉴别盲肠跷板样翻转和其他两型轴扭转，也可以鉴别是否缺血。Swenson 等报道，腹部增强 CT 在盲肠扭转中有 71.4% 的诊断准确率。

造影剂灌肠检查

随着增强 CT 的普及且检查比较简便，对怀疑盲肠扭转的大部分患者，应尽快进行腹部 CT 检查。如 CT 检查无法确诊，可实施水溶性造影剂的灌肠造影。但在灌肠造影检查时，为了避免发生结肠穿孔，应缓慢注入造影剂。水溶性造影剂的灌肠造影呈现为肠管逐渐变细或右半结肠的狭窄呈鸟嘴状（Bird-Like Beak），通过这些表现，可以确认盲肠扭转。关于盲肠跷板样翻转，由于盲肠向横向方向折叠，造影剂的终末端呈环形。

3 鉴别诊断

乙状结肠扭转

请参照 p.91。

移动性盲肠综合征

移动性盲肠综合征在盲肠、升结肠与后腹膜粘连不全时发生。患者典型表现为慢性右下腹痛或腹部膨胀，排便、排气减少。

横结肠扭转和结肠脾曲扭转

横结肠和结肠脾曲也可以发生罕见的扭转。患者表现为腹痛和腹部胀满，随后扭转引起肠梗阻、缺血，继而穿孔。典型病例有移动性较大的横结肠或结肠脾曲。诊断方法同盲肠扭转的诊断。

回肠缠绕乙状结肠

回肠缠绕乙状结肠是罕见疾病，末段回肠围绕乙状结肠根部，引起闭袢性结肠梗阻。和美国人相比，该诊断多见于亚洲、非洲以及中东地区的患者。

其他方面，还须考虑胃轴扭转、远端 SBO、肠管缺血、盲肠憩室以及阑尾炎等。

治疗（图 5-1-14）

1 手术治疗

对本病患者的最佳治疗方法是手术。虽然有些文献记载推荐实施盲肠固定术、结肠固定术以及盲肠造瘘术（单独或切除后追加造瘘），但是回顾性研究结果显示，一般推荐的术式是回结肠吻合的右半结肠切除术或回盲部切除术。即便如此，随机试验对这一推荐的结果尚待商榷。开腹或腹腔镜下手术都是备选方案，但是当患者表现为显著腹部膨胀时，应选择开腹手术。手术治疗根据术中情况和患者全身状态而定。

无缺血、坏死、穿孔的扭转

结肠无血运障碍时，解除扭转后实施右半结肠切除术或回盲部切除术。升结肠活动较大时，选择右半结肠切除术为宜。只有盲肠与后壁腹膜无粘连时，可选择更局限性的回盲部切除。本病的术后基本无复发，但是切除后的死亡率为5%～18%。最近Swenson等报道显示，53例患者中有52例实施手术治疗，其中44例实施切除，术后并发症发生率为17%，没有死亡病例。故盲肠切除是防止扭转复发最确切的治疗方法。

切除可移动性的肠管可以有效防止复发，且其死亡率接近于0，可是术后并发症的发生率较非切除术高。

诸多病例报告表明：回结肠切除术后，把残留右半结肠固定于后腹壁，没有发现肠扭转复发。因此，建议回结肠切除术后为了减少复发，应考虑行结肠固定术。

为了促进粘连形成而减少盲肠的移动性，盲肠固定术时留置盲肠瘘管，或同时切除阑尾。与切除术相比，盲肠固定术的效果是不尽相同的，但该手术相关的并发症较切除术少。复发率是0～28%，死亡率是0～14%。

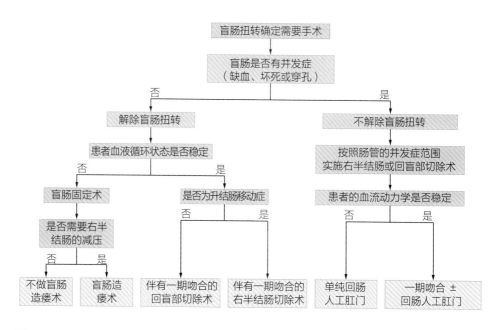

图5-1-14　治疗流程图

盲肠扭转虽然需要手术治疗，但应根据盲肠的坏死程度和患者的血液循环状态选择最佳的治疗。

盲肠人工肛门造口术的复发率低，为另一个有效的术式，但其并发症发生率比较高，有许多问题尚待解决。

虽然盲肠瘘管留置可以减少右半结肠压力，但是只适合衰弱患者或血流动力学不稳定的患者，目前不是首选术式。由于盲肠与腹壁之间形成的粘连，其复发率较低，仅有 2% ~ 14%；但是死亡率高，为 0 ~ 33%。

只施行术中扭转复位时，其失败率为 13% ~ 75%。

有缺血、坏死、穿孔的扭转

长期以来推荐实施不解除扭转和不恢复再灌注的扭转盲肠切除术。这样可以阻止内毒素、钾离子以及细菌向血液内释放，同时避免穿孔。故对于盲肠扭转病例，推荐使用切割闭合器的不解除扭转的一期切除、吻合，其术式较简单。

如患者的血流动力学不稳定，肠管切除后建议实施回肠造瘘，而不建议实施一期吻合。

缺血、坏死或穿孔可发生于 18% ~ 44% 的患者，其导致 31% ~ 44% 的死亡率。其概率是没有缺血、坏死或穿孔患者的 3 ~ 4 倍。

2　非手术治疗

非手术治疗的失败率达 95%，且存在结肠穿孔的风险。此外，还有 20% ~ 25% 的病例发生盲肠坏死，故不推荐行内镜下扭转复位术。

参考文献

[1] Katoh T, Shigemori T, Fukaya R, et al: Cecal volvulus: report of a case and review of Japanese literature. World J Gastroenterol 2009; 15: 2547–2549.

[2] Pousada L: Cecal bascule: an overlooked diagnosis in the elderly. J Am Geriatr Soc 1992; 40: 65–67.

[3] Consorti ET, Liu TH: Diagnosis and treatment of caecal volvulus. Postgrad Med J 2005; 81: 772–776.

[4] Delabrousse E, Sarli è ve P, Sailley N, et al: Cecal volvulus: CT findings and correlation with pathophysiology. Emerg Radiol 2007; 14: 411–415.

[5] Perret RS, Kunberger LE: Case 4: Cecal volvulus. AJR Am J Roentgenol 1998; 171: 852–860.

[6] Rakinic J: Colonic volvulus. The ASCRS textbook of colon and rectal surgery (2nd, ed) (Beck DE, Roberts PL, Saclarides TJ, et al, Eds). Springer, New York, 2011, p395–406.

[7] Lee SY, Bhaduri M: Cecal volvulus. CMAJ 2013; 185: 684.

[8] Baldarelli M, De Sanctis A, Sarnari J, et al: Laparoscopic cecopexy for cecal volvulus after laparoscopy. Case report and a review of the literature. Minerva Chir 2007; 62: 201–204.

[9] Ballantyne GH, Brandner MD, Beart RW Jr, et al: Volvulus of the colon. Incidence and mortality. Ann Surg 1985; 202: 83–92.

[10] Hiltunen KM, Syrjä H, Matikainen M: Colonic volvulus. Diagnosis and results of treatment in 82 patients. Eur J Surg 1992; 158: 607–611.

[11] Gingold D, Murrell Z: Management of colonic volvulus. Clin Colon Rectal Surg 2012; 25: 236–244.

[12] Halabi WJ, Jafari MD, Kang CY, et al: Colonic volvulus in the United States: trends, outcomes, and predictors of mortality. Ann Surg 2014; 259: 293–301.

[13] Rabinovici R, Simansky DA, Kaplan O, et al: Cecal volvulus. Dis Colon Rectum 1990; 33: 765–769.

[14] Gupta S, Gupta SK: Acute caecal volvulus: report of 22 cases and review of literature. Ital J Gastroenterol 1993; 25: 380–384.

[15] Husain K, Fitzgerald P, Lau G: Cecal volvulus in the Cornelia de Lange syndrome. J Pediatr Surg 1994; 29: 1245–1247.

[16] Donhauser JL, Atwell S: Volvulus of the cecum with a review of 100 cases in the literature and a report of six new cases. Arch Surg 1949; 58: 129–147.

[17] John H, Gyr T, Giudici G, et al: Cecal volvulus in pregnancy. Case report and review of literature. Arch Gynecol Obstet 1996; 258: 161–164.

[18] Radin DR, Halls JM: Cecal volvulus: a complication of colonoscopy. Gastrointest Radiol 1986; 11: 110–111.

[19] Sarioğlu A, Tanyel FC, Büyükpamukçu N, et al: Colonic volvulus: a rare presentation of Hirschsprung's disease. J Pediatr Surg 1997; 32: 117–118.

[20] Rogers RL, Harford FJ: Mobile cecum syndrome. Dis Colon Rectum 1984; 27: 399–402.

[21] Habre J, Sautot-Vial N, Marcotte C, et al: Caecal volvulus. Am J Surg 2008; 196: e48–e49.

[22] Swenson BR, Kwaan MR, Burkart NE, et al: Colonic volvulus: presentation and management in metropolitan Minnesota, United States. Dis Colon Rectum 2012; 55: 444–449.

[23] Hashimoto Y, Shigemoto S, Nakashima A, et al: Successful preoperative diagnosis of a rare bowel obstruction: cecal volvulus. J Gastrointest Surg 2008; 12: 202–204.

[24] Anderson JR, Welch GH: Acute volvulus of the right colon: an analysis of 69 patients. World J Surg 1986; 10: 336–342.

[25] Rosenblat JM, Rozenblit AM, Wolf EL, et al: Findings of cecal volvulus at CT. Radiology 2010; 256: 169–175.

[26] Peterson CM, Anderson JS, Hara AK, et al: Volvulus of the gastrointestinal tract: appearances at multimodality imaging. Radiographics 2009; 29: 1281–1293.

[27] Lau KC, Miller BJ, Schache DJ, et al: A study of large-bowel volvulus in urban Australia. Can J Surg 2006; 49: 203–207.

[28] Moore CJ, Corl FM, Fishman EK: CT of cecal volvulus: unraveling the image. AJR Am J Roentgenol 2001; 177: 95–98.

[29] Levsky JM, Den EI, DuBrow RA, et al: CT findings of sigmoid volvulus. AJR Am J Roentgenol 2010; 194: 136–143.

[30] Vandendries C, Jullès MC, Boulay-Coletta I, et al: Diagnosis of colonic volvulus: findings on multidetector CT with three-dimensional reconstructions. Br J Radiol 2010; 83: 983–990.

[31] Frank AJ, Goffner LB, Fruauff AA, et al: Cecal volvulus: the CT whirl sign. Abdom Imaging 1993; 18: 288–289.

[32] Majeski J: Operative therapy for cecal volvulus combining resection with colopexy. Am J Surg 2005; 189: 211–213.

[33] Madiba TE, Thomson SR: The management of cecal volvulus. Dis Colon Rectum 2002; 45: 264–267.

[34] Jones RG, Wayne EJ, Kehdy FJ: Laparoscopic detorsion and cecopexy for treatment of cecal volvulus. Am Surg 2012; 78: E251–E252.

[35] O'Mara CS, Wilson TH Jr, Stonesifer GL, et al: Cecal volvulus: analysis of 50 patients with long-term follow-up. Ann Surg 1979; 189: 724–731.

[36] Tejler G, Jiborn H: Volvulus of the cecum. Report of 26 cases and review of the literature. Dis Colon Rectum 1988; 31: 445–449.

[37] Friedman JD, Odland MD, Bubrick MP: Experience with colonic volvulus. Dis Colon Rectum 1989; 32: 409–416.

[38] Shoop SA, Sackier JM: Laparoscopic cecopexy for cecal volvulus. Case report and a review of the literature. Surg Endosc 1993; 7: 450–454.

[39] Gordon R, Watson K: Ileosigmoid knot. J R Coll Surg Edinb 1984; 29: 100–102.

[40] Zimmerman BJ, Granger DN: Reperfusion injury. Surg Clin North Am 1992; 72: 65–83.

[41] Anderson MJ Sr, Okike N, Spencer RJ: The colonoscope in cecal volvulus: report of three cases. Dis Colon Rectum 1978; 21: 71–74.

[42] Burke JB, Ballantyne GH: Cecal volvulus. Low mortality at a city hospital. Dis Colon Rectum 1984; 27: 737–740.

[43] Mellor MF, Drake DG: Colonic volvulus in children: value of barium enema for diagnosis and treatment in 14 children. AJR Am J Roentgenol

1994; 162: 1157–1159.

[44] Schwab FJ, Glick SN, Teplick SK: Reduction of cecal volvulus by multiple barium enemas. Gastrointest Radiol 1985; 10: 185–187.

[45] Harrison ME, Anderson MA, Appalaneni V, et al: The role of endoscopy in the management of patients with known and suspected colonic obstruction and pseudo-obstruction. Gastrointest Endosc 2010; 71: 669–679.

第 1 篇

肠梗阻的定义

三、疝

疝是导致肠梗阻的第 3 位病因，大约占所有病例的 10%。绞窄性疝是导致肠管缺血、坏死、穿孔的诱因。

分类和流行病学

腹外疝按表 5-1-1 分类。骨盆腔疝虽然被分类为腹外疝，但除了会阴疝以外，没有能从体表触摸到的隆起，故可以按骨盆壁疝而进行分类，这样较容易理解。在腹壁肌肉或肌腱较弱的地方发生的腹股沟疝或腹壁疝发生肠梗阻的概率最高。股疝、闭孔疝以及造口旁疝可使 SBO 进一步恶化。

腹内疝按表 5-1-2 分类（图 5-1-15），占导致 SBO 原因的 0.6% ~ 6.0%。而且，腹内疝可发生于肠系膜的先天性缺损或后天性缺损病例中，对于这些病例，Estrada 等根据有无疝囊而进行分类。对于有疝囊的病例，再根据与肠旋转异常有关或无关而进行分类。这样分类时所需要的组织胚胎学知识对于外科医师来说是不可缺少的。但是在这个分类中，连网膜囊也分类为所谓的疝囊，故对于临床医师，尤其对于外科医师是不切实际的。因此，建议根据疝的靶器官进行分类为宜。

表 5-1-1　腹外疝的分类

①腹股沟疝	
②股疝	原则上肠管嵌顿就不可能还纳
③腹壁疝	
• 脐疝	容易嵌顿，需要早期进行手术
• 上腹壁（白线）疝	肠管嵌顿比较罕见
• 半月线疝（Spigelian 疝）	很难诊断
• 腰疝	可以分类为先天性的和后天性的
• 戳卡孔疝（Trocarsite 疝）	随着腹腔镜手术的增加而增加
• 腹壁瘢痕疝	尚未解决的问题较多
• 造口旁疝	需要重新考虑造口的方法
④骨盆壁疝	
• 闭孔疝	还纳后择期手术比较好
• 膀胱上疝	诊断困难
• 坐骨孔疝	不算罕见
• 会阴疝	分类为原发性会阴疝与术后继发性会阴疝

表 5-1-2　腹内疝的分类

① 十二指肠旁疝	发生率最高，须了解组织胚胎学知识
② 盲肠周围以及回肠末端疝	第 2 位多见的疝
③ 横结肠系膜关联的疝	应该改善该分类
④ 乙状结肠系膜相关的疝	用词和解剖的错误较多
⑤ Winslow 孔疝	罕见
⑥ 肝镰状韧带裂孔疝	非常罕见
⑦ 肠系膜疝	好发部位是 Treves 区
⑧ 大网膜疝	裂孔或内疝
⑨ 子宫阔韧带疝	裂孔或 Pouch 口袋
⑩ 卵黄管残留引起的疝	原因是卵黄动脉的残留
⑪ 后天性腹内疝：Petersen 疝	胃空肠吻合部的疝

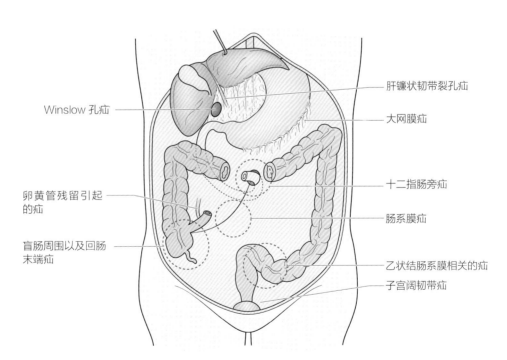

图 5-1-15　腹内疝

（改编自文献 21）

腹内疝被定义为脏器尤其是肠管进入体腔内窝或孔内。将此定义中的"体腔内"换成"体腔脏器"，其定义才与原来的腹内疝一致。

后天性腹内疝由粘连或 Roux-en-Y 手术（例如 Roux-en-Y 胃旁路、胰头十二指肠切除术）或回肠导管术等手术过程中形成的人工肠系膜缺损等引起。胃旁路手术或者胰头十二指肠切除术以及回肠导管手术等过程中产生的肠系膜缺损可以导致小肠进入胃空肠吻合的背侧而形成的内疝叫作 Peterson 疝（**图 5-1-16**）。

腹壁疝的结肠嵌顿的发生率只有 2.5%。罕见的滑动性疝同样可成为梗阻的原因。

诊断和处理

由于近年来出现的高分辨率 CT 检查在多数情况下可以诊断急腹症，即术前能确诊内疝。为了确定腹腔镜手术的实施，逐步增加内疝相关知识非常重要。

在腹股沟疝和腹壁疝的患者中，有些疝可以还纳并只表现为间断性梗阻症状，但嵌顿性疝是导致典型的急性肠梗阻的原因。腹壁疝、腹股沟疝、股疝等通常可以根据临床症状而确诊。虽然较小的腹壁瘢痕疝、肥胖患者的疝的临床表现并不明显，但一般来说可以根据腹部 CT 检查明确诊断。

通常认为可以还纳的腹股沟疝，也有可能出现肠管进入疝囊的状态下被误认为还纳至腹腔内的假性还纳的情况，即 Barker-Smiddy 征（**图 5-1-17**）。

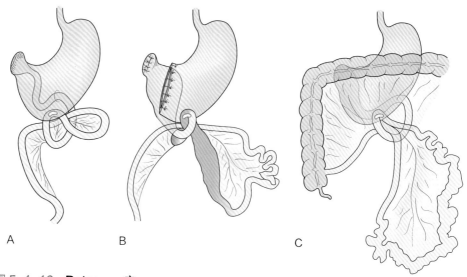

A   B   C

图 5-1-16　Peterson 疝

（改编自文献 21）

A：对于幽门狭窄实施胃空肠吻合。

B：远端胃切除术后的 BillrothII 吻合。

C：结肠后位胃空肠吻合术后。

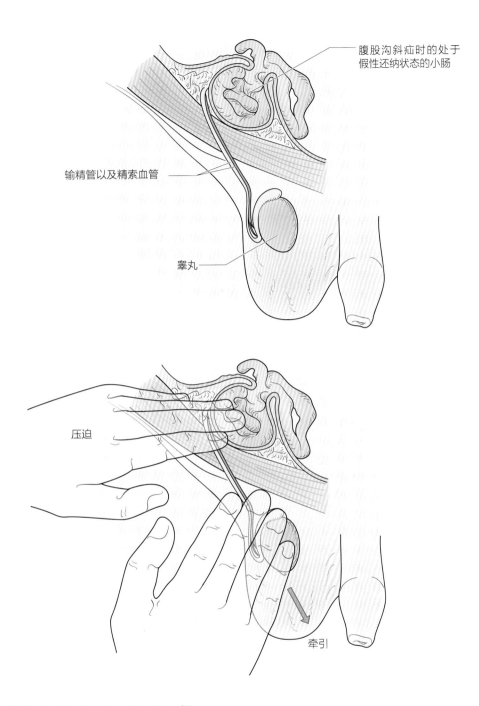

腹股沟斜疝时的处于
假性还纳状态的小肠

输精管以及精索血管

睾丸

压迫

牵引

图 5-1-17　Barker-Smiddy 征

（改编自文献 21）

在腹股沟疝的假性还纳时，用左手固定腹股沟内环，向阴囊方向牵拉睾丸，使精索进一步处于张力状态，
便可能诱发髂窝的疼痛。

　　对于闭孔疝引起的 SBO，首先检查作为客观体征的 Howship-Romberg 征，一般呈阳性，因此需要了解其操作方法（图 5-1-18）。随后确认肠管的活动性，通过 B 超探头或下肢位置的变换（图 5-1-19），多数情况下可以还纳疝内容物，可以避免不必要的紧急手术。

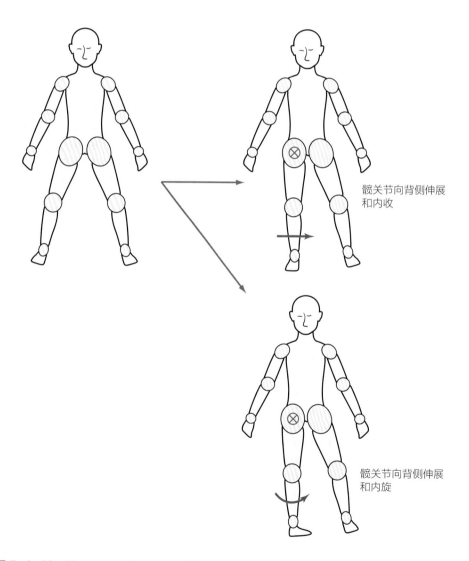

髋关节向背侧伸展和内收

髋关节向背侧伸展和内旋

图 5-1-18　**Howship-Romberg 征**

（改编自文献 28）

通过使髋关节向背侧伸展并内收和内旋，疝内容物在闭孔内压迫闭孔神经，可诱发疼痛或麻木向大腿内侧及膝、小腿传导。

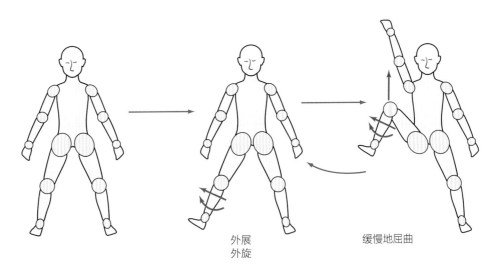

外展
外旋

缓慢地屈曲

图 5-1-19 闭孔疝嵌顿的还纳方法

（改编自文献 28）

推荐让患者取仰卧位，使患侧下肢稍微外旋、外展，同时缓慢并反复地大幅度屈曲。如果嵌顿肠管被还纳，疼痛会突然明显消失。这个操作目的是减缓闭孔内肌和闭孔外肌的紧张。

外科治疗

对于腹外疝，不能解除嵌顿时，必须紧急手术。

腹内疝所致的 SBO，如果术前的影像学检查已明确诊断，除了非常严重的肠管扩张以外，应选择腹腔镜探查和非侵袭性治疗。即以病变部位作为三角形顶点，而决定腔镜的位置。疝得到解除后，也可以关闭疝环。但是必须记住，伴有肠旋转异常的十二指肠旁疝时，不关闭疝环，有时还需要开放疝囊。

需要切除肠管时，做一个最低限度的小切口，进行肠管切除。

观察

对于腹内疝诊断，组织胚胎学的基础知识是必不可少的，而且要有先进的影像学检查。

参考文献 ···

[1] Mucha P Jr.: Small intestinal obstruction. Surg Clin North Am 1987; 67: 597–620.

[2] Markogiannakis H, Messaris E, Dardamanis D, et al: Acute mechanical bowel obstruction: clinical

presentation, etiology, management and outcome. World J Gastroenterol 2007; 13: 432–437.

[3] McEntee G, Pender D, Mulvin D, et al: Current spectrum of intestinal obstruction. Br J Surg 1987; 74: 976–980.

[4] Ihedioha U, Alani A, Modak P, et al: Hernias are the most common cause of strangulation in patients presenting with small bowel obstruction. Hernia 2006; 10: 338–340.

[5] Ponka JL, Mohr B: Epigastric hernia. Hernias of the abdominal wall (Ponka JL, Mohr B, ed). WB Saunders, Philadelphia, 1980, p434–454.

[6] Wilkinson WR: Epigastric hernia: report of cases. W V Med J 1949; 45: 328.

[7] Londono–Schimmer EE, Leong AP, Phillips RK: Life table analysis of stomal complications following colostomy. Dis Colon Rectum 1994; 37: 916–920.

[8] Leroy J, Diana M, Callari C, et al: Laparoscopic extraperitoneal colostomy in elective abdomino–perineal resection for cancer: a single surgeon experience. Colorectal Dis 2012; 14: e618–e622.

[9] Hamada M, Ozaki K, Muraoka G, et al: Permanent end–sigmoid colostomy through the extraperitoneal route prevents parastomal hernia after laparoscopic abdomino–perineal resection. Dis Colon Rectum 2012; 55: 963–969.

[10] Shigemitsu Y, Akagi T, Morimoto A, et al: The maneuver to release an incarcerated obturator hernia. Hernia 2012; 16: 715–717.

[11] Miklos JR, O'Reilly MJ, Saye WB: Sciatic hernia as a cause of chronic pelvic pain in women. Obstet Gynecol 1998; 91: 998–1001.

[12] 杉本卓哉，三毛牧夫，山田成寿，他：腹腔鏡下手術を施行した横行結腸間膜内ヘルニアの1例．日消外会誌 2012; 45: 986–993.

[13] 三毛牧夫，柳田 剛，加納宣康：S状結腸間膜が関与する内ヘルニアに関する考察．外科治療 2011;105: 591–598.

[14] Janin Y, Stone AM, Wise L: Mesenteric hernia. Surg Gynecol Obstet 1980; 150: 747–754.

[15] Harbin WP, Andres J, Kim SH, et al: Inernal hernia into Treves'field pouch. Case report and review of literature. Radiology 1979; 130: 71–72.

[16] Chapman VM, Rhea JT, Novelline RA: Internal hernia through a defect in the broad ligament: a rare cause of intestinal obstructions. Emerg Radiol 2003; 10: 94–95.

[17] Petersen W: Über Darmverschlingung nach der Gastroenterostomie. Arch Klin Chir 1900; 62: 94–114.

[18] Estrada RL: Internal intra–peritoneal hernias. R.G. Landers company, Austin, 1994.

[19] Newsom BD, Kukora JS: Congenital and acquired internal hernias: unusual causes of small bowel obstruction. Am J Surg 1986; 152: 279–285.

[20] Bergstein JM, Condon RE: Obturator hernia: current diagnosis and treatment. Surgery 1996; 119: 133–136.

[21] 三毛牧夫：腹腔内内ヘルニア．ヘルニア手術のエッセンス（加納宣康，監修）．医学書院，2014, p152–188.

[22] Hongo N, Mori H, Matsumoto S, et al: Internal hernias after abdominal surgeries: MDCT features. Abdom Imaging 2011; 36: 349–362.

[23] Lall CG, Sandrasegaran K, Maglinte DT, et al: Bowel complications seen on CT after pancreas transplantation with enteric drainage. AJR Am J Roentgenol 2006; 187: 1288–1295.

[24] Lockhart ME, Tessler FN, Canon CL, et al: Internal hernia after gastric bypass: sensitivity and specificity of seven CT signs with surgical correlation and controls. AJR Am J Roentgenol 2007; 188: 745–750.

[25] Ponka JL, Brush BE: Sliding inguinal hernia in patients over 70 years of age. J Am Geriatr Soc 1978; 26: 68–73.

[26] Barker K, Smiddy FG: Mass reduction of inguinal hernia. Description of a new physical sign of diagnostic value and aetiological significance. Br J Surg 1970; 57: 264–266.

[27] 三毛牧夫：鼠径ヘルニア．ヘルニア手術のエッセンス（加納宣康，監修）．医学書院，2014, p22–93.

[28] 三毛牧夫：閉鎖孔ヘルニア．ヘルニア手術のエッセンス（加納宣康，監修）．医学書院，2014, p140–144.

四、SMA 综合征
(Superior Mesenteric Artery Syndrome)

1800 年，Rokitansky 首次发现肠系膜上动脉在腰椎部压迫十二指肠而发生梗阻。此后 1927 年，Wilkie 发表 75 例肠系膜上动脉综合征（Superior Mesenteric Artery Syndrome，SMA 综合征）的系列病例报告。这是 SBO 的高位梗阻的罕见原因。随后，人们将 SMA 综合征称为 Wilkie 综合征、Cast 综合征、肠系膜动脉十二指肠压迫综合征（Arteriomesentric Duodenal Compression）以及慢性十二指肠梗阻（Chronic Duodenal Ileus）等名称。

因为症状与影像学上的异常解剖表现不一致，故对于 SMA 综合征的诊断仍然有较多争议，有些患者经过治疗，也不能完全缓解症状。另外，该诊断有时与引起十二指肠梗阻的其他解剖学或功能性原因混淆。

解剖

十二指肠水平段有 Treitz 韧带，在第 3 腰椎水平经过腹主动脉和 SMA 之间（图 5-1-20）。SMA 在第 1 腰椎水平从腹主动脉前方侧面分出。其被脂肪和淋巴组织包裹，与腹主动脉形成锐角向尾侧延伸。大多数患者因有肠系膜脂肪垫的存在，通常 SMA 与腹主动脉形成的角度为 38°～65°。此角度与 BMI 相关性大。

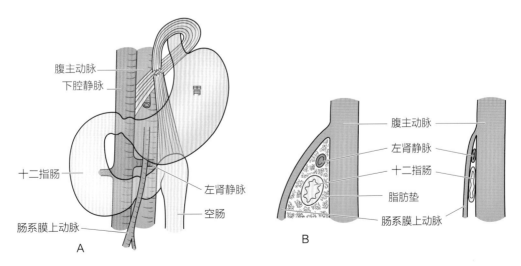

图 5-1-20　十二指肠水平部与肠系膜上动脉的关系解剖图
十二指肠水平部有 Treitz 韧带，在第 3 腰椎水平通过腹主动脉和 SMA 之间（A）。SMA 在第 1 腰椎水平从腹主动脉前方侧面分出。其分叉被脂肪和淋巴组织包裹，形成锐角而向下方延伸。SMA 与腹主动脉的正常距离通常是 10～28mm，但在 SMA 综合征患者中只有 2～8mm，这就是导致十二指肠压迫的潜在性因素。左肾静脉同样受压迫，也可以引起左肾静脉胡桃夹综合征（B）。

流行病学

目前此病实际发病率尚不明确，但被评估为 0.013% ~ 0.3%。最多见于年轻女性患者（18 ~ 35 岁），但是在所有年龄层都有发病报道。

危险因素

一些因素可减小腹主动脉与 SMA 之间的角度。内科疾病、精神疾病或外科手术后体重显著减少时，导致肠系膜脂肪垫的缺失是最常见的原因。长期卧床和厌食症有关的其他各种障碍也可能导致该病。

虽然低 BMI 和低体重是常见的 SMA 综合征的危险因素，但是这些因素并不是 SMA 综合征的必备因素。有研究报道，80 例 SMA 综合征患者中 50% 没有任何疾病。

在年轻 SMA 综合征患者中，最常见的报道是脊柱侧弯综合征的脊柱矫正手术后患者。其手术操作是，通过脊柱向头侧的移动而使 SMA 的起始部移开，减少 SMA 的横向移动，进而减小肠系膜上动脉的角度。这个状态被称为"Cast 综合征"。其他手术例如食管切除术，正常解剖构造的移动扭曲可促进 SMA 综合征的进展。

还有罕见的是，在异常位置悬吊十二指肠的 Treitz 韧带，即 Treitz 韧带先天性短小的患者。在 SMA 尾侧的分叉异常等也成为 SMA 综合征的危险因素。SMA 综合征的单卵孪生的 1 个病例报道和子宫内诊断的 1 个病例报道提示，SMA 综合征具有遗传因素。也有报道称，是腹主动脉压迫综合征（Celiac Axis Compression syndrome）伴发了 SMA 综合征。

但是，Louw 提出以下 3 点来反对腹主动脉和 SMA 的位置关系是该病原因的学说：

（1）梗阻部位不一定与动脉一致；

（2）症状是间歇性的；

（3）有时伴有剧烈绞痛的发作。

然后他还说明，所有 SMA 综合征伴有肠旋转异常，或假设肠旋转正常，但与 Ladd 韧带相同作用而加重症状。虽然肠旋转看起来正常，但多数情况下盲肠、升结肠的固定不充分，如果术中剥离此部分并予以翻转，一定会看到韧带的存在。Louw 认为在他自己总结的 54 例病例中，肠管固定正常的病例仅有 2 例，而且此 2 例也是韧带异常导致的十二指肠梗阻。因此，根据 Louw 的经验，假设这个病例是由于肠管的旋转、固定异常导致，而不是血管压迫引起的肠梗阻，那么所有疑问就可以一一解决。即：

关于（1），因为梗阻是由韧带引起的，故不需要与血管一致；同样关于（2）、（3），可以由肠扭转来解释。

Friedland 等也同意此观点。此外对于本病的成因，也有 Bay 等的假说，他认为是 Treitz 韧带部位的肠管旋转不良。另外，本病同时伴随移动盲肠的报道也不少。

在实际手术操作中，虽然大家都着重观察有无这些解剖变异，但现状是根本没有进行追加试验。

临床评价

有些患者在术后不知不觉中出现急性、慢性的症状。症状方面往往伴有近端高位小肠梗阻。中度梗阻患者只表现为餐后的上腹部疼痛或早期胀满感；梗阻严重的患者，表现为重度恶心、胆汁性呕吐以及体重减轻。

患者有时可以在俯卧位、左侧卧位或膝胸位时缓解症状。这些体位可以增加 SMA 与腹主动脉之间的角度，减少肠系膜和 SMA 等所致的张力。

查体表现是非特异性的，但可见腹部胀满、振水音和肠鸣音亢进等。化验检查正常，伴有严重呕吐的患者可存在明显的电解质异常。诊断往往较困难，可能引起电解质异常，胃穿孔、胃气肿以及门静脉气体、梗阻性十二指肠胃石的形成等严重并发症。

诊断检查

需与 SMA 综合征鉴别诊断的疾病包括糖尿病、风湿性血管病、硬皮病、慢性假性肠梗阻等在内的十二指肠运动不全以及与十二指肠相关的疾病。

症状多为非特异性的，重要的是疑诊该病。SMA 综合征的确诊往往是需要排除诊断。为了排除可能引起同样症状的其他疾病，需要进行完善的检查。

诊断检查包括腹部平片、经口造影剂 X 线检查。这些检查对高度怀疑该病的患者尤其有效。最近有些报道提示，腹部 CT 检查最具有诊断能力，其诊断准确率大约为 93.8%。

1 腹部平片

腹部平片往往是非特异性的。一般可见胃扩张、近端十二指肠扩张，以及十二指肠水平段气体突然被垂直切断等表现，从而提示近端小肠梗阻。

2 造影检查

上消化道造影证实从十二指肠进入小肠的造影剂比平时显著延迟。

造影检查的标准是：①十二指肠球部和降部扩张，但胃扩张不明显；②黏膜皱襞突然被垂直或斜向压迫；③造影剂从梗阻处到近端的流动方向与肠蠕动方向相反；④胃十二指肠区域排空延迟 4～6h；⑤俯卧位、膝胸位或左侧卧位时能改善梗阻。

3 B 超检查

作为能评估肠系膜上动脉解剖学结构的无创伤性方法，可以识别肠系膜上动脉与腹主动脉间角度。B 超检查，可以常规检查在侧卧位或立位时腹主动脉与肠系膜上动脉间角度的变化。超声内镜检查也被广泛用于探查 SMA 综合征相关的解剖学异常。

4 腹部 CT 检查

SMA 造影可见腹主动脉和肠系膜上动脉间角度狭小的程度。此外，可以测定腹腔内或后腹膜的脂肪量。腹主动脉与肠系膜上动脉间角度小于 25° 时，其诊断灵敏度最高。对 Treitz 韧带的十二指肠高位固定、SMA 起始部异常低位或 SMA 异常具有较高的诊断价值。

诊断仍然不明确时，也可进行动脉造影。

保守治疗

SMA 综合征的保守治疗主要是使患者体重增加，增加腹主动脉与肠系膜上动脉间角度。对于保守治疗失败的患者，可以采取外科手术。具有更多症状的慢性成人患者，保守治疗的成功率往往很低，且只是延长住院时间。当短期的辅助营养、胃肠减压和维持电解质平衡不能改善症状时，推荐进行外科治疗。

1 胃肠减压

所有患者应留置胃管，必须纠正电解质紊乱。鼻胃管减轻扩张的胃和近端十二指肠以及改善患者的不适感，也可以用来监测液体丢失量。

2　纠正电解质平衡紊乱

急性发病的患者有可能存在电解质平衡紊乱，呕吐可能导致液体量减少、低钾血症以及代谢性碱中毒。故需要积极监测、纠正电解质紊乱。

3　补充营养

主要治疗是补充营养，这在患者能增加经口摄入的初期阶段尤为关键。首选肠内营养，多数情况下须经留置于梗阻远端的鼻空肠营养管输注营养。确认到明显的体重增加，就可以逐渐开始进食。

对于症状较轻的成人患者或急性发病的儿童，随着营养改善可能会缓解症状。

外科治疗

如保守性的营养治疗不能改善症状，也有几项治疗 SMA 综合征的外科选择，这些选择包括十二指肠空肠吻合术、胃空肠吻合术以及 Strong 手术。

在实施手术前，为了确保术后伤口能够良好愈合，应该对患者的营养状态重新进行评估。为了确保术前和术后患者的生活质量，应积极邀请营养师和精神科医师参与治疗。

1　手术治疗

十二指肠空肠吻合术

施行十二指肠空肠吻合术时十二指肠可以被保留下来，或者也可以被切断。此后近端空肠通过右结肠系膜，与十二指肠进行侧侧吻合（图 5-1-21）。该术式改善梗阻的成功率高达 90% 以上。

胃空肠吻合术

胃空肠吻合术是将空肠袢提到胃，进行侧侧吻合（图 5-1-22）。胃空肠吻合术可以适当帮助胃减压，但有时不能完全改善十二指肠梗阻，而有可能需再次进行十二指肠空肠吻合术。

Strong 手术

Strong 手术是通过切断 Treitz 韧带而使十二指肠移动。Strong 手术的优点是保证肠管的连续性，因此是非侵袭性的且快速又安全。一旦十二指肠空肠结合部被充分移动后，十二指肠将位于 SMA 的右侧，由此腹主动脉与 SMA 之间不会存在受压情况（图 5-1-23）。缺点是该术式与术后早期

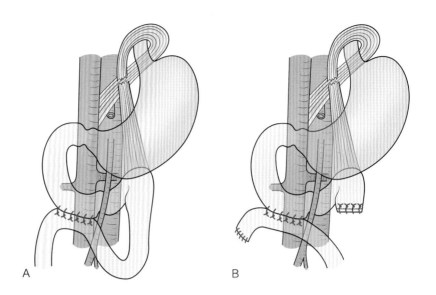

图 5-1-21　十二指肠空肠吻合术

通过十二指肠空肠吻合术，保留十二指肠（A）或切断十二指肠（B）。然后近端空肠通过右结肠系膜，与十二指肠侧侧吻合。该术式改善梗阻的成功率高达 90% 以上。

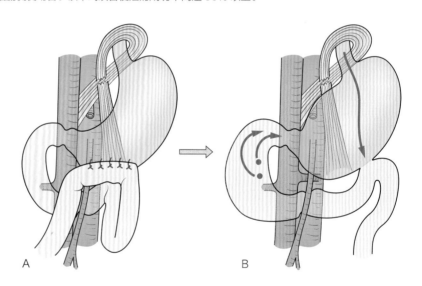

图 5-1-22　胃空肠吻合术

胃空肠吻合术是将空肠袢提到胃，进行侧侧吻合（A）。胃空肠吻合术可以适当帮助胃减压，但有时不能完全改善十二指肠梗阻，而有可能需再次进行十二指肠空肠吻合术。

复发有关。且一旦有粘连，则可能加大手术难度。此外，受到从胰十二指肠下动脉发向十二指肠的短分支的干扰，而不能充分向尾侧移动十二指肠。

2 腹腔镜手术

近年来，随着腹腔镜手术的进步，也有腹腔镜下十二指肠空肠吻合术的报道，也有腹腔镜下十二指肠空肠旁路成功的文献。这些微创外科也成为治疗的选择之一。

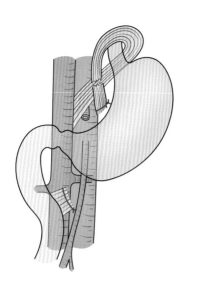

图 5-1-23　Strong 手术

Strong 手术是通过切断 Treitz 韧带来移动十二指肠。Strong 手术的优点是保证肠管的连续性，因此是非创伤性的且快速又安全。十二指肠空肠结合部一旦被充分移动后，十二指肠将位于 SMA 的右侧，由此，腹主动脉与 SMA 之间不会存在受压情况。缺点是有时发生术后早期复发。

并发症

SMA 综合征患者术后长期随访的报道较少见。一项纳入了 80 例患者的大宗病例报告显示，其随访的中位时间只有 5 个月，随访时间太短。随诊至术后 7 年的纳入 16 例患者的研究表明，所有患者的体重减轻得到改善。但是除了明显减少呕吐症状以外，其余基本上没有太大变化。另一个纳入 8 例患者的研究表明，症状虽然得到改善，但是没有大幅度的体重增加。

外科的手术操作各有优缺点。Strong 手术可以保证肠道的完整性，但是对 1/4 的患者可能会无效。胃空肠吻合术解除了胃内压，但不能减轻十二指肠梗阻，且有可能梗阻复发，需进行二次手术。此外，梗阻未改善会导致盲袢综合征或诱发消化性溃疡。十二指肠空肠吻合术的远期结果优于胃空肠吻合术，故被很多外科医师接受。

伴有十二指肠升段切断的十二指肠空肠吻合术能确立肠管的连续性，可以最大限度地减少盲袢相关的并发症。部分学者会完全切除十二指肠水平部，他们认为 SMA 综合征不是单纯的功能性障碍，而是真正的机械性梗阻。但是支持此观点的病理学或生理学的依据太少。随着梗阻的缓解，可以通过消化道造影明确十二指肠功能。

无论是保守治疗还是手术治疗，都需要慎重考虑长期预后。

[1] Barnes JB, Lee M: Superior mesenteric artery syndrome in an intravenous drug abuser after rapid weight loss. South Med J 1996; 89: 331–334.

[2] Wilkie DPD: Chronic duodenal ileus. Br J Surg 1921; 9: 204–214.

[3] Dorph MH: The cast syndrome; review of the literature and report of a case. N Engl J Med 1950; 243: 440.

[4] Welsch T, Büchler MW, Kienle P: Recalling superior mesenteric artery syndrome. Dig Surg 2007; 24: 149–156.

[5] Cohen LB, Field SP, Sachar DB: The superior mesenteric artery syndrome. The disease that isn't, or is it? J Clin Gastroenterol 1985; 7: 113–116.

[6] Ylinen P, Kinnunen J, Höckerstedt K: Superior mesenteric artery syndrome. A follow–up study of 16 operated patients. J Clin Gastroenterol 1989; 11: 386–391.

[7] Hines JR, Gore RM, Ballantyne GH: Superior mesenteric artery syndrome. Diagnostic criteria and therapeutic approaches. Am J Surg 1984; 148: 630–632.

[8] Derrick Jr, Fadhli HA: Surgical anatomy of the superior mesenteric artery. Am Surg 1965; 31: 545–547.

[9] Neri S, Signorelli SS, Mondati E, et al: Ultrasound imaging in diagnosis of superior mesenteric artery syndrome. J Intern Med 2005; 257: 346–351.

[10] Agrawal GA, Johnson PT, Fishman EK: Multidetector row CT of superior mesenteric artery syndrome. J Clin Gastroenterol 2007; 41: 62–65.

[11] Ozkurt H, Cenker MM, Bas N, et al: Measurement of the distance and angle between the aorta and superior mesenteric artery: normal values in different BMI categories. Surg Radiol Anat 2007; 29: 595–599.

[12] Sapkas G, O'Brien JP: Vascular compression of the duodenum (cast syndrome) associated with the treatment of spinal deformities. A report of six cases. Arch Orthop Trauma Surg 1981; 98: 7–11.

[13] Konen E, Amitai M, Apter S, et al: CT angiography of superior mesenteric artery syndrome. AJR Am J Roentgenol 1998; 171: 1279–1281.

[14] Merrett ND, Wilson RB, Cosman P, et al: Superior mesenteric artery syndrome: diagnosis and treatment strategies. J Gastrointest Surg 2009; 13: 287–292.

[15] Yakan S, Caliskan C, Kaplan H, et al: Superior mesenteric artery syndrome: a rare cause of intestinal obstruction. Diagnosis and surgical management. Indian J Surg 2013; 75: 106–110.

[16] Smith BM, Zyromski NJ, Purtill MA: Superior mesenteric artery syndrome: an underrecognized entity in the trauma population. J Trauma 2008; 64: 827–830.

[17] Lippl F, Hannig C, Weiss W, et al: Superior mesenteric artery syndrome: diagnosis and treatment from the gastroenterologist's view. J Gastroenterol 2002; 37: 640–643.

[18] Gustafsson L, Falk A, Lukes PJ, et al: Diagnosis and treatment of superior mesenteric artery syndrome. Br J Surg 1984; 71: 499–501.

[19] Biank V, Werlin S: Superior mesenteric artery syndrome in children: a 20–year experience. J Pediatr Gastroenterol Nutr 2006; 42: 522–525.

[20] Lee TH, Lee JS, Jo Y, et al: Superior mesenteric artery syndrome: where do we stand today? J Gastrointest Surg 2012; 16: 2203–2211.

[21] Pentlow BD, Dent RG: Acute vascular compression of the duodenum in anorexia nervosa. Br J Surg 1981; 68: 665–666.

[22] Gwee K, Teh A, Huang C: Acute superior mesenteric artery syndrome and pancreatitis in anorexia nervosa. Australas Psychiatry 2010; 18: 523–526.

[23] Adson DE, Mitchell JE, Trenkner SW: The superior mesenteric artery syndrome and acute gastric dilatation in eating disorders: a report of two cases and a review of the literature. Int J Eal Disord 1997; 21: 103–114.

[24] Schwartz A: Scoliosis, superior mesenteric artery syndrome, and adolescents. Orthop Nurs 2007; 26: 19–24.

[25] Vitale MG, Higgs GB, Lebling MS, et al: Superior mesenteric artery syndrome after segmental instrumentation: a biomechanical analysis. Am J Orthop (Belle Mead NJ) 1999; 28: 461–467.

[26] Zhu ZZ, Qiu Y: Superior mesenteric artery syndrome following scoliosis surgery: its risk indicators and treatment strategy. World J Gastroenterol 2005; 11: 3307–3310.

[27] Crowther MA, Webb PJ, Eyre–Brook IA: Superior mesenteric artery syndrome following surgery for scoliosis. Spine (Phila Pa 1976) 2002; 27: E528–E533.

[28] Cho KR, Jo WM: Superior mesenteric artery syndrome after esophagectomy with cervical esophagogastrostomy. Ann Thorac Surg 2006; 82: e37–e38.

[29] Iwaoka Y, Yamada M, Takehira Y, et al: Superior mesenteric artery syndrome in identical twin brothers. Intern Med 2001; 40: 713–715.

[30] Caspi B, Deutsch H, Grunshpan M, et al: Prenatal manifestation of superior mesenteric

artery syndrome. Prenat Diagn 2003; 23: 932–934.

[31] Tseng CK, Su WB, Lai HC, et al: Superior mesenteric artery syndrome caused by celiac axis compression syndrome: a case report and review of the literature. Eur J Gastroenterol Hepatol 2008; 20: 574–582.

[32] Louw JH: Intestinal malrotation and duodenal ileus. J R College Surg 1960; 5: 101–126.

[33] Friedland GW, Mason R, Poole GJ: Ladd's bands in older children, adlescents and adults. Radiology 1970; 95: 363–368.

[34] Bay V, Stoeckenius M: Duodenalstenose bein Marfan syndrome. Z Kinderchir 1967; 4: 322–329.

[35] Fitzgerald MJ, Nolan JP, O'Neill MN: The position of the human caecum in fetal life. J Anat 1971; 109: 71–74.

[36] Schermuly W: Passagerer arterio–mesenterialer Darmverschluss als Ursache ungeklärter Banchmerzen. Z Kinderheik 1956; 78: 197–209.

[37] Lim JE, Duke GL, Eachempati SR: Superior mesenteric artery syndrome presenting with acute massive gastric dilatation, gastric wall pneumatosis, and portal venous gas. Surgery 2003; 134: 840–843.

[38] Fuhrman MA, Felig DM, Tanchel ME: Superior mesenteric artery syndrome with obstructing duodenal bezoar. Gastrointest Endosc 2003; 57: 387.

[39] Anderson FH: Megaduodenum. A case report and literature review. Am J Gastroenterol 1974; 62: 509–515.

[40] Ünal B, Aktaş A, Kemal G, et al: Superior mesenteric artery syndrome: CT and ultrasonography findings. Diagn Interv Radiol 2005; 11: 90–95.

[41] Munns SW, Morrissy RT, Golladay ES, et al: Hyperalimentation for superior mesenteric–artery (cast) syndrome following correction of spinal deformity. J Bone Joint Surg Am 1984; 66: 1175–1177.

[42] Lee CS, Mangla JC: Superior mesenteric artery compression syndrome. Am J Gastroenterol 1978; 70: 141–150.

[43] Strong EK: Mechanics of arteriomesentric duodenal obstruction and direct surgical attack upon etiology. Ann Surg 1958; 148: 725–730.

[44] Wilson–Storey D, MacKinlay GA: The superior mesenteric artery syndrome. J R Coll Surg Edinb 1986; 31: 175–178.

[45] Richardson WS, Surowiec WJ: Laparoscopic repair of superior mesenteric artery syndrome. Am J Surg 2001; 181: 377–378.

[46] Morris TC, Devitt PG, Thompson SK: Laparoscopic duodenojejunostomy for superior mesenteric artery syndrome – how I do it. J Gastrointest Surg 2009; 13: 1870–1873.

[47] Gersin KS, Heniford BT: Laparoscopic duodenojejunostomy for treatment of superior mesenteric artery syndrome. JSLS 1998; 2: 281–284.

[48] Bermas H, Fenoglio ME: Laparoscopic management of superior mesenteric artery syndrome. JSLS 2003; 7: 151–153.

[49] Massoud WZ: Laparoscopic management of superior mesenteric artery syndrome. Int Surg 1995; 80: 322–327.

第2节 腔内性肠梗阻（Intraluminal Bowel Obstruction）

一、肠套叠

肠套叠在 1674 年被 Paul Barbete 首次报道。此后 1789 年，John Hunter 报道 3 例，使用肠套叠（Intussusception）这个词，并详述其意义。首次成功复位肠套叠的是 1871 年的 Sir Jonathan Hutchinson。现在，虽然成人肠套叠是少见疾病，但利用腹部 CT、腹部 B 超检查，大部分病例均可术前明确诊断。

病因

肠套叠（Intussusception）为近端肠管（Intussusceptum）像单筒望远镜样套入邻近的远端肠管（Intussuscipiens）（图 5-2-1）。

肠套叠的机制是近端区域的肠管顺行性嵌入松弛的远端肠管，但也有逆行性嵌入的报道。改变常规肠蠕动的任何疾病都会增加肠套叠的风险。肠套叠发生后再发生正常生理性肠蠕动时，会有更多的肠管、肠系膜及血管受累而被牵拉进去。

流行病学

成人肠套叠较罕见，占机械性肠梗阻的 1%～5%，占所有肠套叠的

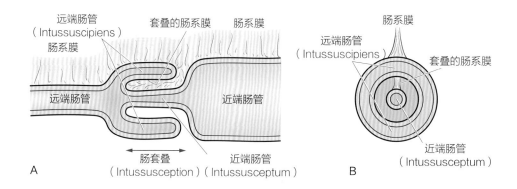

图 5-2-1 肠套叠

肠套叠（Intussusception）为近端肠管（Intussusceptum）像单筒望远镜样套入邻近的远端肠管（Intussuscipiens）。

5% ~ 10%。平均发病年龄是 50 岁，男女比例是 1 : 5。

90% 的小儿肠套叠是特发性的，但 90% 以上的成人肠套叠病例具有明确病因。其中，90% 与小肠和大肠相关。依据病因可分为 4 类：①与肿瘤有关的；②手术后的；③其他的；④特发性的。

良性、恶性肿瘤是成人肠套叠的主要致病原因。1214 例成人肠套叠的系统性回顾显示，与肿瘤有关的发病率是 63%。肿瘤在肠套叠顶端部位的病例中，将近 50% 是恶性的。48% 的结肠型肠套叠病例与恶性肿瘤有关，而小肠型的肠套叠有 17% 与恶性肿瘤有关。Honjyo 等报道，与肿瘤相关的套叠占 65.2%，手术后的为 21.7%，特发性的占 13%。

结肠型肠套叠多数与恶性肿瘤，即原发性腺癌有关。一般来说，小肠的恶性肿瘤中转移性肿瘤较多；良性肿瘤中较多的是脂肪瘤、平滑肌瘤等，还包括腺瘤样息肉、血管瘤、神经纤维瘤、绒毛状腺瘤、畸胎瘤等。肠套叠在艾滋病（Acquired Immune Deficiency Syndrome，AIDS）患者中可见增加趋势。这与淋巴样增生、卡波氏肉瘤、非霍奇金淋巴瘤等 AIDS 患者高频率地发生肠道感染和新生物有关。

术后因素是导致成人肠套叠的第二多见病因。临床上，术后肠套叠与术后肠梗阻相似，一般在术后 2 周内发生，大部分在肠功能恢复正常后或进食开始后 10 天内发生。

症状

大部分成人有至少 1 个月左右的间断性腹痛或呕吐病史。最普遍的症状是，肠管的不完全梗阻引起的刀割样腹痛（71%），恶心和呕吐（68%），腹胀感（45%），压痛（60%）。只有不到 20% 的病例表现为完全肠梗阻的急性症状。

诊断

因为没有典型的临床体征，成人肠套叠的诊断往往较困难。一般是通过灌肠造影可见充盈缺损而诊断为结肠型肠套叠。但是整体来说，术前确诊率只占 20% ~ 25%，往往在开腹探查时被发现。

但是最近，随着腹部 B 超以及腹部 CT 检查的广泛应用，其确诊率也随之升高。腹部 B 超肠管横断面检查，可见靶环征，此外可见高回声与低回声构成环状重叠，称为多发性同心环征象（图 5-2-2A）。在肠管长轴方向检查中可见由套叠肠管的外侧和内侧构成的三明治样的草叉征

（Hay-Fork Sign）（图 5-2-2B）。

腹部 CT 检查可见排列紊乱的近端肠管壁、肠系膜组织以及远侧肠管壁构成的 3 层类似结构为典型表现（图 5-2-3A），有时在顶端可见肿瘤（图 5-2-3B）。根据 Azar 等报道，腹部 CT 检查能确诊 78% 的病例。故 CT 检查是明确肠套叠诊断最有效的手段。根据我们的统计数据，术前应用腹部 B 超和 CT 检查，其确诊率可达 100%。

治疗

为了确定成人肠套叠的治疗方案，明确是否为器质性病变是很重要的。通过灌肠造影或大肠内镜而解除肠套叠时，也能进行定性诊断。

20 世纪 50 年代以前，肠套叠经过术中复位操作后，最终推荐进行外科切除。此后，由于并发恶性疾病的概率较高，因此对于所有结肠型肠套

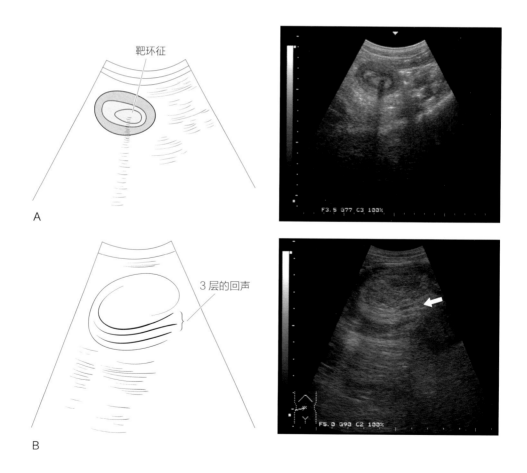

图 5-2-2　超声检查

A：表现为同心环状的靶环征（Target Sig）（小肠型，术后，无肿瘤）。

B：表现为由 3 层高回声和 4 层低回声构成的草叉征（Hay-Fork Sign）（小肠型，术后，无肿瘤）。

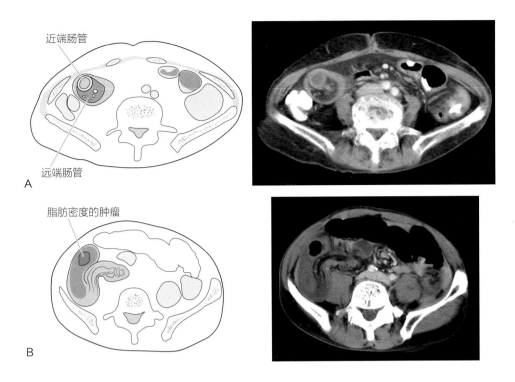

图 5-2-3　腹部 CT 检查

A：位于右下腹的圆形肿瘤病变。嵌入的近端肠管（Intussusceptum）、肠系膜组织以及远端肠管（Intussucipiens）构成的 3 层类似结构（小肠型，术后，无肿瘤）。

B：与嵌入的回肠肠管相延续的软组织旁可见椭圆形的脂肪密度肿瘤（回结肠型，末段回肠的脂肪瘤）。

叠，推荐不经过复位而直接一期切除。实际上小肠型的恶性疾病也不少，因此开始主张无论其解剖位置如何，对于所有成人肠套叠患者应不经过复位情况下直接实施外科切除。

但近年来小肠型肠套叠的原发恶性疾病的发生率相对较低，故要先考虑病变小肠的长度之后再决定是否做外科治疗。即：为了减少对肿瘤的直接操作，如果累及的小肠不是太长，可以不复位而直接切除；但如果需要切除的小肠较长，为了减少切除范围，首先尝试细心复位。现在的趋势是，仅限在临床上怀疑原发性恶性疾病时，才实施不伴复位的外科切除。

有关成人肠套叠的最佳外科治疗仍然有争论，主要受以下 4 种观点影响。即：①基础病因的发生率和手术疗法的必要性；②相关恶性疾病的患病率和手术操作创伤程度；③解剖学位置和肠套叠的范围；④相关炎症、水肿、肠缺血的程度。

关于手术术式，逐渐尝试进行恢复快、住院时间短的腹腔镜辅助下手术，如已术前复位，不限病变部位，应该实施腹腔镜手术。

近年 Mayo 诊所的 Sarr 提到以往的定论，即病因与恶性疾病有关联，故对于成人肠套叠不推荐行术前复位。他认为：第一，以往认为导致成人肠套叠的恶性疾病的发病率较高，但在最近的病例中只见于大约 1/3 的患者中。第二，No-Touch（不触碰）肿瘤的概念已成为"过去式"，实际上肿瘤细胞不停地流出，肠套叠的复位除了引起肠管的黏膜损伤以外没有其他影响。第三，有些回结肠型或小肠型肠套叠病例不存在顶端病变，对于这样的病例不是必须切除。第四，术前复位增加癌根治性手术的可能性，可以回避紧急手术，选择择期手术，可能减少切除范围，也可以进行术前肠道准备。第五，实际上出现嵌顿、绞窄性肠套叠时，通过影像科医师的细致诊断或内镜医师操作的技术，术前可以评估了解其能否复位。

综上所述，将来对肠套叠行外科手术时是否要复位，其结论可能会发生变化。

人们曾认为成人肠套叠临床特征较少且呈现出非特异性的亚急性症状，故诊断困难，这种观点已落后。如果使用现在的检查器械，就可以很容易地进行诊断。长期以来，被认为不应该施行的术前复位以及术中徒手复位，在现代外科学来看，其利大于弊，故应成为今后的标准治疗方案。此外，术前复位后可实施腹腔镜辅助下手术的病例逐渐增加（图 5-2-4）。

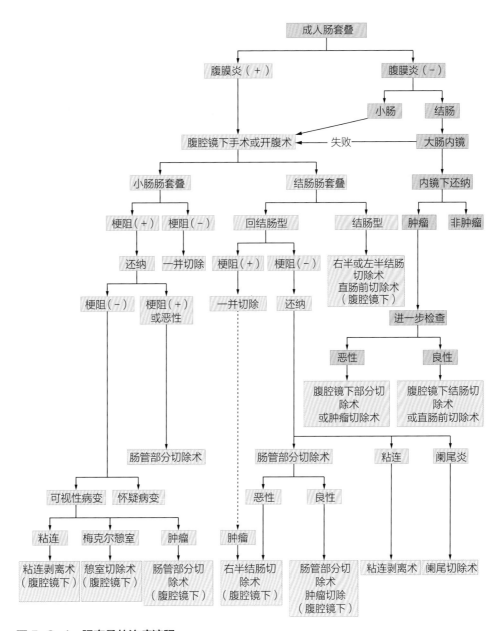

图 5-2-4　肠套叠的治疗流程

参考文献

[1] Barbete P: Ouevres Chirurgiques et Anatomiques. Geneva: Francois Miege; 1674; 5221.

[2] Hunter J: On introsusception (read Aug 18,1789) . The works of John Hunter, FRS London (Palmer JF, ed) . London: Longman, Rees, Orme, Brown, Green, Longman, 1837; p587–593.

[3] Hutchinson J: A successful case of abdominal section for intussusception. Proc R Med Chir Soc 1873; 7: 195–198.

[4] Marinis A, Yiallourou A, Samanides L, et al: Intussusception of the bowel in adults: a review. World J Gastroenterol 2009; 15: 407–411.

[5] Gayer G, Zissin R, Apter S, et al: Pictorial review: adult intussusception––a CT diagnosis. Br J Radiol 2002; 75: 185–190.

[6] Weilbaecher D, Bolin JA, Hearn D, et al: Intussusception in adults. Review of 160 cases. Am J Surg 1971; 121: 531–535.

[7] Brayton D, Norris WJ: Intussusception in adults. Am J Surg 1954; 88: 32–43.

[8] Zubaidi A, Al–Saif F, Silverman R: Adult intussusception: a retrospective review. Dis Colon Rectum 2006; 49: 1546–1551.

[9] Agha FP: Intussusception in adults. AJR Am J Roentgenol 1986; 146: 527–531.

[10] Azar T, Berger DL: Adult intussusception. Ann Surg 1997; 226: 134–138.

[11] Felix EL, Cohen MH, Bernstein AD, et al: Adult intussusception: Case report of recurrent intussusception and review of the literature. Am J Surg 1976; 131: 758–761.

[12] Newsom BD, Kukora JS: Congenital and acquired internal hernias: unusual causes of small bowel obstruction. Am J Surg 1986; 152: 279–285.

[13] Honjo H, Mike M, Kusanagi H, et al: Adult intussusception: a retrospective review. World J Surg 2005; 39: 134–138.

[14] Nagorney DM, Sarr MG, McIlrath DC: Surgical menagement of intussusception in the adult. Ann Surg 1981; 193: 230–236.

[15] Sarr MG, Nagorney DM, McIlrath DC: Postoperative intussusception in the adult : a previously unrecognized entity? Arch Surg 1981; 116: 144–148.

[16] Gordon RS, O'Dell KB, Namon AJ, et al: Intussusception in the adult—a rare disease. J Emerg Med 1991; 9: 337–342.

[17] Mullan CP, Siewert B, Eisenberg RL: Small bowel obstruction. AJR Am J Roentgenol 2012; 198: W105–W117.

[18] Iko BO, Teal JS, Siram SM, et al: Computed tomography of adult colonic intussusception: clinical and experimental studies. AJR Am J Roentgenol 1984; 143: 769–772.

[19] Omori H, Asahi H, Inoue Y, et al: Intussusception in adults: a 21–year experience in the university–affiliated emergency center and indication for nonoperative reduction. Dig Surg 2003; 20: 433–439.

[20] 三毛牧夫，加納宣康：成人腸重積症の手術. 手術 2006; 60: 1005–1010.

[21] 北濱誠一，三毛牧夫，遠藤悟史，他：脂肪腫を伴った内翻 Meckel 憩室による成人腸重積症の1例. 日消外会誌 2008; 41: 664–669.

[22] Wang LT, Wu CC, Yu JC, et al: Clinical entity and treatment strategies for adult intussusceptions: 20 years'experience. Dis Colon Rectum 2007; 50: 1941–1949.

二、胆石性 SBO

从小肠梗阻的定义来说，唯一带着"Ileus"名称的疾病就是胆石性肠梗阻。比起肠梗阻的定义，从该疾病名称中除掉"Ileus（梗阻）"这个词才能获得统一性。本书使用"胆石性肠梗阻"这个词，是急性腔内性（Intraluminal）肠梗阻的典型代表之一。梗阻的部位一般来说位于回盲瓣部位，因其肠管口径比其他肠管更狭小。

流行病学

胆石性肠梗阻是胆囊结石的罕见并发症，胆结石患者的发病率为0.5% 以下。机械性肠梗阻患者的这个发病率为 1% ~ 4%，65 岁以上非绞窄性小肠梗阻患者的这个发病率 25%。胆石性肠梗阻患者的平均年龄是70 岁，但也有 13 岁患者发病的报道。女性的发病率比男性高 3 ~ 16 倍。

病因

胆石通过胆管肠道瘘进入肠道，患有胆石症并有胆囊炎病史的病例发生此种情况的比例为 2% ~ 3%。60% 是胆囊十二指肠瘘，但胆囊结肠瘘以及胆囊胃瘘也导致胆石侵入消化道，如果是胆囊结肠瘘，应称为胆石性大肠梗阻。

Mirrizi 提到嵌顿于胆囊管的结石从外侧压迫肝总管梗阻的情况。结石向胆囊管嵌顿的结果导致肝总管狭窄，暗示 Mirrizi 综合征和胆囊肠管瘘存在关联。其结果可引起胆道肠管瘘。5673 例包括胆囊切除术的外科手术的病例中，327 例病例（5.7%）为 Mirizzi 综合征，105 例病例（1.8%）为胆囊肠管瘘。胆囊小肠瘘的患者中，90% 为 Mirizzi 综合征。因此，发现胆囊小肠瘘的患者时，必须想到同时存在 Mirizzi 综合征的可能性。

胆囊炎诱发胆道和小肠间相互粘连。胆石对胆囊壁的压迫坏死成为瘘管形成的原因，这就是胆石性肠梗阻导致瘘管形成的主要原因。此外，在内镜下十二指肠大乳头切开术后也会发生胆石性肠梗阻。关于该情况，可推测结石通过切开后的乳头进入小肠内，此时，结石应足够大，并能成为导致梗阻的原因。胆石性肠梗阻也会并发于 Crohn 病炎症狭窄的肠管病变部位。

胆石性肠梗阻为胆石足够大时发生梗阻。90% 的结石是直径 2cm 以上，大部分是 2.5cm 以上。50% ~ 70% 的结石阻塞于小肠内最狭窄的回肠部。其次容易被侵犯的部位是空肠和胃。一般来说，结石能通过正常管径的结肠，仅当憩室炎后存在肠管狭窄时才容易发生结肠梗阻。

胆石性肠梗阻的典型临床症状多表现为高龄女性的间歇性亚急性梗阻。间歇性梗阻是因为结石通过肠腔内不断移动所致。暂时性胆石嵌顿可引起腹痛和呕吐，嵌顿被解除后症状缓解，在更远端肠腔内结石停留时再次复发，其结果就是再发数天前发作的较为模糊的腹痛症状。平均住院前的有症状时间大约为 5 天。胆道小肠瘘出血时可以引起呕血，一般比较少见。

Bouveret 综合征主要是指由于胆石嵌顿于十二指肠或幽门部，继发引起胃排空受阻。

查体表现为患者有发热症状，往往处于脱水状态。腹部体征有腹部膨隆和肠鸣音亢进。15% 以下的病例发生黄疸。此外，一个研究报告显示，20% 的患者有持续性的急性胆囊炎体征。

多数罹患该病的患者同时患有包括冠脉疾病、肺疾病以及糖尿病在内的重度内科疾病。一项纳入 22 例病例的报道显示，86% 患者的 ASA 分级是 3 级或 4 级 [美国麻醉医师学会分级 （Merican Society of Anesthesiologists Class）]。

诊断

在腹部平片的基础上，施行腹部 CT 检查，更容易观察到嵌顿结石。77% 的患者结合影像学检查后能确诊胆石性肠梗阻。

胆石性肠梗阻还有一个问题，这类患者中大约半数并没有胆道系统疾病的既往史，故常常被忽略。此外，脱水引起的白细胞增多、电解质异常等伴发于小肠梗阻后的生化异常、转氨酶的升高等表现是非特异性的。

影像学诊断

1941 年，首次报道胆石性肠梗阻的影像学检查表现。尽管影像学诊断在飞速进步，腹部平片检查仍然是在该情况下唯一的、最重要的诊断学检查。胆石性肠梗阻的主要影像学表现如下：

（1）不完全或完全肠梗阻征象（图 5-2-5）；

（2）胆道分支内有气体存在（胆道气肿，Penumobilia）（图 5-2-6）；

（3）结石钙化时可以直接观察到（图 5-2-5、图 5-2-7）；

（4）与上次影像比较，结石位置有变化；

（5）右上腹 2 个相邻的小肠气液平。

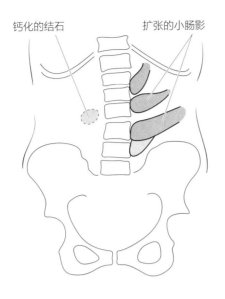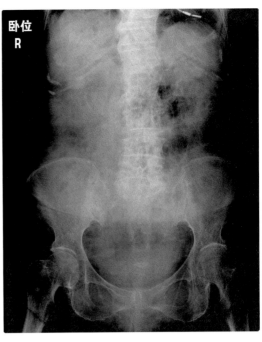

图 5-2-5　腹部平片

在左腹部可见小肠扩张影，是不完全梗阻的表现。第 3 腰椎右侧的腰大肌缘可见圆形钙化影。

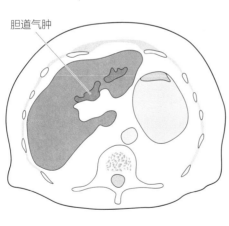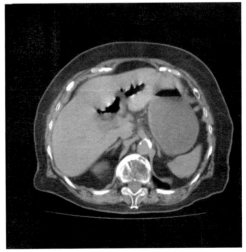

图 5-2-6　腹部 CT 检查

肝内胆管内可见明显气体（胆道气肿）。

在胆石性肠梗阻的患者中，50% 的病例可以检出上述前 3 个表现中的 2 个。例如，胆道气肿在 30% ~ 60% 患者中发生。这意味着存在胆囊管或胆总管瘘管。但是，内镜下乳头切开术等胆道手术后无功能的 Oddi 括约肌也会引起胆道气肿，故并不是胆石性肠梗阻的特异性表现。

腹部平片上只有不到 15% 的病例中能看到结石，其理由有 2 个：①放射线能穿透大部分结石；②由于气体和骨骼的存在而使胆道外的胆石模糊不清。消化道造影检查与胆道小肠瘘的存在一样，主要用于确定肠梗阻的位置。

B 超检查可以明确瘘管、嵌顿结石，以及残留的胆囊结石和胆管结石。但是肠腔内气体存在时，可能会干扰超声，导致看不清胆石。

此外，腹部 CT 检查能明确胆囊壁肥厚、胆道气肿、肠梗阻，以及梗阻胆石。腹部 CT 检查在机械性梗阻确诊之前，更能评估肠管内嵌顿结石。

治疗

适当静脉补液后，肠梗阻的快速诊断是胆石性肠梗阻治疗中必不可少的。其治疗的主要争论点是"是否进行胆道的外科治疗"。外科手术可做一期手术或二期手术，主要术式为经肠结石去除术（Enterolithotomy）。手术时根据小肠的活性，决定是否需要切除小肠。

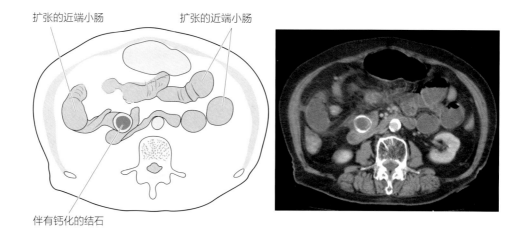

扩张的近端小肠　　　　　扩张的近端小肠

伴有钙化的结石

图 5-2-7　腹部 CT 检查

可见从左侧腹向右侧延续的小肠扩张影。挨着十二指肠可见环形的钙化结石，结石远端的小肠在该断面以下并无扩张。

1 一期手术操作

一期治疗包括胆囊切除术及瘘管切除术，加上肠梗阻的治疗。一期手术可减少胆石 SBO 的复发。只采用肠结石去除治疗的患者中，17% 以上的胆石肠梗阻会复发。一期手术操作不但能去除造成体重减轻或吸收障碍的持续性瘘管，还能防治胆囊结石症、胆囊炎，以及胆囊癌。

胆囊癌发生率的增加与 Mirizzi 综合征有关，伴有长期胆石疾病和持续性胆囊黏膜损害的慢性胆囊炎患者最容易发生胆囊癌。在 1758 例胆囊切除术的回顾性研究中，18 例患者有 Mirizzi 综合征，其中 5 例患者（27.8%）为胆囊癌，这个发病比例显著高于长期胆囊结石合并恶性疾病的发生率（2%）。

因此，一期手术操作主要用于手术风险低、术中可以探查到右上腹和胆道并可以切除胆囊的患者。

处于休克状态、有重度炎症表现、外科手术时探查到致密粘连等具有高风险因素的患者，应只实施肠结石去除术。

大部分患者是具有严重内科并发症的高龄患者，全身麻醉下实施大范围的粘连松解以及长时间的一期手术操作，可能给已有严重疾病的患者带来更大风险。胆石性肠梗阻的整体死亡率为 4.5% ~ 25%，比所有其他非恶性疾病导致的机械性肠梗阻高 19 倍。

因胆石性肠梗阻的复发和胆囊炎的复发概率低，故可以单纯行肠结石去除术。在没有胆囊管开放或没有残留胆囊结石的情况下，胆道小肠瘘可以自然闭锁或萎缩。1001 例患者的回顾性报告显示，所有患者的复发率为 4.7%，57% 在最初外科手术后 6 个月内发生。并且，胆囊切除术不能预防所有胆石性肠梗阻复发，其理由是胆总管结石也可向远端移动造成小肠梗阻。具有症状的胆道系统疾病患者，如果胆囊未被切除，15% 的患者今后病情会有进展。

2 二期手术操作

所谓二期手术操作是只施行肠结石去除术。这个方法适用于具有外科高风险因素的患者。如果胆石性 SBO 复发或胆囊炎复发，明确需要胆道手术操作的话，可予以二期手术切除。

开腹手术中，由嵌顿部位向近端沿着肠系膜对侧进行肠管纵向切开，把结石向近端挤压后取出。为了避免肠管狭窄，应该横向闭合肠管。盲肠的结石去除操作时，黏膜损伤容易波及浆膜，故一般来说不应推挤结石。当有穿孔、明显缺血或不能移动的结石时，需要切除肠管。

为了确认有无更多的结石，需要细心检查全肠管。3% ~ 16% 病例中可见多发结石。这些结石通过挤压一般能去除。

使用腹腔镜入路时，推荐将梗阻肠管袢移动后定位，随后从腹部小切口提出肠管后去除结石。

3 非外科治疗

胆石性肠梗阻的非外科治疗方法太多，且存在争议，因此只有症状重、风险较高的患者才是适应证。有些报道提示，对于空肠、胃以及结肠的梗阻结石能成功实施体外冲击治疗；但是肠管内的气体会妨碍 B 超视野，由此妨碍体外冲击波治疗。外科手术治疗成为胆石性肠梗阻的首选治疗方法。

参考文献

[1] Reisner RM, Cohen JR: Gallstone ileus: a review of 1001 reported cases. Am Surg 1994; 60: 441–445.

[2] Clavien PA, Richon J, Burgan S: Gallstone ileus. Br J Surg 1990; 77: 737–742.

[3] Ayantunde AA, Agrawal A: Gallstone ileus: diagnosis and management. World J Surg 2007; 31: 1292–1297.

[4] van Hillo M, van der Vliet JA, Wiggers T, et al: Gallstone obstruction of the intestine: an analysis of ten patients and a review of the literature. Surgery 1987; 101: 273–276.

[5] Mirizzi PL: Syndrome del conducto hepatico. J Int Chir 1948; 8: 731–737.

[6] Beltran MA, Csendes A, Cruces KS: The relationship of Mirizzi syndrome and cholecystoenteric fistula: validation of a modified classification. World J Surg 2008; 32: 2237–2243.

[7] Despland M, Clavien PA, Mentha G, et al: Gallstone ileus and bowel perforation after endoscopic sphincterotomy. Am J Gastroenterol 1992; 87: 886–888.

[8] Basili G, Lorenzetti L, Celona G, et al: Gallstone ileus in patient with Crohn's disease: report of a clinical observation. Surg Endosc 2006; 20: 703–704.

[9] Deitz DM, Standage BA, Pinson CW, et al: Improving the outcome in gallstone ileus. Am J Surg 1986; 151: 572–576.

[10] Ferreira LE, Topazian MD, Baron TH: Bouveret's syndrome: diagnosis and endoscopic treatment. Clin Gastroenterol Hepatol 2008; 6: e15.

[11] Kishi K, Yamada K, Sugiyama T: Gastric outlet obstruction caused by a large gallstone in the duodenum(Bouveret's syndrome). Clin Gastroenterol Hepatol 2008; 6: e11.

[12] Moss JF, Bloom AD, Mesleh GF, et al: Gallstone ileus. Am Surg 1987; 53: 424–428.

[13] Lasson A, Lorén I, Nilsson A, et al: Ultrasonography in gallstone ileus: a diagnostic challenge. Eur J Surg 1995; 161: 259–263.

[14] Sackmann M, Holl J, Haerlin M, et al: Gallstone ileus successfully treated by shock-wave lithotripsy. Dig Dis Sci 1991; 36: 1794–1795.

[15] Seal EC, Creagh MF, Finch PJ: Gallstone ileus: a new role for abdominal computed tomography. Postgrad Med J 1995; 71: 313–315.

[16] Lassandro F, Gagliardi N, Scuderi M, et al: Gallstone ileus analysis of radiological findings in 27 patients. Eur J Radiol 2004; 50: 23–29.

[17] Lassandro F, Romano S, Ragozzino A, et al: Role of helical CT in diagnosis of gallstone ileus and related conditions. AJR Am J Roentgenol 2005; 185: 1159–1165.

[18] Chiam QL, Lau K: Coexistent gallbladder carcinoma in Mirizzi syndrome. Australas Radiol 2003; 47: 58–60.

[19] Redaelli CA, Büchler MW, Schilling MK, et al: High coincidence of Mirizzi syndrome and gallbladder carcinoma. Surgery 1997; 121: 58–63.

[20] Rodríguez-Sanjuán JC, Casado F, Fernández MJ, et al: Cholecystectomy and fistula closure versus enterolithotomy alone in gallstone ileus. Br J Surg 1997; 84: 634–637.

[21] Lobo DN, Jobling JC, Balfour TW: Gallstone ileus: diagnostic pitfalls and therapeutic successes. J Clin Gastroenterol 2000; 30: 72–76.

[22] Tan YM, Wong WK, Ooi LL: A comparison of two surgical strategies for the emergency treatment of gallstone ileus. Singapore Med J 2004; 45: 69–72.

[23] Doko M, Zovak M, Kopljar M, et al: Comparison of surgical treatments of gallstone ileus: preliminary report. World J Surg 2003; 27: 400–404.

[24] Zhao JC, Barrera E, Salabat M, et al: Endoscopic treatment for Bouveret syndrome. Surg Endosc 2013; 27: 655.

[25] Montgomery A: Laparoscope-guided enterolithotomy for gallstone ileus. Surg Laparosc Endosc 1993; 3: 310–314.

[26] Bourke MJ, Schneider DM, Haber GB: Electrohydraulic lithotripsy of a gallstone causing gallstone ileus. Gastrointest Endosc 1997; 45: 521–523.

[27] Meyenberger C, Michel C, Metzger U, et al: Gallstone ileus treated by extracorporeal shockwave lithotripsy. Gastrointest Endosc 1996; 43: 508–511.

[28] Oakland DJ, Denn PG: Endoscopic diagnosis of gallstone ileus of the duodenum. Dig Dis Sci 1986; 31: 98–99.

第3节 内源性肠梗阻（Intrinsic Bowel Obstruction）

一、结肠吻合口狭窄

结直肠吻合后吻合口狭窄的发生率为 0 ~ 30%。发病率范围宽泛，原因之一是对狭窄的定义模糊。根据研究，原来定义为以直肠镜（直径 12mm）或硬性乙状结肠镜（直径 19mm）不能通过为吻合口狭窄。临床上定义的狭窄，是典型病变伴有不完全或完全肠梗阻。有症状的狭窄发生率为 4% ~ 10%。

大部分吻合口狭窄的患者不需要进行治疗。在一项用器械吻合的 179 例结直肠患者的连续性前瞻性研究中，20% 的患者发生良性狭窄或直肠乙状结肠镜无法通过的情况，8 例患者（占所有患者的 4% 和有狭窄症状患者的 22%）发生梗阻症状，此 8 例患者均只通过内镜下扩张术治疗即可。

危险因素

吻合口狭窄由组织缺血、炎症、放射线、吻合口漏或恶性肿瘤复发而引起。有关吻合口狭窄的病理生理中提到前述各个因素的文献较少。

在结肠 – 结肠以及结肠 – 直肠吻合中，器械吻合与手工缝合相比较，前者狭窄的发生风险高。纳入了 7 项随机研究、1042 例结直肠吻合患者的系统性回顾显示，器械吻合狭窄的发生率明显高于手工缝合（8% & 2%）。与此结果不同，纳入了 6 个研究、955 例回结肠吻合患者的 Meta 分析显示，这两种方式狭窄率并没有明显的差异。

前瞻性观察研究表明，大肠吻合之后发生狭窄的风险方面，男性是女性的 1.8 倍（25% & 14%）。因男性在解剖学上骨盆狭窄而加大了吻合难度。

管理

吻合口狭窄的管理依赖于其病因和解剖学位置。

1 恶性狭窄

首次手术是针对恶性肿瘤时，必须排除狭窄有无局部复发。其评估方法包括肿瘤标志物（CEA）、腹部 CT 检查、腹部 MRI 检查、腹部超声内镜检查，或 PET 以及狭窄部位的内镜下活检。

有研究显示恶性肿瘤复发在早期狭窄（6 个月之前）中罕见，但随着时间的推移，局部恶性肿瘤复发的风险会增加。没有远处转移，又可以完全切除肿瘤的情况下，针对恶性肿瘤复发引起的吻合口狭窄是外科切除的适应证。远处转移或存在无法切除的因素时，为了缓解症状，应进行近端肠造口术为宜。

因恶性疾病接受大肠切除术的 68 例吻合口狭窄患者的回顾性研究显示，7 例（10%）患者为肿瘤复发造成吻合口狭窄。初期治疗是对所有患者实施内镜下扩张术，其中 59%（40 例患者）成功。所有肿瘤复发导致继发性狭窄的患者，初次活检结果均为阴性。内镜扩张术后持续性狭窄或复发性狭窄病例通过之后的活检，得以确诊为恶性肿瘤。7 例患者中 4 例进行了外科切除，其他 3 例接受了姑息性造口术。

2 良性狭窄

直肠低位前切除术后的良性狭窄、结肠肛管，以及回肠肛管吻合口狭窄，通常可以通过反复用食指或塑料扩肛器进行有效的扩张得到改善。更高位的结肠 - 直肠、结肠 - 结肠或回肠 - 结肠吻合口狭窄可以在内镜下治疗。良性病例中 88% ～ 100% 的患者能够通过施行内镜下球囊扩张而改善。

应用双吻合技术进行直肠低位前切除一直以来是安全有效的标准手术方法，术后发生率最高的并发症是吻合口狭窄。反复使用球囊扩张也依然不见改善时，推荐用 STENO-CUTTER™ 切开两处吻合口（图 5-3-1）。自膨胀式金属支架或者对狭窄进行肛门镜下切开术等对重度吻合口狭窄治疗有效。难治性狭窄，有时需要进行外科切除，或进行永久性造口术。

结果

与恶性狭窄相比，内镜下扩张术在良性狭窄患者中实施的成功率高，而且并发症发生率低。

一项纳入 94 例患者的回顾性研究显示，与恶性狭窄相比，内镜下扩张术对于良性狭窄明显有效（59% & 88%），而实施手术的患者中，并发症发生率明显变高（4% & 23%）。内镜下扩张术的并发症为良性再狭窄（11%）、穿孔（5%），以及脓肿形成（2%）。内镜治疗失败的 27 例吻合口狭窄患者的回顾性研究表明，这些患者实施结直肠吻合或者结肠肛管吻合，结果显示没有死亡病例，在中位时间为 28 个月的随访期间内，都没有狭窄复发。

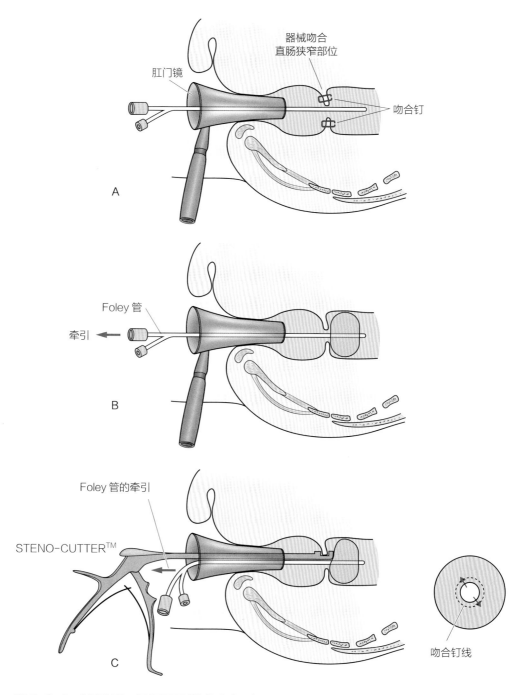

图 5-3-1　**STENO-CUTTER™ 的吻合口切开**

为了固定吻合狭窄部，从狭窄部插入 Foley 管（A），充满气囊之后，予以牵引固定狭窄部位（B）。沿着球囊向狭窄部很容易就插入 STENO-CUTTER™（C）。切开两处。

参考文献

[1] Bannura GC, Cumsille MA, Barrera AE, et al: Predictive factors of stenosis after stapled colorectal anastomosis: prospective analysis of 179 consecutive patients. World J Surg 2004; 28: 921–925.

[2] Schlegel RD, Dehni N, Parc R, et al: Results of reoperations in colorectal anastomotic strictures. Dis Colon Rectum 2001; 44: 1464–1468.

[3] Shimada S, Matsuda M, Uno K, et al: A new device for the treatment of coloproctostomic stricture after double stapling anastomoses. Ann Surg 1996; 224: 603–608.

[4] Luchtefeld MA, Milsom JW, Senagore A, et al: Colorectal anastomotic stenosis. Results of a survey of the ASCRS membership. Dis Colon Rectum 1989; 32: 733–736.

[5] Suchan KL, Muldner A, Manegold BC: Endoscopic treatment of postoperative colorectal anastomotic strictures. Surg Endosc 2003; 17: 1110–1113.

[6] Vignali A, Fazio VW, Lavery IC, et al: Factors associated with the occurrence of leaks in stapled rectal anastomoses: a review of 1,014 patients. J Am Coll Surg 1997; 185: 105–113.

[7] Fingerhut A, Elhadad A, Hay JM, et al: Infraperitoneal colorectal anastomosis: hand-sewn versus circular staples. A controlled clinical trial. French Associations for Surgical Research. Surgery 1994; 116: 484–490.

[8] Corman ML: Carcinoma of the Rectum. Colon and Rectal Surgery (5th ed) (Corman ML, ed). Lippincott, Williams, and Wilkins, Philadelphia 2005; p1002–1004.

[9] Neutzling CB, Lustosa SA, Proenca IM, et al: Stapled versus handsewn methods for colorectal anastomosis surgery. Cochrane Database Syst Rev 2012; 2: CD003144.

[10] Choy PY, Bissett IP, Docherty JG, et al: Stapled versus handsewn methods for ileocolic anastomoses. Cochrane Database Syst Rev 2011; 9: CD004320.

[11] Ambrosetti P, Francis K, De Peyer R, et al: Colorectal anastomotic stenosis after elective laparoscopic sigmoidectomy for diverticular disease: a prospective evaluation of 68 patients. Dis Colon Rectum 2008; 51: 1345–1349.

[12] Knight CD, Griffen FD: An improved technique for the low anterior resection of the rectum using the EEA stapler. Surgery 1980; 88: 710–714.

[13] Verma JS, Chan AC, Li MK, et al: Low anterior resection of the rectum using a double stapling technique. Br J Surg 1990; 77: 888–890.

[14] Cade D, Gallagher P, Schofield PF, et al: Complications of anterior resection of the rectum using the EEA stapling device. Br J Surg 1981; 68: 339–340.

[15] Forshaw MJ, Maphosa G, Sankararajah D, et al: Endoscopic alternatives in managing anastomotic strictures of the colon and rectum. Tech Coloproctol 2006; 10: 21–27.

二、梗阻性结肠炎

1945 年，Kremen 首次报道梗阻性结肠炎，它是由于大肠癌的不完全梗阻，引起近端大肠发生伴有糜烂或溃疡的非特异性炎症病变，此后也有零星报道。1966 年，Glotzer 等将此病称为梗阻性结肠炎（Obstructive Colitis）。梗阻性结肠炎包括溃疡性疾病（Ulcerative Disease）、缺血性结肠炎（Ischemic Colitis）、急性坏疽性结肠炎（Acute Gangrenous Colitis）、急性坏死性肠炎（Acute Necrotizing Colitis）、假膜性结肠炎（Pseudomembranous Colitis）、单纯性结肠炎（Simply as Colitis）等。

本病是发生于大肠癌等机械性梗阻部位近端的扩张肠管的非特异性炎症的溃疡性病变。

病因和流行病学

关于梗阻的原因，有各种各样的报道，但大肠癌引起的梗阻最多见，大肠癌合并梗阻性结肠炎的发生率为 0.3% ~ 2%。此外，伴有梗阻症状的大肠癌手术，术后发生结肠炎的概率为 7% ~ 20%。除了癌以外，报道的罕见疾病有结肠憩室症、结肠扭转、嵌顿疝、放射性肠炎、钡剂肠梗阻等梗阻性疾病。

发病机制

发病机制有如下几点：①肠管内压升高导致的黏膜血流障碍；②肠管壁挛缩；③细菌感染；④血运障碍。以上病因相互影响而发生本病。

临床症状

关于临床症状，与原发病引起的大肠梗阻的核心症状相比，并发于肠管缺血的症状更为多见。患有大肠梗阻性病变的同时，表现为腹泻、腹痛、压痛、痉挛、发热或速脉时，应该怀疑本病。

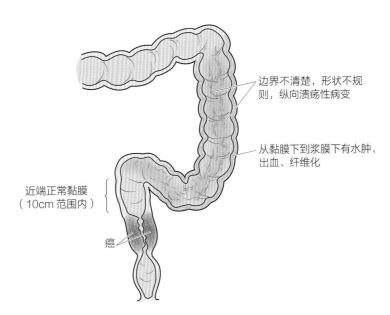

边界不清楚，形状不规则，纵向溃疡性病变

从黏膜下到浆膜下有水肿、出血、纤维化

近端正常黏膜（10cm 范围内）

癌

图 5-3-2　梗阻性结肠炎的特征
病理学特征是，癌与病变之间有 10cm 范围内的正常黏膜。肉眼可见边界清楚的溃疡性病变，形状不规则，纵向、颗粒性病变，多伴有出血、坏死，从黏膜下到浆膜下有水肿、出血、纤维化或炎症细胞浸润。

诊断

　　本病因为是伴发于梗阻性的疾病，故在大肠内镜检查或大肠造影等检查时较难判断。术前腹部 CT 检查提示见肠管壁肥厚等表现可有助于诊断。

　　本病的诊断标准如下：

　　(1)存在肠癌等导致大肠梗阻的因素；

　　(2)溃疡性病变局限存在于梗阻近端；

　　(3)梗阻的远端肠管黏膜在肉眼下和组织学上均正常；

　　(4)癌与溃疡性病变之间存在正常黏膜，组织学上边界清楚；

　　(5)没有溃疡性结肠炎、Crohn 病、阿米巴痢疾等炎症性疾病的既往史；

　　(6)去除梗阻部位后不再出现梗阻性结肠炎。

　　Teasdale 和 Mortensen 报道了 6 例由于肠管壁的坏死而实施紧急手术的急性病例。

病理

　　病理学特征是，癌与病变之间存在 2~18cm 的正常黏膜，大部分是 10cm 以内。肉眼多见溃疡性病变的边界清楚，形状不规则，纵向、颗粒性病变，多伴有出血、坏死，组织学上溃疡较浅，仅达 UL1 ~ 2，从黏膜下到浆膜下有水肿、出血、纤维化或可见炎症细胞浸润（图 5-3-2）。有时可见假性息肉。这些表现类似于缺血性肠炎。

因此和 Green 等指出的一样，肿瘤引起的机械性肠管梗阻是缺血性大肠炎的原因之一；故缺血性结肠炎和梗阻性结肠炎是同一疾病，后者主要用于大肠癌等引起的肠梗阻，即发生机制明确时使用。

治疗

切除梗阻部位在内的所有溃疡部分是该疾病治疗的根本方法。需要注意的是，吻合口位于缺血部位的结肠，会增加穿孔和吻合口漏的发生风险，故手术中须充分保证肠管边缘组织的活性。也有近端腔内肿瘤转移的报道，故推荐在不影响吻合的前提下，以多切除一些肠管为宜。由于肠管扩张而担心吻合有风险时，为了保证安全，推荐进行 Hartmann 手术。

但是，该病本来与缺血性结肠炎具有同样的病因，可以完全恢复，故需要重新考虑一并切除所有炎症部位是否合理。考虑到不是所有缺血性肠炎都具有手术适应证，今后是否应该避免广泛切除肠管，实施尽量保留肠管的人工肛门造口术，这些都有待商讨。

观察

本病的定义目前在世界上还未达成共识，其相关的文献与书籍也比较少。在第 3 版 *Principles and Practice of Surgery for the Colon，Rectum，and Anus* 中结肠癌的章节内作为复杂性癌进行报道，有梗阻性结肠炎（Obstructive Colitis）的记录。在这里将梗阻性结肠炎定义为梗阻或部分梗阻引起的近端扩张肠管发生的溃疡糜烂变化。在 Corman 的第 5 版 *Colon & Rectal surgery* 中完全没有梗阻性结肠炎的记录。在 Keighley 的第 3 版 *Surgery of the Anus，Rectum & Colon* 也完全没有这方面的记录。但是在 *Ischemic Colitis* 中总结了结肠梗阻诱发结肠炎的内容，其中记载：肠腔内压升高后，黏膜侧比浆膜侧更容易缺血。

当考虑到这些时就有了疑问，到底有没有梗阻性结肠炎这个概念。患有梗阻性结肠癌时，在其近端容易发生结肠炎，其在病因上和病理学上与缺血性结肠炎相似。调查其依据和实际情况，没有必要特意提出梗阻性结肠炎这个概念。

与之不同的意见是，梗阻性结肠炎与缺血性结肠炎有不同的特征，即梗阻性病变的近端存在正常组织。

目前，比较妥当的观点仍然认为梗阻性结肠炎是梗阻性病变中发生的缺血性结肠炎。在日本有很多梗阻性结肠炎的报道，但是人们对于此概念仍然有疑问。如果需要将梗阻性结肠炎作为独立的疾病，应落实其概念和定义。

此外，应该重新思考其治疗方法。

参考文献

[1] Kremen AJ: Acute colonic obstruction secondary to carcinoma of the sigmoid colon with gangrene of an extensive segment of the large bowel. Surgery 1945; 18: 335–338.

[2] Glotzer DJ, Roth SI, Welch CE: Colonic ulceration proximal to obstructing carcinoma. Surgery 1964; 56: 950–956.

[3] Hurwitz A, Khafif RA: Acute necrotizing colitis proximal to obstructing neoplasms of the colon. Surg Gynecol Obstet 1960; 111: 749–752.

[4] Glotzer DJ, Gpihl BG: Experimental obstructive colitis. Arch Surg 1966; 92: 1–8.

[5] Feldman PS: Ulcerative disease of the colon proximal to partially obstructive lesions. Dis Colon Rectum 1975; 18: 601–612.

[6] Anchrow MI, Clark JF, Benjamin HG: Ischemic colitis proximal to obstructing carcinoma of colon. Dis Colon Rectum 1971; 14: 38–42.

[7] Lewin JR, Hahn HS: Ischemic colitis associated with colonic carcinoma; report of a case. Dis Colon Rectum 1979; 22: 328–329.

[8] Reeders JW, Rosenbusch G, Tytgat GN: Ischemic colitis associated with carcinoma of the colon. Eur J Radiol 1982; 2: 41–47.

[9] Harada T, Umezawa I, Mogami K, et al: Acute gangrenous colitis proximal to obstructive cancer of sigmoid colon. Jpn J Surg 1975; 5: 39–47.

[10] Goulston SJ, McGovern VJ: Pseudomembranous colitis. Gut 1965; 6: 207–212.

[11] Tietjen GW, Markowitz AM: Colitis proximal to obstructing colonic carcinoma. Arch Surg 1975; 110: 1133–1138.

[12] Toner M, Condell D, O'Briain DS: Obstructive colitis. Ulceroinflammatory lesions occurring proximal to colonic obstruction. Am J Surg Pathol 1990; 14: 719–728.

[13] 青山浩幸，丸田守人，前田耕太郎：閉塞性大腸炎の病態と診断・治療．臨外 1999; 54: 1567–1571.

[14] 岩浅武彦，牧内正夫：閉塞性大腸炎．別冊日本臨床．領域別症候群シリーズ 6. 消化管症候群（下巻）．日本臨床社，大阪，1994; p645–648.

[15] 能見伸八郎，藤原郁也，戸田省吾，他：大腸癌に合併した閉塞性大腸炎の 3 例．日消外会誌 1991;24: 2275–2279.

[16] 西森武雄，池原照幸，奥野匡宥，他：S 状結腸癌に合併した閉塞性大腸炎．外科診療 1989; 31: 599–604.

[17] 林　繁和，江間幸雄，市川和男，他：宿便によって発症したと思われる虚血性大腸炎の 3 例．日消誌 1981; 78: 1663–1667.

[18] Rutledge RH: Pseudo-ulcerative colitis proximal to obstructing colon carcinoma. Am Surg 1969; 35: 384–388.

[19] 武藤徹一郎：炎症性大腸疾患のスペクトル．医学書院，東京，1986，p125–127.

[20] 谷口友章：閉塞性大腸炎の臨床的研究．東京女医大誌 1981; 51: 1933–1938.

[21] 住吉金次郎：閉塞性大腸炎の臨床病理学的研究．福岡医誌 1988; 79: 749–766.

[22] Schwartz SS, Boley SJ: Ischemic origin of ulcerative colitis associated with potentially obstructing lesions of the colon. Radiology 1972; 102: 249–252.

[23] 牛谷義秀，望月英隆，山本哲久，他：閉塞性大腸炎の臨床的検討．日本大腸肛門病会誌 1992; 45:238–243.

[24] 坂口敏夫，小西文雄，腰塚史朗，他：閉塞性大腸炎症例の臨床的検討．日本大腸肛門病会誌 1989; 42: 1153–1157.

[25] Teasdale C, Mortensen NJ: Acute necrotizing colitis and obstruction. Br J Surg 1983; 70: 44–47.

[26] 市原隆夫，裏川公章，新海政幸：大腸癌イレウスに合併した梗阻性大腸炎の検討．日本大腸肛門病会誌 1994; 47: 615–621.

[27] Dencker H, Lingardh G, Muth T, et al: Massive gangrene of the colon secondary to carcinoma of the rectum. Case report. Acta Chir Scand 1969; 135: 357–361.

[28] Lium R: Etiology of ulcerative colitis: Ⅱ. Effect

of induced muscular spasm on colonic explains in dogs, with comment on relation of muscular spasm to ulcerative colitis. Arch Int Med 1939; 34: 599–616.

[29] Noer RJ, Derr JW: Effect of distention on intestinal revascularization. Arch Surg 1949; 59: 542–549.

[30] Gatch WD, Culbertson CG: Circulatory disturbances caused by intestinal obstruction. Ann Surg 1935; 102: 619–633.

[31] 岩下明徳，黒岩重和，遠城寺宗知：虚血性大腸炎と閉塞性大腸炎の病理．日本大腸肛門病会誌 1981; 134: 599–616.

[32] Morson BC, Dawson IMP, Day DW, et al: Vascular disorders. Morson and Dawson's Gastrointestinal Pathology (3rd ed). London: Blackwell Scientific Publications, 1993; Ch 38, p550–562.

[33] Green BT, Tendler DA: Ischemic colitis: a clinical review. South Med J 2005; 98: 217–222.

[34] 大石幸一，小出　圭，福田三郎，他：S状結腸癌による全結腸壊死型閉塞性大腸炎の1例．日臨外会誌 2008; 69: 2038–2042.

[35] Boley SJ, Agrawal GP, Warren AR, et al: Pathophysiological effects of bowel distension on intestinal blood flow. Am J Surg 1969; 117: 228–234.

[36] 種村一馬，大島秀雄，浜本貞徳，他：S状結腸癌に合併した閉塞性大腸炎の1症例．広島医 1986; 39: 1207–1211.

[37] 加納宣康，三島　修，船戸崇史，他：閉塞部位を切除後も増悪した閉塞性大腸炎の1例．消外 1987; 10: 2033–3036.

[38] Mekata E, Shimizu T, Endo Y, et al: The rapid growth of intraluminal tumor metastases at the intestinal wall sites damaged by obstructive colitis due to sigmoid colon cancer: report of a case. Surg Today 2008; 38: 862–865.

[39] 市原利晃，三毛牧夫，天満和男，他：大腸癌に合併した閉塞性大腸炎の3例．日臨外会誌 2001; 62: 971–976.

[40] Tsai MH, Yang YC, Leu FJ: Obstructive colitis proximal to partially obstructice colonic carcinoma: a case report and review of the literature. Int J Colorectal Dis 2004; 19: 268–272.

[41] Gratama S, Smedts F, Whitehead R: Obstructive colitis: an analysis of 50 cases and a review of the literature. Pathology 1995; 27: 324–329.

[42] Levine TS, Price AB: Obstructive enterocolitis: a clinico-pathological discussion. Histopathology 1994; 25: 57–64.

[43] Killingback M: Obstructive colitis. Colorectal surgery. Living pathology in the operatie room. Springer, Australia, 2006; p136–137.

[44] Gordon PH: Malignant neoplasms of the colon. Principles and practice of surgery for the colon, rectum, and anus (3rd ed). Informa healthcare, New York, 2007; p489–643.

[45] Corman ML: Carcinoma of the colon. Colon & rectal surgery (5th ed) (Corman ML, ed). Lippincott Williams & Wilkins, Philadelphia, 2005; p767–903.

[46] Corman ML: Vascular disease. Colon & rectal surgery (5th ed) (Corman ML, ed). Lippincott Williams & Wilkins, Philadelphia, 2005; p1263–1317.

[47] Keighley MRB: Large bowel obstruction. Surgery of the anus, rectum and colon (3rd ed) (Keighley MRB, Williams NS, ed). Saunders Elsevier, Philadelphia, 2008; p2015–2027.

[48] Keighley MRB: Colonic ischaemia and ischaemic colitis. Surgery of the anus, rectum and colon (3rd ed) (Keighley MRB, Williams NS, ed). Saunders Elsevier, Philadelphia, 2008; p2147.

三、假性肠梗阻

假性肠梗阻（Intestinal Pseudo-Obstruction）是指虽然没有机械性梗阻，但因肠蠕动障碍而引起腹胀、腹痛、呕吐等肠梗阻症状的疾病。

1948 年 Ogilvie 等报道了 2 例没有机械性梗阻的大肠扩张患者。这些患者中均查出浸润到后腹膜的癌，合并腹腔神经丛受累，故 Ogilvie 等怀疑是浸润神经导致的功能性梗阻，并提出了 3 个假设。

1958 年，Dudley 等报道 13 例病例，这些患者表现为反复腹胀、恶心呕吐、腹痛等与肠梗阻症状非常相似的症状。尽管实施腹部手术，也没见到明显的机械性梗阻，这些患者接受了多次开腹手术。虽然肠道没有器质性梗阻，但具有长期反复发生的肠梗阻症状，因此把该疾病命名为假性肠梗阻（Intestinal Pseudo-Obstruction）。其后，1970 年 Maldonado 等报道了 5 例病例，这些病例表现为反复发生的肠梗阻、脂肪便、腹泻、体重减轻，有的由于进行性衰弱或营养不良而导致死亡。这些病例经过检查后，并没有找到导致上述病情的基础疾病，故首次使用了慢性特发性假性肠梗阻（Chronic Idiopathic Intestinal Pseudo-Obstruction，CIIPs）这个名称。1986 年，Anuras 等将大肠的假性肠梗阻（Isolated Colonic Pseudo-Obstruction）独立分类，进一步分为急性的和慢性的，以及原发性（特发性）的和继发性的两种组合。

现在，把消化道假性梗阻分为急性的和慢性的，以及小肠的和结肠的，而假性肠梗阻指小肠的和大肠的两类，或只有在小肠的才是假性梗阻，假性结肠梗阻仅限于结肠（表 5-3-1）。但是目前还没有完成系统性分类，急性的和慢性的定义也不明确。其中，包含于急性假性结肠梗阻的 Ogilvie 综合征较有名，但有关急性假性肠梗阻的报道几乎没有。慢性假性结肠梗阻有众多报道，其特发性病例有很多日文文献报道，但是几乎没有欧美文献报道。

特发性的原因很难确定。随着该病病因逐渐被查明，不能单纯用"特发性"来解释。能确定病因时，在疾病前加上病因，就容易了解该疾病。

表 5-3-1　**假性肠梗阻的分类**

急性
①急性假性结肠梗阻（Acute Colonic Pseudo-Obstruction，ACPO）（包括 Ogilvie 综合征）
②急性假性肠梗阻（Acute Intestinal Pseudo-Obstruction，AIPO）＝急性麻痹性梗阻
慢性
①慢性假性肠梗阻（Acute Intestinal Pseudo-Obstruction，CIPO）
②慢性假性结肠梗阻（Chronic Colonic Pseudo-Obstruction，CCPO）

表5-3-2　机械性肠梗阻和功能性肠梗阻的主要鉴别点

	机械性梗阻	POI	ACPO	AIPO
腔内梗阻	是	否	否	否
肠蠕动性	初期，之后，由梗阻到近端		/不规则	/不规则
扩张	是（梗阻近端）	否	是	是
胃肠道部位	梗阻近端	主要是小肠	结肠	所有肠道
影像学检查	"移行点（Transition Point）"以及有气液平的存在	偶有"移行点（Transition Point）"的存在：一般来说，无气液平	偶有"移行点（Transition Point）"的存在：有时出现气液平	偶有"移行点（Transition Point）"或气液平的存在
经过	急性	急性	急性	急性
过程	迅速发展为全肠道梗阻	自行抑制性	对内科治疗有反应，合并基础疾病	对内科治疗有反应
治疗	外科手术	对症治疗	内科治疗（新斯的明）对于内镜下减压治疗无反应的病例实施外科手术	对症治疗（对继发性因素的外科治疗）

目前的"特发性"指的是可能成为病因的所有疾病都检查一遍后，仍然找不到原因，属于排除诊断范畴。但到底找病因时找到什么范围，对此仍有争议。因此，在本书中不使用"特发性"这个词，也不使用原发性、继发性这些词。

如上所述，本疾病到现在为止还没有得到充分的认识和统一定义。

在本章，从 Ogilvie 原论文回顾历史而详述所谓假性肠梗阻的各种病因。最近有关此疾病的研究越来越深入，故此书仅浅尝辄止地介绍。

关于急性假性肠梗阻，如将其考虑为与急性功能性肠梗阻（麻痹性肠梗阻）是同一种疾病，这样能简化此概念。在表5-3-2 提出了机械性梗阻、POI 和急性假性结肠梗阻以及急性假性肠梗阻的鉴别要点。

参考文献

[1] Ogilvie H: Large-intestine colic due to sympathetic deprivation; a new clinical syndrome. Br Med J 1948; 2 : 671–673.

[2] Dudley HA, Sinclair IS, McLaren IF, et al: Intestinal pseudo-obstruction. J R Coll Surg Edinb 1958; 3: 206–217.

[3] Maldonado JE, Gregg JA, Green PA, et al: Chronic idiopathic intestinal pseudo-obstruction. Am J Med 1970; 49: 203–212.

[4] Anuras S, Baker CR Jr.: The colon in the pseudoobstructive syndrome. Clin Gastroenterol 1986; 15: 745–762.

1. 急性假性结肠梗阻（Acute Colonic Pseudo-Obstruction，ACPO）

定义

急性假性结肠梗阻（Acute Colonic Pseudo-Obstruction，ACPO）是在没有阻碍大肠内容物流出的解剖学器质性病变的情况下，出现盲肠以及右半结肠扩张的疾病，有时可累及直肠。Ogilivie1 综合征也应考虑为该疾病的一种。

流行病学

ACPO 患者通常具有严重疾病，或与手术或药物有关，并多数在住院期间发生（表 5-3-3）。患有 ACPO 的 400 例患者的大规模回顾性研究表明，最常见的致病因素为非手术性外伤、感染以及心脏疾患，各占 10%，剖宫产和髋关节手术是与 ACPO 相关的最常见的外科操作。

ACPO 病变通常表现为在盲肠以及右半结肠扩张（所谓的中肠区域），但有时病变累及直肠。ACPO 多见于 60 岁左右及 60 岁以上的男性患者，但是也偶有小儿发病的报道。心脏手术后 0.06% 的患者、0.29% 的烧伤患者，以及 0.7% ~ 1.3% 的骨关节外科手术后的患者，发生 ACPO。ACPO 是手术的罕见并发症。

病因及发病机制

ACPO 患者发生结肠扩张的机制尚不明确。外伤、脊髓麻醉以及与药

表 5-3-3　与急性假性结肠梗阻有关的临床诱因

外伤后	脊椎损伤、骨盆损伤、大腿外伤等
术后	肾移植后、剖宫产后、腹部手术后、骨盆腔内手术后、妇科手术后
感染	败血症、肺炎、胰腺炎、带状疱疹、急性阑尾炎、脑脊膜炎、腹膜炎
代谢性疾病	电解质异常（尤其是低钾血症）、肝衰竭、肾衰竭、酒精中毒
心血管疾病	心肌梗死、心衰竭、心肺复苏后
肿瘤	白血病、腹膜后肿瘤
药物性	阿片类药物、吩噻嗪类、钙通道阻滞剂、抗帕金森病药、铅中毒

物有关，提示可能有自主神经的损伤。从 S2 到 S4 的副交感神经的损伤导致交感神经相对占优势，有研究认为远端结肠（后肠）的运动被抑制而导致功能性近端梗阻。现在，ACPO 被假设为结肠肠神经系统（Enteric Nervous System，ENS）的自主神经冲动异常调节的结果，虽然没有机械性梗阻，但表现为大肠梗阻的临床特征。

患有 ACPO 的患者，结肠直径的增大会增加结肠壁的张力，而加大结肠缺血以及穿孔的风险。盲肠直径在 10 ~ 12cm 或 12cm 以上时，结肠穿孔的风险随之增加，患病超过 6 天时风险也会增加。扩张持续时间也许比结肠的绝对直径更重要。

临床表现

患有 ACPO 的患者，其主要临床特征是腹胀。腹胀通常缓慢进展，需要 3 ~ 7 天，但也有患者在 24 ~ 48h 迅速发展。80% 的患者有腹痛。恶心和呕吐见于 60% 的患者。根据文献报道，便秘或腹泻也分别见于 40% ~ 50% 的患者。大约 40% 的患者可见排气和排便。偶见患者因腹胀而致呼吸困难。查体腹部叩诊鼓音，在 90% 的患者中可闻及肠鸣音。约 65% 的患者在腹部查体时表现为轻度压痛。症状表现为迅速出现的腹胀、腹痛等急性结肠梗阻症状，因不是机械性肠梗阻，所以不会停止排气、排便。腹痛程度与严重程度不相关。发热、腹部压痛、腹膜刺激征的存在提示结肠缺血或穿孔。

诊断

腹胀或腹痛的患者，腹部查体时表现为叩诊鼓音等，均应怀疑为 ACPO。

1 临床检查

常规行血常规和生化检查。对于腹泻患者，为了排除梭状芽孢杆菌感染，应进行粪便检查。

急性假性结肠梗阻的患者没有特征性表现。但实验室检查可以明确白细胞增多或代谢异常。白细胞增多通常是因为患者有基础疾病，或急性穿孔，很难将其考虑为单纯的假性梗阻。50% 以上的患者可出现代谢异常，尤其是低钾血症、低钙血症、低镁血症。

2 影像学检查

为了确诊 ACPO，应实施腹部 CT 检查，排除导致肠梗阻的其他原因。ACPO 患者不能实施腹部 CT 检查时，没有腹膜炎体征时，可以考虑进行水溶性肠道造影剂灌肠检查。

腹部平片

ACPO 腹部平片检查的典型表现为升结肠和横结肠的扩张，但这些是非特异性的。立位腹部平片多数情况下显示盲肠到脾曲扩张，或有时可见直肠扩张。结肠袋多为正常。在 ACPO 患者中，腹部平片检查不是必要性检查，其意义只在于腹部 CT 检查或肠道造影剂灌肠检查确诊 ACPO 后的病情观察，即用于测量结肠直径的变化。

腹部 CT 检查

多数情况下，ACPO 患者的腹部 CT 检查表现为结肠脾曲的近端结肠扩张，但是缺乏引起结肠梗阻的特征性改变。有时扩张延续到直肠。腹部 CT 检查不但能从机械性梗阻中辨别出 ACPO，还能找到进行性的腹腔内疾病原因（例如，腹膜后出血）。

造影剂灌肠检查

ACPO 患者的水溶性造影剂灌肠检查结果可表现为，没有机械性梗阻的情况下显示结肠扩张。此外，还可以引起结肠的高渗性腹泻，缓解急性假性梗阻。但是造影剂灌肠检查增加结肠内压力，有引起穿孔的危险。另外，造影剂灌肠检查禁止用于患有腹膜炎的患者。

鉴别诊断

ACPO 的鉴别诊断包括引起急性结肠扩张的其他原因。诊断时可见急剧结肠扩张，除外机械性梗阻后可以拟诊该病。此外，还需要排除炎症性肠病或梭状芽孢杆菌毒素感染导致的中毒性巨结肠等。

1 机械性肠梗阻

请参照第 4 章及第 5 章第 3 节中的**表 5-3-2**。

2 中毒性巨结肠

与 ACPO 患者不同，患有中毒性巨结肠患者表现为发热、速脉、神志异常、腹痛等明显的全身中毒表现。

管理

美国消化内镜学会发表了 ACPO 的治疗指南（图 5-3-3）。首先尝试使用新斯的明或消化道运动促进药等药物疗法，但是药物疗法无效或高度扩张时，有时机械性减压可能起效。结肠内镜检查的同时可以实施扩张肠管的减压并鉴别其他疾病，因此是有效手段之一。由于结肠穿孔与高死亡率有关，因此治疗原则是实施结肠减压，最大限度地减少结肠穿孔和缺血的风险。

1 管理步骤（图 5-3-3）

考虑到结肠缺血和穿孔的风险，对于 ACPO 患者应严密监测结肠直径，故需每隔 12~24h 进行一次查体和腹部平片、血常规以及电解质等检查。

ACPO 的初期管理通常选择保守性治疗。

对于盲肠的直径 > 12cm、经过 24~48h 保守性治疗后不见好转的患者，使用新斯的明以及其他药物疗法。盲肠直径 12cm 以下、12~14cm、14cm 以上者，缺血或穿孔的风险分别为 0%、7%、23%。

对于初期管理失败，并对新斯的明有禁忌证的患者，在大肠内镜下实

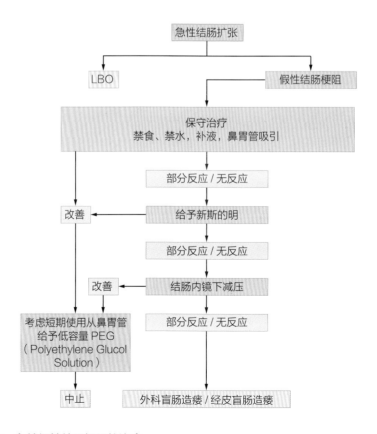

图 5-3-3　急性假性结肠梗阻的治疗

154

施结肠减压。外科减压术适用于没有穿孔或腹膜炎且内镜下治疗或药物治疗失败的患者。

2 支持疗法

支持疗法是 ACPO 管理的第一步治疗。当有严重腹痛、极端的（> 12cm）结肠扩张且没有腹膜炎征象的情况时，支持疗法可以持续24 ~ 48h。有报道称，肠管恢复到正常水平平均需要 1.6 天，影像学诊断上未见缺血、穿孔时，一般来说，保守治疗可持续数天。这是因为70% ~ 90% 的 ACPO 患者可以得到改善。

支持疗法包括以下几种：
(1) 基础病（如感染、充血性心脏病）的治疗；
(2) 停止使用抑制结肠运动的药物（如阿片剂、钙通道阻滞剂、具有抗乙酰胆碱作用的药物）和停用泻药；
(3) 禁食，予以输血和维持电解质平衡的输液；
(4) 如果条件允许，嘱患者步行。保持膝胸位或俯卧位以促进排气，插入胃管进行肠管减压，或插入直肠减压管。

3 新斯的明

新斯的明是乙酰胆碱酯酶阻滞药，可以暂时性地、可逆性地增加副交感神经系统的毒蕈碱样受体突触间乙酰胆碱含量。乙酰胆碱能改善结肠收缩功能，加速结肠运输功能。

剂量和给药

连续至少 30min 观察心电图上的生命指标，每隔 15 ~ 30min 评估临床症状，缓慢静脉注射新斯的明（2mg）（至少 5min 以上）。患者应在床上保持仰卧位，为了对抗新斯的明引起相关的心动过缓，应在床边准备阿托品。对于减压成功的患者，为了减少复发的风险，应给予聚乙二醇电解质散（Electoric Balanced Solution，PEG）。针对有部分反应或首次改善后复发的患者，应反复使用新斯的明治疗。

有效性

前瞻性随机对照试验显示，该药物的静脉给药使得 90% 的结肠扩张病例得以改善。

4 非外科性减压术

ACPO 患者的非外科性结肠减压方法有结肠内镜减压和经皮减压。

目前，尚无随机对照试验证明结肠减压的有效性。一系列文献表明，不用新斯的明，仅使用内镜下减压后，61%～95%的病例初期可成功减压，此后，70%～90%的病例需要持续性减压。

为了阻止复发，往往需要再次或多次进行内镜下减压以及内镜下留置减压管。ACPO时进行内镜检查的穿孔率是1%～3%。

经皮减压

经皮盲肠瘘可能对ACPO的治疗有效，但这个是侵袭性操作，有可能因局部感染或出血而使病情更复杂。

5 手术

没有结肠穿孔时，可以实施外科性的减压管盲肠造瘘术，或进行伴有一期吻合的部分或次全结肠切除手术，实施结肠减压。如结肠穿孔，则实施结肠全切除术、回肠造瘘术以及Hartmann手术，以便将来能够进行回肠直肠吻合术。Hartmann手术包括病变结肠切除、单腔结肠造瘘以及直肠断端成形术，3个月后可能施行结肠造瘘手术。

预后

关于ACPO的预后，根据报道，保守治疗患者的改善率为70%～90%。之后经过48～72h，肠管运动恢复正常，一般复发较少。

因ACPO患者多半不是急症，其缺血和穿孔的发生率为3%～15%，死亡率低于50%。发热、白细胞增多、腹部压痛，以及盲肠扩张12cm以上时，提示结肠缺血或穿孔。盲肠直径12cm以上并且症状持续时间大于6天的ACPO患者，3%～10%会发生结肠缺血或穿孔。10%的患者对非手术疗法无反应，可表现为持续性结肠扩张。

外科手术死亡率在肠管失活力、缺血、穿孔情况下分别为26%、44%、36%。单纯使用保守治疗或内镜治疗的患者的死亡率分别为14%和13%。死亡的危险因素是患者年龄、盲肠直径14cm以上、持续4天以上的结肠扩张。

术中根据结肠状态和患者的状态确定治疗方案，肠管有活力并且结肠扩张的状态下，减压管盲肠瘘或盲肠人工肛门造瘘术的成功率可达95%～100%。对于结肠缺血或穿孔的患者，是选择一期吻合还是吻合后近端肠管预防性造瘘，都需根据患者的情况而定。

参考文献 ●●

[1] Ogilvie H: Large-intestine colic due to sympathetic deprivation; a new clinical syndrome. Br Med J 1948; 2 : 671-673.

[2] Vanek VW, Al-Salti M: Acute pseudo-obstruction of the colon (Ogilvie's syndrome) . An analysis of 400 cases. Dis Colon Rectum 1986; 29: 203-210.

[3] Delmer A, Cymbalista F, Bauduer F, et al: Acute colonic pseudo-obstruction (Ogilvie's syndrome) during induction treatment with chemotherapy and all-trans-retinoic acid for acute promyelocytic leukemia. Am J Hematol 1995; 49: 97-98.

[4] Xie H, Peereboom DM: Ogilvie's syndrome during chemotherapy with high-dose methotrexate for primary CNS lymphoma. J Clin Oncol 2012; 30: e192.

[5] Johnston G, Vitikainen K, Knight R, et al: Changing perspective on gastrointestinal complications in patients undergoing cardiac surgery. Am J Surg 1992; 163: 525-529.

[6] Saunders MD: Acute colonic pseudo-obstruction. Gastrointest Endosc Clin N Am 2007; 17: 341-360.

[7] Geller A, Petersen BT, Gostout CJ: Endoscopic decompression for acute colonic pseudo-obstruction. Gastrointest Endosc 1996; 44: 144-150.

[8] Ponec RJ, Saunders MD, Kimmey MB: Neostigmine for the treatment of acute colonic pseudo-obstruction. N Engl J Med 1999; 341: 137-141.

[9] ASGE Standards of Practice Committee, Harrison ME, Anderson MA, Appalaneni V, et al: The role of endoscopy in the management of patients with known and suspected colonic obstruction and pseudo-obstruction. Gastrointest Endosc 2010; 71: 669-679.

[10] Valle RG, Godoy FL: Neostigmine for acute colonic pseudo-obstruction: a meta-analysis. Ann Med Surg (Lond) 2014; 3: 60-64.

[11] Lee JW, Bang KW, Jang PS, et al: Neostigmine for the treatment of acute colonic pseudo-obstruction (ACPO) in pediatric hematologic malignancies. Korean J Hematol 2010; 45: 62-65.

[12] Norwood MG, Lykostratis H, Garcea G, et al: Acute colonic pseudo-obstruction following major orthopaedic surgery. Colorectal Dis 2005; 7: 496-499.

[13] Saunders MD: Acute colonic pseudo-obstruction. Best Pract Res Gastroenterol 2007; 21: 671-687.

[14] Ogilvie WH: William Heneage Ogilvie 1887-1971. Large-intestine colic due to sympathetic deprivation. A new clinical syndrome. Dis Colon Rectum 1987; 30: 984-987.

[15] Chudzinski AP, Thompson EV, Ayscue JM: Acute colonic pseudoobstruction. Clin Colon Rectal Surg 2015; 28: 112-117.

[16] De Giorgio R, Barbara G, Stanghellini V, et al: Review article: the pharmacological treatment of acute colonic pseudo-obstruction. Aliment Pharmacol Ther 2001; 15: 1717-1727.

[17] De Giorgio R, Knowles CH: Acute colonic pseudo-obstruction. Br J Surg 2009; 96: 229-239.

[18] Spira IA, Rodrigues R, Wolff WI: Pseudo-obstruction of the colon. Am J Gastroenterol 1976; 65: 397-408.

[19] Sloyer AF, Panella VS, Demas BE, et al: Ogilvie's syndrome. Successful management without colonoscopy. Dig Dis Sci 1988; 33: 1391-1396.

[20] Jetmore AB, Timmcke AE, Gathright JB Jr, et al: Ogilvie's syndrome: colonoscopic decompression and analysis of predisposing factors. Dis Colon Rectum 1992; 35: 1135-1142.

[21] Simon M, Duong JP, Mallet V, et al: Over-expression of colonic K+ channels associated with severe potassium secretory diarrhoea after haemorrhagic shock. Nephrol Dial Transplant 2008; 23: 3350-3352.

[22] Sandle GI, Hunter M: Apical potassium (BK) channels and enhanced potassium secretion in human colon. QJM 2010; 103: 85-89.

[23] Schermer CR, Hanosh JJ, Davis M, et al: Ogilvie's syndrome in the surgical patient: a new therapeutic modality. J Gastrointest Surg 1999; 3: 173-177.

[24] Sheikh RA, Yasmeen S, Pauly MP, et al: Pseudomembranous colitis without diarrhea presenting clinically as acute intestinal pseudo-obstruction. J Gastroenterol 2001; 36: 629-632.

[25] Johnson CD, Rice RP, Kelvin FM, et al: The radiologic evaluation of gross cecal distension: emphasis on cecal ileus. Am J Roentgenol 1985; 145: 1211-1217.

[26] Loftus CG, Harewood GC, Baron TH: Assessment of predictors of response to neostigmine for acute colonic pseudo-obstruction. Am J Gastroenterol 2002; 97: 3118-3122.

[27] Eisen GM, Baron TH, Dominitz JA, et al: Acute colonic pseudo-obstruction. Gastrointest Endosc 2002; 56: 789-792.

[28] Law NM, Bharucha AE, Undale AS, et al: Cholinergic stimulation enhances colonic motor activity, transit, and sensation in humans. Am J Physiol Gastrointest Liver Physiol 2001; 281: G1228-1237.

[29] Saunders MD, Kimmey MB: Systematic review:

acute colonic pseudo-obstruction. Aliment Pharmacol Ther 2005; 22: 917-925.

[30] Sgouros SN, Vlachogiannakos J, Vassiliadis K, et al: Effect of polyethylene glycol electrolyte balanced solution on patients with acute colonic pseudo-obstruction after resolution of colonic dilation: a prospective, randomized, placebo controlled trial. Gut 2006; 55: 638-642.

[31] van der Spoel JI, Oudemans-van Straaten HM, Stoutenbeek CP, et al: Neostigmine resolves critical illness-related colonic ileus in intensive care patients with multiple organ failure: a prospective, double-blind, placebo-controlled trial. Intensive Care Med 2001; 27: 822-827.

[32] Bode WE, Beart RW Jr, Spencer RJ, et al: Colonoscopic decompression for acute pseudoobstruction of the colon (Ogilvie's syndrome) : report of 22 cases and review of the literature. Am J Surg 1984; 147: 243-245.

[33] Batke M, Cappell MS: Adynamic ileus and acute colonic pseudo-obstruction. Med Clin North Am 2008; 92: 649-670.

[34] vanSonnenberg E, Varney RR, Casola G, et al: Percutaneous cecostomy for Ogilvie syndrome: laboratory observations and clinical experience. Radiology 1990; 175: 679-682.

[35] Cowlam S, Watson C, Elltringham M, et al: Percutaneous endoscopic colostomy of the left side of the colon. Gastrointest Endosc 2007; 65: 1007-1014.

[36] Ramage JI Jr, Baron TH: Percutaneous endoscopic cecostomy: a case series. Gastrointest Endosc 2003; 57: 752-755.

[37] Geelhoed GW: Colonic pseudo-obstruction in surgical patients. Am J Surg 1985; 149: 258-265.

[38] Rex DK: Colonoscopy and acute colonic pseudo-obstruction. Gastrointest Endosc Clin N Am 1997; 7: 499-508.

[39] Jain A, Vargas HD: Advances and challenges in the management of acute colonic pseudo-obstruction (Ogilvie syndrome) . Clin Colon Rectal Surg 2012; 25: 37-45.

2.急性假性肠梗阻（Acute Intestinal Pseudo-Obstruction，AIPO）

没有器质性病变，小肠，或小肠大肠同时表现肠道内容物流出障碍，称为急性假性肠梗阻（Acute Intestinal Pseudo-Obstruction，AIPO）。

定义

急性假性肠梗阻与急性麻痹性梗阻属于同一种疾病。除了术后肠梗阻以外的术后继发性功能性肠梗阻（麻痹性梗阻），也包括腹膜炎或肺炎、其他感染症、糖尿病等代谢性疾病急性加重时引起的肠梗阻。

但是，也有人担心如果废除手术相关的继发性麻痹性梗阻这个概念，可能会带来不便。目前，处于医学用语的移行期，需要与其他假性梗阻相互鉴别，以便给出 AIPO 确切的定义。

诊断

患者主诉腹部膨隆、疼痛、腹胀，以及腹部查体叩诊鼓音等时，应怀疑 AIPO。确诊，需要进行腹部影像检查。

关于 AIPO 的诊断，首先应除外机械性肠梗阻，其次诊断有无需要进行外科治疗的腹部疾病。查体见腹膜刺激征，血液检查提示白细胞增多或 CRP 升高时应怀疑腹膜炎。腹部 CT 检查对鉴别诊断有用，根据有无腹水或腹腔内脓肿、胰腺炎、胆囊炎而判断有无开腹手术适应证。

此外，对于术后病例，需要检查有无手术相关并发症引起的继发性麻痹性肠梗阻。

1 临床检查

实施血常规和生化检查。对于腹泻患者，为了排除梭状芽孢杆菌感染，应进行粪便检查。

假性梗阻症状是非特异性的。生化检查可见白细胞增多以及代谢异常。白细胞增多通常是由于患者基础疾病或穿孔，或腹膜炎造成的。一半以上的患者出现代谢异常，尤其是低钾血症、低钙血症、低镁血症。

腹部 CT 检查可确诊 AIPO，并排除其他引起肠梗阻的病因。

腹部平片

腹部平片中主要表现为小肠扩张，多数同时伴有大肠扩张，因此在小肠和大肠都可见气体残留。这就是急性假性梗阻与小肠梗阻的鉴别要点。

腹部 CT 检查

腹部 CT 检查是为了排除小肠梗阻和大肠梗阻。

鉴别

请参照第 5 章第 3 节中的表 5-3-2。

治疗

最重要的是治疗原发病，对于肠梗阻本身的治疗主要为禁食和补液。伴有恶心、呕吐时留置鼻胃管排空胃内容物。

如果有外科适应证，则进行手术。

3. 慢性假性肠梗阻（Chronic Intestinal Pseudo-Obstruction，CIPO）

慢性假性肠梗阻（Chronic intestinal Pseudo-Obstruction，CIPO）是表现为缓缓进展的腹部胀满或恶心、呕吐等肠梗阻症状，影像学检查可见扩张肠管，但没有导致肠梗阻的器质性病变。

病因

慢性假性肠梗阻是比较少见的。因为其基础的神经病理学异常是肠神经系统（Enteric Nervous System，ENS）或外源性神经系统异常，或肌病理异常（包括平滑肌），或者肠 Cajal 细胞（Intestinal Cell of Cajal，ICC）的异常导致的，是先天性的或继发于其他疾病所致。因此，慢性假性肠梗阻和胃不全麻痹的生物学病理机制有相似之处。大约一半的慢性假性肠梗阻继发于神经系统疾病、副肿瘤综合征、自身免疫性疾病、代谢 / 内分泌性疾病以及感染性疾病。

1 退行性神经疾病

神经疾病（如帕金森病以及 Shy-Drager 综合征），以及代谢性疾病（如糖尿病）可影响支配肠管的外源性神经通路。退行性神经疾病导致肠固有神经元变性、丧失，包括钙离子信号传递的改变、线粒体功能障碍，以及氧自由基的产生等，均被怀疑与该病有关。

2 肿瘤因素假性梗阻

据报道，慢性假性肠梗阻往往与小细胞肺癌或类癌相关。这些患者，往往具有抗神经（抗 Hlu）抗体，这些很可能是对肠神经系统内的神经元因子和恶性肿瘤之间共有的抗原决定簇的抗体。副肿瘤综合征可导致黏膜下以及肌间内源性神经系统的神经节炎症 / 免疫浸润。

3 免疫介导性假性梗阻

有报道指出，与神经细胞或平滑肌相关的免疫介导性假性梗阻、硬皮病、皮肌炎以及系统性红斑狼疮可以改变肠内神经、平滑肌细胞以及肠 Cajal 细胞。

4 感染

Chagas 病是慢性假性肠梗阻最常见的感染性原因。该病在巴西等部分国家流行。病毒造成肠神经系统以及走向肠管的外源性神经通路的形态学（即炎症性）或功能性改变，有时可以在部分慢性假性肠梗阻患者中检出。

5 放疗及化疗

文献记载，慢性假性肠梗阻与妇科肿瘤的放疗以及化疗有关联。

6 遗传

慢性假性肠梗阻病例大部分是散发性的，但有罕见家族性病例，这些病例提示慢性假性肠梗阻可能有遗传性基础。

流行病学

慢性假性肠梗阻是罕见疾病，根据日本的全国大规模医疗机构调查显示，估算其患病率是 10 万人中有 0.8~1.00 人，发病率为 10 万人中有 0.21~0.24 人。平均年龄是，男性 63.1 岁，女性 59.2 岁。

临床特征

1 临床表现

腹胀、腹痛以及恶心、呕吐是慢性假性肠梗阻的临床特征。其中重要症状是腹胀，而不是腹痛。这些症状呈现出急性、反复发作性或者慢性发作。

42 例病例报告中最普遍的特征是，恶心、呕吐占 83%，腹痛占 74%，腹胀占 57%，便秘占 36%，腹泻占 29%，以及尿路刺激症状占 17%，其他方面，有上腹痛、烧心、早期饱腹感等的报道。

急性症状以突发性剧烈的痉挛性疼痛、腹胀、恶心以及呕吐为特征。之后患者表现为症状缓解，或往往持续出现近端肠管的传输延迟，导致食欲不振、早期饱腹感、恶心、呕吐等。患者因在小肠出现细菌繁殖而导致腹泻。

由于肠管传输功能的丧失，体重会减轻，且细菌繁殖导致吸收不良，此外还会有反复进食障碍。

患者有各种基础疾病，例如 Chagas 病相关的吞咽困难等。

另外，患者也有抗胆碱药、抗抑郁药、钙离子通道阻滞药、可乐定等 α_2- 肾上腺素受体激动药等药物服用史，或同样临床表现的家族史。

2　检查所见

主要表现为腹胀、局限于上腹部或脐周区域或全腹的压痛，以及震水音。

3　检查结果

患者有明显腹泻时，血清电解质检测可表现为低钾血症、代谢性酸中毒。有显著的呕吐时，可能出现低钾血症和代谢性碱中毒。患者可能因为营养不良而处于低白蛋白血症状态。患者因细菌繁殖，偶见血清维生素 B_{12} 浓度降低。患者可能由于合并甲状腺功能低下，而存在 TSH 上升的情况。

诊断

慢性假性肠梗阻的诊断是基于影像学检查和内镜检查结果，排除解剖学病因，且长期存在功能性梗阻，以及运动功能缺失。为了确诊，通过影像学诊断排除机械性梗阻和其他运动功能不全的原因。

1　影像检查

怀疑为慢性假性肠梗阻时，为了排除导致梗阻的器质性原因，通过影像学检查而实施初期评估。

腹部平片中通常不会有小肠的气液平或扩张的肠袢，但在急性期可表现为小肠、大肠均充满气体，较难与机械性肠梗阻相鉴别。可使用水溶性造影剂泛影葡胺的消化道造影检查鉴别有无机械性梗阻。病变位于十二指肠时，有时可见与胃排空延迟有关的巨大十二指肠。但是肠管扩张并不是确诊的必要条件。

CT/MRI 小肠造影也显示肠袢扩张。即便如此，影像学检查一般来说找不到病因。

2　内镜

为了除外腔内或腔外梗阻原因和定位梗阻的位置，必须进行上消化道内镜和大肠镜检查。上消化道内镜检查也可用于除外 SMA 综合征。

3 运功功能的评估

在欧美国家，作为非侵袭性的胃肠道运动功能检查，实施利用 ^{99}Tc 标记的低脂肪饮食的胃核素扫描，或检查肠道蠕动功能规律的压力测量法，但是在日本，能够实施这些检查的医院不多。

近年来，随着造影 MRI 的进步，应用于肠道检查，能够特别详细地了解肠管的运动，尤其是小肠的蠕动和胃的运动、肠管的扩张程度、粘连、肠管内容物等。期待今后广泛开展小肠 MRI 检查。

鉴别诊断

慢性假性肠梗阻要根据发病时间、扩张的位置、症状的进展以及影像学特征来诊断，可以与机械性梗阻或急性功能性梗阻（例如，POI 或急性假性肠梗阻）相鉴别。与慢性假性结肠梗阻（Chronic Colonic Pseudo-Obstruction，CCPO）的鉴别见**表 5-3-4**。

病因的确定

1 检查结果

应该对所有患者实施以下检查，以便找出引起该病的继发性可治愈的原因。

表 5-3-4 慢性假性肠梗阻（CIPO）和慢性假性结肠梗阻（CCPO）的鉴别

	慢性假性肠梗阻（CIPO）	慢性假性结肠梗阻（CCPO）
病变肠管范围	包括小肠的全消化道	仅限大肠
症状	恶心、呕吐、腹胀等肠梗阻症状	腹胀，进食后以腹痛为主，恶心、呕吐较少
家族史	有	无
消化道外并发症	泌尿系统异常，有时精神异常	无
体重减轻	进展病例可以导致体重减轻	无，或轻度
治疗	治疗目标是对症治疗，以及尽量进行能够避免手术的预防措施，防止因吸收不良而导致体重减轻，加强营养支持。在日本以外实施小肠移植	对症治疗不起效，或反复发生轴扭转的病例，通过结肠次全切除术可以期待长期的缓解。一般来说，促进消化道蠕动药多不起效

建议检查：血常规、电解质、肝功能检查、维生素 B_{12}、叶酸、血清学检查、甲状腺刺激激素（TSH）、单纯疱疹病毒（HSV）、巨细胞病毒（CMV）的血清学检查、Epstein-Barr 病毒（EBV）、红细胞沉降率（ESR），以及包括 C 反应蛋白（CRP）在内的炎症指标。

应针对怀疑副肿瘤综合征的患者实施抗神经抗体（ANNA-1/抗 Hu）检查。应该对怀疑线粒体脑肌病（Mitchondrial Neurogastrointestinal Encephalomyopathy，MNGIE）等需要进行遗传学分析的患者实施乳酸（运动和安静时之间）、软脑膜的胸苷磷酸化酶、核苷酸浓度的测定等检查。

2　全层肠管活检

病因不明的严重肠道运动功能不全的患者，因其他病因需要进行外科手术时，应考虑全层肠管活检。组织病理学可提供诊断、预后，以及管理的重要信息，也可以检出肠神经系统的微小异常，以及检测出有无特定神经肽和神经传导物质的根本性缺乏。病例报道显示，全层活检和 / 或压力测量法纠正后的组织学表现。

治疗

CIPO 管理都是源于临床经验。

患者应该由包括具有 CIPO 治疗经验的胃肠科医师、营养师以及移植外科医师的多学科团队来管理。

成人患者的治疗目标是，缓解症状，辅助营养支持，改善消化吸收障碍、营养障碍，以及预防疾病恶化。对于小肠细菌异常增殖的患者，推荐用抗生素。如果是因为基础性炎症性神经病变合并 CIPO 的患者，则需要进行免疫调节治疗。为了减压和保证营养管理通道，可实施外科手术。但是不应该切除小肠局部或行旁路手术。如果患者需要长期静脉营养，也可以考虑肠道移植。

1　营养辅助

尤其对于反复呕吐或经口进食减少的患者，应该早期进行营养支持。液体或果冻样食物比固体更容易被患者接受。高热量液体适用于摄取热量低的患者。经口或肠内营养通常用于神经病变或运动病变局限于胃或十二指肠的患者。

2 消化道功能改善药物

消化道功能改善药物，尤其是红霉素，对于治疗急性和慢性肠梗阻特别有效。但是必须告知患者该药物治疗的利弊。

3 新斯的明

病例报告提示，新斯的明可以用于治疗急性加重期的假性肠梗阻；但是，需要进行心脏监护，且静脉滴注时间必须多于 5min 并缓慢滴注。

4 抗生素

有脂肪便、维生素 B_{12} 的吸收不良，或叶酸过剩的 CIPO 患者，提示可能有细菌异常繁殖，应给这些患者试验性地使用抗生素。

外科手术

为了缓解慢性假性肠梗阻的症状而实施外科手术减压，或保证经肠营养。

在治疗该病时，即使病变是局限性的也应避免局部切除肠管，因为切除一部分肠管后发现剩余肠道也有病变，故临床上旁路手术更有效。如果是行外科手术次数比较多的患者，难以鉴别是慢性假性肠梗阻还是小肠梗阻。假性肠梗阻的肠管次全切除术一直被用于缓解伴有显著扩张的肠管袢的重度疼痛，但是手术带来的后果是，患者一辈子需要全静脉营养。对于巨大十二指肠的患者，可以考虑扩张肠管的旁路手术；但是，这个操作对于有持续症状的患者并没有效果。

1 肠管减压

跟治疗 SBO 一样，小肠减压管（Long Intestinal Tube）的肠管减压可以改善腹胀。最近，实施胃造瘘或肠造瘘的患者，可以通过瘘管进行肠内营养以及持续减压，这就减少了使用鼻胃管的痛苦（图 5-3-4）。

2 经皮内镜下结肠造瘘

有报道称，将胃造瘘的营养管插入结肠内可以缓解梗阻症状，并且安全且长期有效。

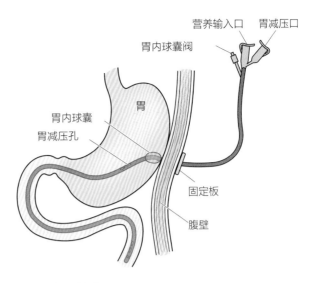

图 5-3-4　通过胃造瘘进行肠管减压

3　小肠移植

不能长期进行肠外营养的患者，可以考虑进行小肠移植。但是，与移植相关的排斥反应、移植物抗宿主，以及免疫抑制相关的淋巴增殖性病变，在小肠移植时比其他脏器移植时更为常见。

预后

成人慢性假性肠梗阻中多数患者为营养不良，大约 1/3 病例需要进行长期的居家肠外营养（Home parenteral nutrition，HPN）。据报道，成人患者中有大约 10% 的死亡率，其中许多与 HPN 并发症相关。

1985—2001 年的 59 例病例跟踪调查显示，病情随着时间的推移，CIPO 相关的症状也进行性加重。大部分患者在确诊 CIPO 之前接受了大风险的外科手术（患者接受手术的平均次数为 2.96 次）。总体来说，无论是内科治疗还是外科治疗，其长期预后均不好。这都值得我们提高对 CIPO 的认识。

参考文献

[1] De Giorgio R, Sarnelli G, Corinaldesi R, et al: Advances in our understanding of the pathology of chronic intestinal pseudo-obstruction. Gut 2004; 53: 1549–1552.

[2] Hall KE, Wiley JW: Neural injury, repair and adaptation in the GI tract. I. New insights into neuronal injury: a cautionary tale. Am J Physiol 1998; 274: G978–G983.

[3] Sodhi N, Camilleri M, Camoriano JK, et al: Autonomic function and motility in intestinal

pseudoobstruction caused by paraneoplastic syndrome. Dig Dis Sci 1989; 34: 1937–1942.

[4] Darnell RB, DeAngelis LM: Regression of small–cell lung carcinoma in patients with paraneoplastic neuronal antibodies. Lancet 1993; 341: 21–22.

[5] Lennon VA, Sas DF, Busk MF, et al: Enteric neuronal autoantibodies in pseudoobstruction with small–cell lung carcinoma. Gastroenterology 1991; 100: 137–142.

[6] De Giorgio R, Stanghellini V, Barbara G, et al: Primary enteric neuropathies underlying gastrointestinal motor dysfunction. Scand J Gastroenterol 2000; 35: 114–122.

[7] Ruuska TH, Karikoski R, Smith VV, et al: Acquired myopathic intestinal pseudo–obstruction may be due to autoimmune enteric leiomyositis. Gastroenterology 2002; 122: 1133–1139.

[8] Khairullah S, Jasmin R, Yahya F, et al: Chronic intestinal pseudo–obstruction: a rare first manifestation of systemic lupus erythematosus. Lupus 2013; 22: 957–960.

[9] Jäkel J, Heise JW, Gassler N, et al: Raising awareness about chronic intestinal pseudo–obstruction (CIPO) : a case report showing CIPO as initial manifestation of atypical seronegative systemic sclerosis. Z Gastroenterol 2012; 50: 1100–1103.

[10] Selgrad M, De Giorgio R, Fini L, et al: JC virus infects the enteric glia of patients with chronic idiopathic intestinal pseudo–obstruction. Gut 2009; 58: 25–32.

[11] Mariani A, Camilleri M, Petersen IA, et al: Audit of suspected chronic intestinal pseudo-obstruction in patients with gynecologic cancer. Eur J Gynaecol Oncol 2008; 29: 578–582.

[12] Stanghellini V, Corinaldesi R, Barbara L: Pseudo–obstruction syndromes. Baillieres Clin Gastroenterol 2: 225–254, 1988.

[13] Sekino Y, Inamori M, Yamada E, et al: Characteristics of intestinal pseudo–obstruction in patients with mitochondrial diseases. World J Gastroenterol 2012; 18: 4557–4562.

[14] Iida H, Ohkubo H, Inamori M, et al: Epidemiology and clinical experience of chronic intestinal pseudo–obstruction in Japan: a nationwide epidemiologic survey. J Epidemiol 2013; 23: 288–294.

[15] Stanghellini V, Camilleri M, Malagelada JR: Chronic idiopathic intestinal pseudo–obstruction: clinical and intestinal manometric findings. Gut 1987; 28: 5–12.

[16] Stanghellini V, Cogliandro RF, De Giorgio R, et al: Natural history of chronic idiopathic intestinal pseudo–obstruction in adults: a single center study. Clin Gastroenterol Hepatol 2005; 3: 449–458.

[17] Camilleri M: Disorders of gastrointestinal motility in neurologic diseases. Mayo Clin Proc 1990; 65: 825–846.

[18] de Giorgio R, Volta U, Stanghellini V, et al: Neurogenic chronic intestinal pseudo–obstruction: antineuronal antibody–mediated activation

of autophagy via Fas. Gastroenterology 2008; 135: 601–609.

[19] De Giorgio R, Camilleri M: Human enteric neuropathies: morphology and molecular pathology. Neurogastroenterol Motil 2004; 16: 515–531.

[20] Park SH, Min H, Chi JG, et al: Immunohistochemical studies of pediatric intestinal pseudo–obstruction: bcl2, a valuable biomarker to detect immature enteric ganglion cells. Am J Surg Pathol 2005; 29: 1017–1024.

[21] Lindberg G, Törnblom H, Iwarzon M, et al: Full–thickness biopsy findings in chronic intestinal pseudo–obstruction and enteric dysmotility. Gut 2009; 58: 1084–1090.

[22] Ooms AH, Verheij J, Hulst JM, et al: Eosinophilic myenteric ganglionitis as a cause of chronic intestinal pseudo–obstruction. Virchows Arch 2012; 460: 123–127.

[23] van den Berg MM, Di Lorenzo C, Mousa HM, et al: Morphological changes of the enteric nervous system, interstitial cells of cajal, and smooth muscle in children with colonic motility disorders. J Pediatr Gastroenterol Nutr 2009; 48: 22–29.

[24] Goulet O, Sauvat F, Jan D: Surgery for pediatric patients with chronic intestinal pseudo-obstruction syndrome. J Pediatr Gastroenterol Nutr 2005; 41 Suppl 1: S66–S68.

[25] Catnach SM, Fairclough PD: Erythromycin and the gut. Gut 1992; 33: 397–401.

[26] Emmanuel AV, Shand AG, Kamm MA: Erythromycin for the treatment of chronic intestinal pseudo–obstruction: description of six cases with a positive response. Aliment Pharmacol Ther 2004; 19: 687–694.

[27] Abell TL, Camilleri M, DiMagno EP, et al: Long–term efficacy of oral cisapride in symptomatic upper gut dysmotility. Dig Dis Sci 1991; 36: 616–620.

[28] Borgaonkar MR, Lumb B: Acute on chronic intestinal pseudoobstruction responds to neostigmine. Dig Dis Sci 2000; 45: 1644–1647.

[29] Laustsen J, Harling H, Fallingborg J: Treatment of chronic idiopathic intestinal pseudoobstruction. Dig Dis Sci 1987; 32: 222–223.

[30] Thompson AR, Pearson T, Ellul J, et al: Percutaneous endoscopic colostomy in patients with chronic intestinal pseudo–obstruction. Gastrointest Endosc 2004; 59: 113–115.

[31] Lee RG, Nakamura K, Tsamandas AC, et al: Pathology of human intestinal transplantation. Gastroenterology 1996; 110: 1820–1834.

[32] Quigley EM: Small intestinal transplantation: reflections on an evolving approach to intestinal failure. Gastroenterology 1996; 110: 2009–2012.

[33] Sigurdsson L, Reyes J, Kocoshis SA, et al: Intestinal transplantation in children with chronic intestinal pseudo–obstruction. Gut 1999; 45: 570–574.

[34] Mann SD, Debinski HS, Kamm MA: Clinical characteristics of chronic idiopathic intestinal pseudo–obstruction in adults. Gut 1997; 41: 675–681.

4. 慢性假性结肠梗阻（Chronic Colonic Pseudo-Obstruction，CCPO）

定义及病因

慢性假性结肠梗阻（Chrnonic Colonic Pseudo-Obstruction，CCPO）是指没有结肠的机械性梗阻机制，但有结肠梗阻症状的疾病。正常肠道运输受阻，反复出现腹胀、腹痛、便秘等局限于结肠梗阻的疾病。虽然其病因逐渐被查明，但如何把慢性巨结肠归类，尚无结论。

病因和概念

同上所述，到底可否把引起巨结肠的病因归类在慢性假性结肠梗阻下，或在其前面附加能确定原因的疾病名称，尚未得出结论。在此，不妨回顾一下作为 CCPO 的诊断标准的 Anuras 等的理论。

与 1958 年 Dudley 等报道的假性肠梗阻（Intestinal Pseudo-Obstruction），或 1970 年 Maldonado 等报道的慢性特发性假性肠梗阻（Chronic Idiopathic Intestinal Pseudo-Obstruction）不同，慢性假性结肠梗阻的特征是没有上消化道或小肠的运动异常以及扩张表现，多数情况下对药物治疗有抵抗性。与 CIPO 不同，慢性假性结肠梗阻者没有家族史、消化道外并发症（请参照第 5 章第 3 节中的**表 5-3-4**）。

CCPO 在 1986 年由 Anuras 等报道，是肠道没有器质性梗阻，但长期有反复发作的肠梗阻症状，且病变部位只局限于结肠的疾病。

临床特征

发病时，影像学上可见巨结肠。症状为腹胀或便秘、餐后腹痛等。与 CIPO 不同，即便小肠受阻而呈现为吸收不良综合征时，体重减轻也是轻度的。该病很少引起穿孔。一些病例可从急性假性结肠梗阻移行为慢性假性结肠梗阻。

诊断

1 影像学诊断

腹部平片中可见局限于结肠的肠管扩张，气液平；腹部 CT 检查可以进一步除外机械性梗阻。

2 CCPO 的诊断标准（Anuras 标准）

(1) 腹部平片中可见局限于结肠的肠管扩张，气液平（现在腹部 CT 检查会更加明确）；

(2) 除外机械性梗阻（现在腹部 CT 检查、造影剂灌肠检查、内镜检查都能更加明确）；

(3) 采集药物服用史的病史，排除全身性疾病；

(4) 排除结肠以外的肠管扩张，排除肠管运动性的异常（前提是食管内压测定没有异常。使用腹部 CT 或消化道造影检查胃、十二指肠、空肠、回肠无异常。确认结肠以外的消化道通过时间有无异常可以用造影剂动态测定。条件允许时，可用 MRI 检测小肠运动）。

3 慢性假性结肠梗阻的病理组织学特征

表现为肌层肥厚、神经节的变性等，目前还没有确切的病理诊断。

鉴别诊断

因为外科治疗对慢性假性结肠梗阻有效，故需与慢性假性肠梗阻（Chronic Intestinal Pseudo-Obstruction，CIPO）相鉴别（请参照第 5 章第 3 节中的表 5-3-4）。

治疗

内科治疗为促进排便，使用泻药、灌肠或枸橼酸莫沙必利二水合物散剂，以及大建中汤等。症状加重时，使用新斯的明、善宁（醋酸奥曲肽）、红霉素等，但是保守治疗不见效时，应予以外科治疗，其效果肯定，且预后良好。

虽然切除扩张肠管（结肠次全切）的外科治疗效果比较确切，但是切除范围不够时，也可能不会改善症状。

　　这些外科治疗的报告仅来源于日文文献，还没有在国际上达成共识。

参考文献

[1] Anuras S, Baker CR Jr.: The colon in the pseu-doobstructive syndrome. Clin Gastroenterol 1986; 15: 745–762.

[2] Dudley HA, Sinclair IS, McLaren IF, et al: Intestinal pseudo-obstruction. J R Coll Surg Edinb 1958; 3: 206–217.

[3] Maldonado JE, Gregg JA, Green PA, et al: Chronic idiopathic intestinal pseudo-obstruction. Am J Med 1970; 49: 203–212.

[4] Anuras S, Sirazi SS: Colonic pseudoobstruction. Am J Gastroenterol 1984; 79: 525–532.

[5] 牛山貴文，山本眞也，野田啓子，ほか：慢性特発性大腸偽性腸閉塞症の1手術例. 日消外会誌 2002;35: 1531–1535.

[6] 根本明喜，五嶋博道，勝峰康夫，ほか：成人の慢性特発性偽性腸閉塞の1例. 日臨外会誌 1999; 60:159–164.

中毒性巨结肠（Toxic Megacolon）

巨结肠一般不被归入肠梗阻范畴，但是肠梗阻需要与中毒性巨结肠相鉴别。该疾病是以非梗阻性结肠扩张和全身性中毒为特征的，见于炎症性肠病或感染性结肠炎，是一种致死性的并发症。

流行病学

该病尚无确切的发病率报道。但是 1980 年的文献报道显示，在溃疡性结肠炎和 Crohn 病中有 1% ~ 6% 的发病率，但也因重症结肠炎的早期发现和严格治疗，有逐渐减少的趋势。临床上，住院患者的梭状芽孢杆菌（Clostridium Difficile）感染发生率约为 1%。其中有少数病例发展至伴有中毒性巨结肠的重症结肠炎。

病因

该病普遍被认为是炎症性肠病（Inflammatory Bowel Disease，IBD）的并

表 5-3-5　中毒性巨结肠的原因

炎症
· 溃疡性结肠炎
· Crohn 病

感染
· 细菌
梭状芽孢杆菌伪膜性结肠炎
沙门氏菌引起的肠伤寒和非肠伤寒
痢疾杆菌
空肠弯曲菌
耶尔森氏菌
· 寄生虫
阿米巴痢疾
隐孢子虫
· 病毒
巨细胞病毒结肠炎

其他
· 氨甲蝶呤疗法引起的继发性伪膜性结肠炎
· 卡波氏肉瘤

发症，也会发生于缺血性结肠炎、扭转、憩室炎，以及梗阻性结肠炎等感染性肠炎（表 5-3-5）。

发病机制

IBD 患者发生本病与多数病原微生物有关。黏膜炎症造成炎症介质和细菌产物的释放，增加诱导型一氧化氮合成酶、引起一氧化氮过度生成，以及结肠扩张。本病使结肠的平滑肌麻痹，由此引起严重炎症反应导致肠管扩张。扩张的范围与炎症和溃疡的深度有关。

病理

重症结肠炎与本病的肉眼病理特征是肠壁变薄、溃疡深，结肠显著扩张，类似于溃疡性结肠炎和 Crohn 病。

临床症状

本病对所有年龄、男女性别均有影响。IBD 患者发生该病的风险最高。

多数情况下，在急性扩张发生至少 1 周前就已经有急性结肠炎的症状。腹泻的改善可能是巨结肠症状的开始，重度出血性腹泻是最常见的症状。

查体方面，通常是没有腹膜炎的体征，可出现神志异常、心动过速、发热、直立性低血压、下腹胀和压痛。

诊断

出现腹胀，以及急性或慢性腹泻的所有患者，均应怀疑本病。根据伴有重度全身中毒性的结肠扩张，可以诊断该病。

完整的病史是非常重要的。应该进行便培养、显微镜分析，以及梭状芽孢杆菌毒素分析。

临床诊断标准是 X 线片显示结肠扩张。在这个基础上，加上以下 4 个征象中的至少 3 个。即：①发热 > 38℃；②心率 > 120 次 / 分钟；③白细胞增多，＞10 500/μL，中性粒细胞增多；④贫血。再加以下4个征象之一。即：①脱水；②神志异常；③电解质异常；④低血压。即可确诊。

影像学检查

腹部平片可用于该病的诊断以及临床观察。在卧位腹部平片中，右侧结肠或横结肠几乎处于扩张状态，常常在 6cm 以上，有时最大达 15cm。降结肠扩张不明显，乙状结肠和直肠偶见扩张。

随着患者体位的改变，结肠内气体的位置也随之改变。但诊断该病，结肠气体的位置并不如其扩张程度重要。一般来说，结肠内有多数气液平。没有正常的结肠袋形状，结肠黏膜显著紊乱。较深的黏膜溃疡向结肠腔内生长形成假性息肉样突起，其间充满气体。

腹部 CT 检查可查明巨结肠病因。例如，梭状芽孢杆菌感染引起本病时，CT 上表现为弥漫性结肠肥厚，其灵敏度非常高，但特异性一般。腹部 CT 检查可以用于排除机械性梗阻等导致结肠扩张的其他原因。

临床检查

除了进展的 AIDS 患者出现中性粒细胞减少症以外，常常出现失血引起的贫血和伴有核左移的白细胞增多。电解质异常较为常见。血容量减少、血钾的丢失导致继发性代谢性碱中毒与预后不良相关。代谢性酸中毒，提示缺血性结肠炎的存在。

内科治疗

治疗目的是恢复正常的结肠运动功能，降低结肠炎的严重度以减少穿孔的发生率。初期内科治疗，可以使一半以上的患者避免手术。但是，住院时应请外科会诊，内科和外科团队协同治疗。

1 IBD 患者的内科治疗

应禁食，留置鼻胃管或肠道减压管进行胃肠道减压。

为了治疗溃疡性结肠炎或 Crohn 病等基础疾病，应给所有患者静脉输注糖皮质激素（每隔6~8h氢化可的松100mg），不会增加穿孔的风险。

间歇性地转换体位或肘膝位可改变结肠内气体的位置。根据观察，患者从俯卧位转至仰卧位，或采用肘膝位时，因为气体向远端结肠/或直肠移动，而更容易排出体外。

2 梭状芽孢杆菌的内科治疗

梭状芽孢杆菌结肠炎引起本病时，治疗的第一步骤是经口或经鼻胃管每隔8h给予万古霉素500mg，每隔4h静脉输入甲硝唑500mg。甲硝唑的粪便浓度达到甲硝唑胆汁排泄浓度为佳。

内科治疗48~72h不改善，或提示有局限化的穿孔证据的患者，高氮质血症、乳酸酸中毒，或白细胞20 000/μL以上的患者，需要紧急实施结肠切除术。

外科治疗

外科治疗方面，首选结肠次全切除术、单腔回肠人工肛门造口术。该操作的并发症的发生率和死亡率低于一期直肠结肠切除吻合术，且大部分患者以后可以重新进行回肠直肠吻合。在结肠穿孔前实施手术，其死亡率明显低于结肠穿孔后实施手术（2% ~8% & 40%以上）。

结果

中毒性巨结肠患者的死亡率尚无统一数据。随着本病的早期发现、多学科医学管理、及时的外科介入、良好的术后管理，明显降低至0~2%。

参考文献 ....

[1] Sheth SG, LaMont JT: Toxic megacolon. Lancet 1998; 351: 509–513.

[2] Fazio VW: Toxic megacolon in ulcerative colitis and Crohn's colitis. Clin Gastroenterol 1980; 9: 389–407.

[3] Jalan KN, Sircus W, Card WI, et al: An experi-

ence of ulcerative colitis. I. Toxic dilation in 55 cases. Gastroenterology 1969; 57: 68–82.

[4] Grieco MB, Bordan DL, Geiss AC, et al: Toxic megacolon complicating Crohn's colitis. Ann Surg 1980; 191: 75–80.

[5] Rubin MS, Bodenstein LE, Kent KC: Severe

Clostridium difficile colitis. Dis Colon Rectum 1995; 38: 350–354.

[6] Trudel JL, Desch ê nes M, Mayrand S, et al: Toxic megacolon complicating pseudomembranous entero-colitis. Dis Colon Rectum 1995; 38: 1033–1038.

[7] Berman L, Carling T, Fitzgerald TN, et al: Defining surgical therapy for pseudomembranous colitis with toxic megacolon. J Clin Gastroenterol 2008; 42: 476–480.

[8] Norland CC, Kirsner JB: Toxic dilatation of colon (toxic megacolon) : etiology, treatment and prognosis in 42 patients. Medicine (Baltimore) 1969; 48: 229–250.

[9] Mukai JK, Janower ML: Diagnosis of pseudomem-branous colitis by computed tomography: a report of two patients. Can Assoc Radiol J 1987; 38: 62–63.

[10] Gan SI, Beck PL: A new look at toxic megacolon: an update and review of incidence, etiology, pathogene-sis, and management. Am J Gastroenterol 2003; 98: 2363–2371.

[11] Caprilli R, Vernia P, Colaneri O, et al: Blood pH: a test for assessment of severity in proctocolitis. Gut 1976; 17: 763–769.

[12] Present DH, Wolfson D, Gelernt IM, et al: Medical decompression of toxic megacolon by "rolling" . A new technique of decompression with favorable long–term follow–up. J Clin Gastroenterol 1988; 10: 485–490.

[13] Panos MZ, Wood MJ, Asquith P: Toxic megacolon: the knee–elbow position relieves bowel distension. Gut 1993; 34: 1726–1727.

[14] Bolton RP, Culshaw MA: Faecal metronidazole con-centrations during oral and intravenous therapy for antibiotic associated colitis due to Clostridium diffi-cile. Gut 1986; 27: 1169–1172.

[15] Zar FA, Bakkanagari SR, Moorthi KM, et al: A com-parison of vancomycin and metronidazole for the treatment of Clostridium difficile–associated diar-rhea, stratified by disease severity. Clin Infect Dis 2007; 45: 302–307.

[16] Ausch C, Madoff RD, Gnant M, et al: Aetiology and surgical management of toxic megacolon. Colorectal Dis 2006; 8: 195–201.

[17] Danovitch SH: Fulminant colitis and toxic megaco-lon. Gastroenterol Clin North Am 1989; 18: 73–82.

四、慢性放射性肠炎的诊断

放射治疗常被用于治疗妇科领域和泌尿科领域的恶性肿瘤，外科领域中常被用于进展期直肠癌的治疗，或直肠癌的化疗和放射治疗。但是，消化道与子宫、膀胱相比，其对放射线比较敏感，容易受到放射线损害，在骨盆腔内的恶性肿瘤放射线照射后，可能会继发放射性肠炎。1987 年，Walsh 等就报道了放射性肠炎，多数情况下放射线照射导致的肠管损害是持续性的、进行性的，是一种治疗困难的疾病。

放射损伤

放射损伤分为早期和晚期损伤，照射开始后早期发生，照射结束后 2~5 周恢复的称为早期损伤，之后发生的为晚期损伤。慢性放射性肠炎通常在放射治疗半年后逐渐进展。

晚期损伤的病理改变

晚期损伤通常出现在照射后 6 个月左右，多数在 1 年内，有时照射后经过 15~20 年才会出现晚期损伤。晚期损伤是非可逆性变化，治疗比较棘手。除了黏膜上皮之外，在黏膜下层、固有肌层以及肠管壁外也可见其变化。病理学上表现为微小血管的破坏、血管内血栓形成、血管内膜的纤维化等变化，该变化导致缺血，形成黏膜下层纤维化或溃疡。

症状

放射治疗 6 个月后出现恶心、呕吐、腹痛、腹泻以及消化道出血的患者，应怀疑慢性放射性肠炎。

诊断

诊断重要的是有骨盆腔内脏器疾病、放射线治疗等既往史，内镜检查，造影检查等。对于有照射史的患者，需明确照射方法、照射时间、照射剂量等详细信息。而且照射对象的原发疾病也很重要，尤其是形成瘘管、狭窄等情况，需鉴别这些并发症是由照射引起的，还是由原发病导致的。

检查方法有大肠内镜以及活检和造影剂灌肠检查、小肠造影检查、小肠内镜检查、腹部 CT 检查、腹部 MRI 检查等，最近，腹部 CT 小肠造影及 MR 小肠造影逐渐被应用于临床。有瘘管时，需进行造影检查。此外，必要时实施泌尿科、妇科的详细检查。

1 内镜检查，活检

结肠内镜检查可以用于检查结肠、回肠末端疾病。虽然不能通过黏膜活检明确诊断，但可以除外感染疾病或炎症性肠病等引起的直肠炎。

2 影像学

腹部 CT/MR 成像

腹部 CT/MR 成像可以检查部分炎症改变，包括肠管肥厚、黏膜增大以及管腔狭窄。MR 成像与腹部 CT 检查相比，其放射线暴露更少，容易被接受。MR 成像可以检测管腔大小和多角度摄像，可以提供更高质量成像，以便了解肠梗阻的位置和原因。

腹部 CT/MR 肠道灌注造影

腹部 CT/MR 肠道灌注造影是对于不能经口摄入造影剂的患者的替代检查方法。需要使用导管在肠道注入造影剂。如果出现呕吐症状，可以通过减缓造影剂注入的速度而缓解症状。该方法能确定低频率的间歇性肠梗阻，其灵敏度、特异性分别为 88% 和 82%。

保守治疗

慢性放射性肠炎的管理主要是对症治疗。对于不伴有狭窄、瘘管的晚期病例，应进行保守治疗。有腹泻的患者，服用止泻药。有小肠细菌异常增殖引起的腹泻、腹胀、腹痛的患者，应使用抗生素治疗。患有间断梗阻症状的患者，需要少渣饮食。

对内科保守治疗无效的顽固性肠梗阻、瘘管或者消化道出血的病例，可以实施外科手术。

1 饮食推荐

并不存在可以完全缓解慢性放射性肠炎的饮食，患有间歇性梗阻症状的患者，有时通过减少纤维含量的低渣饮食来缓解症状。高纤维饮食有加重腹泻的可能性，应该嘱咐患者避免摄取水果、蔬菜等高纤维饮食。

小肠切除术引起的吸收不良或短肠综合征的重度营养失调患者，可以考虑完全肠外营养方法。

2 止泻药

盐酸罗哌丁胺等止泻药可能有效。盐酸罗哌丁胺可减少腹泻次数，延缓肠管蠕动，大幅度改善胆汁酸吸收。但是具有梗阻症状的患者应避免使用盐酸罗哌丁胺。

3 抗生素

伴有腹泻、腹痛、呕吐或腹胀的患者，应接受细菌异常增殖的呼气检查，有细菌异常增殖时，需用抗生素治疗。

外科治疗

1 外科治疗适应证

放射性肠炎的晚期变化，主要是源于肠管壁内的进展性血管炎，最终导致肠管狭窄、溃疡化、穿孔等。受累肠管范围过大，将会造成营养不良。对内科治疗无反应的放射性肠炎，如发生狭窄、肠瘘、保守治疗无效的大量出血、肠梗阻，多数需要外科治疗，穿孔引起腹膜炎，或绞窄性肠梗阻时，更加需要急诊手术治疗。

梗阻

慢性放射损伤较少引起急性肠梗阻。但是肠管逐渐狭窄，最终导致不完全或完全梗阻。当出现持续腹胀、恶心、呕吐等症状时，需要进行外科手术治疗。两个小规模病例报告显示，由于放射性肠炎所致肠梗阻，25% ~ 53% 的患者有手术适应证。

肠瘘

放射损伤诱发的肠瘘不能自行愈合，需要进行外科治疗。因放射性肠炎而手术的患者中，17% ~ 50% 是因为肠瘘。

穿孔

慢性放射线肠炎有时引起肠管穿孔，需要进行外科紧急手术。95 例骨盆腔放射治疗的女性子宫颈癌患者，其中 7% 发生了回肠穿孔。放射治疗结束到穿孔发生的时间是 2～58 个月（中位时间值为 6 个月）。

出血

对肠管黏膜的放射损伤可引起溃疡、出血。难治性或缓慢进展的不易止血的胃肠出血，需要进行外科治疗。此时，出血部位的正确定位是极其重要的。

肿瘤

放射治疗有时诱发继发性肿瘤。大部分的继发性恶性肿瘤是治疗后 10～20 年在照射部位发生。放射线引起的继发性消化道恶性肿瘤与放射性肠炎引起的腹胀、恶心 / 呕吐等症状很难鉴别。因此，有腹部骨盆腔放射治疗既往史的患者出现放射性肠炎症状时，应注意除外继发性恶性肿瘤。

营养不良

放射性肠炎患者长时间肠梗阻或患有短肠综合征，导致长期缺乏肠内营养，最终引起营养失调。这些患者中的大部分人都需要使用完全肠外营养（Total Parenteral Nutrition，TPN）而维持营养，但是持续性 TPN 的使用有可能引起肝脏损害。因此对于肠梗阻患者，可以考虑实施受损肠管的切除或旁路术。

2 术前准备

因为放射性肠炎的手术复杂，故需要慎重地制订术前计划。通过术前影像学，尽可能明确找出并发的病变。在多数情况下，需要插入输尿管支架管保护输尿管。造瘘部位的术前标记选在放射线照射野外。需要结直肠外科医师、妇科医师以及泌尿科医师之间的协作。

3 外科治疗

尽量切除放射性肠炎的肠管

患者有足够长度的健康肠管时，应该尽量切除放射线损伤的小肠；如果不切除，之后很有可能在这个部位出现并发症。有研究表明，接受放射性肠炎手术的 49 例患者中，41 例患者接受肠切除术。术后 12 例患者复发放射损伤关联的疾病，其 5 年以及 10 年生存率分别为 90% 和 83%。

Lefevre 等报道，接受广泛小肠切除术（残存小肠长度 200cm 以下）的 107 例患者的分析结果表明了慢性放射性肠炎患者切除受损伤的所有组织的重要性。该研究对 49 例患者（45.8%）实施回盲部切除术，回盲部切除术是唯一能够避免慢性放射性肠炎复发再手术的方法。

剩余肠管有限：狭窄成形术

为了保证肠管长度，狭窄成形术对肠管狭窄且肠管长度有限的患者有效。狭窄成形术可以安全地与肠管切除术或旁路术等其他技术单独或一起实施。有文献报道，因接受过手术而剩余肠管有限的5例患者接受了放射性肠炎的第二次手术。其中1例患者是单独实施狭窄成形术，其他4例患者是与切除术或旁路术一起实施。这5例患者在术后平均随访42个月，成功脱离了完全肠外营养。

对于多发粘连的肠管旁路手术

存在大范围粘连的患者，如果标准切除手术风险较大，可以考虑行肠旁路手术。

接受放射性肠炎手术的17例患者中，11例是旁路手术。其预后结果明显较好。8～60个月的病情观察中未见到术后放射损害和盲祥的细菌异常增殖等后遗症。

困难情况下的姑息性手术

除了上述标准技术，当面对重度的放射性肠炎时，外科医师可以采取姑息性手术疗法，比如说胃造瘘术或空肠造瘘术等，也可以使用回肠人工肛门或结肠人工肛门造口术、使用自膨胀式金属支架解除狭窄治疗，帮助患者缓解腹痛、恶心等症状。

4 预后

该病预后不一。早期死亡率通常与肿瘤的复发有关。持续出现消化道症状，但是没有肿瘤复发的患者，其5年生存率大约为70%。不管实施何种医学管理，大约1/3的患者病情依然进展至需要手术的地步。

放射性肠炎外科治疗后的并发症主要有两种：原部位的复发，以及短肠综合征。这两种并发症一般是在由于肠管狭窄部位的技术性原因或患者自身原因而没有完全切除的情况下发生。

参考文献

[1] Walsh D: Deep tissue traumatism from roentgen ray exposure. Br Med J 1897; 2: 272–273.

[2] Todd TF: Rectal ulcerative following irradiation treatment of carcinoma of the cervix uteri. Surg Gynecol Obstet 1937; 67: 617–631.

[3] Tagkalidis PP, Tjandra JJ: Chronic radiation proctitis. ANZ J Surg 2001; 7l: 230–237.

[4] Hong JJ, Park W, Ehrenpreis ED: Review article: Current therapeutic options for radiation proctopathy. Aliment Pharmacol Ther 2001; 12: 1253–1262.

[5] Hasleton PS, Carr N, Schofield PF: Vascular changes in radiation bowel disease. Histopatlology 1985; 9: 517–534.

[6] Carr ND, Pullen BR, Hasleton PS, et al: Microvascular studies in human radiation bowel disease. Gut 1984; 25: 448–454.

[7] Horton KM, Corl FM, Fishman EK: CT of non-neoplastic diseases of the small bowel: spectrum of disease. J Comput Assist Tomogr 1999; 23: 417–428.

[8] Yoshimura K, Hirata I, Maemura K, et al: Radiation enteritis: a rare complication of the transverse colon in uterine cancer. Intern Med 2000; 39: 1060–1063.

[9] Macheta M, Chopra R, Morgenstern G, et al: Chemotherapy for leukaemia following previous pelvic radiotherapy is associated with severe enteritis and haemorrhagic cystitis. Ann Hematol 2001; 80: 485–487.

[10] Shepherd NA: Pathological mimics of chronic inflammatory bowel disease. J Clin Pathol 1991; 44: 726–733.

[11] Bender GN, Timmons JH, Williard WC, et al: Computed tomographic enteroclysis: one methodology. Invest Radiol 1996; 31: 43–49.

[12] Maglinte DD, Bender GN, Heitkamp DE, et al: Multidetector-row helical CT enteroclysis. Radiol Clin North Am 2003; 41: 249–262.

[13] Nolan DJ: The true yield of the small-intestinal barium study. Endoscopy 1997; 29: 447–453.

[14] Sekhon S: Chronic radiation enteritis: women's food tolerances after radiation treatment for gynecologic cancer. J Am Diet Assoc 2000; 100: 941–943.

[15] Jain G, Scolapio J, Wasserman E, et al: Chronic radiation enteritis: a ten-year follow-up. J Clin Gastroenterol 2002; 35: 214–217.

[16] Scolapio JS, Ukleja A, Burnes JU, et al: Outcome of patients with radiation enteritis treated with home parenteral nutrition. Am J Gastroenterol 2002; 97: 662–666.

[17] Gavazzi C, Bhoori S, Lovullo S, et al: Role of home parenteral nutrition in chronic radiation enteritis. Am J Gastroenterol 2006; 101: 374–379.

[18] Yeoh EK, Horowitz M, Russo A, et al: Gastrointestinal function in chronic radiation enteritis--effects of loperamide-N-oxide. Gut 1993; 34: 476–482.

[19] Turina M, Mulhall AM, Mahid SS, et al: Frequency and surgical management of chronic complications related to pelvic radiation. Arch Surg 2008; 143: 46–52.

[20] Girvent M, Carlson GL, Anderson I, et al: Intestinal failure after surgery for complicated radiation enteritis. Ann R Coll Surg Engl 2000; 82: 198–201.

[21] Sher ME, Bauer J: Radiation-induced enteropathy. Am J Gastroenterol 1990; 85: 121–128.

[22] Yamashita H, Nakagawa K, Tago M, et al: Small bowel perforation without tumor recurrence after radiotherapy for cervical carcinoma: report of seven cases. J Obstet Gynaecol Res 2006; 32: 235–242.

[23] Suresh UR, Smith VJ, Lupton EW, et al: Radiation disease of the urinary tract: histological features of 18 cases. J Clin Pathol 1993; 46: 228–231.

[24] da Silva G, Boutros M, Wexner SD: Role of prophylactic ureteric stents in colorectal surgery. Asian J Endosc Surg 2012; 5: 105–110.

[25] Ruiz-Tovar J, Morales V, Herv á s A, et al: Late gastrointestinal complications after pelvic radiotherapy: radiation enteritis. Clin Transl Oncol 2009; 11: 539–543.

[26] Lefevre JH, Amiot A, Joly F, et al: Risk of recurrence after surgery for chronic radiation enteritis. Br J Surg 2011; 98: 1792–1797.

[27] Dietz DW, Remzi FH, Fazio VW: Strictureplasty for obstructing small-bowel lesions in diffuse radiation enteritis--successful outcome in five patients. Dis Colon Rectum 2001; 44: 1772–1777.

[28] Nakashima H, Ueo H, Shibuta K, et al: Surgical management of patients with radiation enteritis. Int Surg 1996; 81: 415–418.

[29] Lillemoe KD, Brigham RA, Harmon JW, et al: Surgical management of small-bowel radiation enteritis. Arch Surg 1983; 118: 905–907.

[30] Baron TH: Interventional palliative strategies for malignant bowel obstruction. Curr Oncol Rep 2009; 11: 293–297.

[31] Regimbeau JM, Panis Y, Gouzi JL, et al: Operative and long term results after surgery for chronic radiation enteritis. Am J Surg 2001; 182: 237–242.

第4节　其他肠梗阻的病因

炎症性疾病和缺血（外源性、内源性肠梗阻）

肠管狭窄的原因有阑尾炎、憩室炎、Crohn 病、服用 NSAIDs 等药物，以及肠系膜缺血。肠管炎症本身或穿孔引起的脓肿可能引起肠管梗阻。正常的小肠、大网膜有使感染局限化的功能，结果可能导致小肠梗阻。但是这种情况下，SBO 的症状可能被发热、腹痛等其他临床症状所掩盖。

（1）炎症性肠疾病（例如，Crohn 病）患者，因有粘连或狭窄而容易发生小肠不完全梗阻。症状一般为慢性的、间歇性的，故容易被忽视，且与 Crohn 病的鉴别也较为困难，需要进行进一步影像学检查。

（2）肠憩室病的患者，通过使用抗生素而减少憩室周围炎症，可能缓解梗阻症状。

（3）结核而表现为不完全 SBO 的患者，跟 Crohn 病一样，因表现为炎症性 SBO 而易被误诊，一般可通过内科管理，使症状缓解。

（4）肠系膜缺血也可以发生小肠狭窄。因回结肠动脉是 SMA 的终末分支，故远端回肠容易发生缺血狭窄。

外伤性腹腔内血肿（腔内性肠梗阻）

有钝性腹部外伤病史的患者，其外伤性腹腔内血肿可以引起急性机械性肠梗阻。也有受伤后肠管迟发性纤维化逐渐成为肠腔内狭窄，而引起慢性梗阻症状的。十二指肠是最容易受影响的位置，这是因为它被固定在后腹膜，很容易在腹膜与脊柱之间受压迫。最普遍的原因是汽车座椅安全带导致的损伤。小肠、结肠，以及肠系膜血肿均可成为急性机械性肠梗阻的原因。

腹部 CT 检查可以用于检查有无急性血肿，其表现为伴有或不伴有邻近肠系膜变化的肠管壁肥厚。但是仍然需要通过经口消化道造影检查来确诊。

脾组织异位（外源性肠梗阻）

脾组织异位是脾脏外伤导致脾脏组织的自行移植，产生外源性压力而引起肠梗阻。也有脾组织异位引起肠套叠的报道。

胃肠道的先天性异常（外源性肠梗阻）

胃肠道的先天性异常可以引起梗阻症状，但成人比较少见。肠扭转异常和异位胰腺能够引起高位肠梗阻。

异物、蛔虫引起的SBO（腔内性肠梗阻）

经口摄入异物导致SBO的报道不少。

由蛔虫引起的严重肠道寄生虫繁衍造成急性SBO。在亚洲、非洲、南美洲等地区和发展中国家，蛔虫是所有导致肠梗阻的1/3以上的原因。多为小儿，但成人也会发生。患者典型表现为急性SBO症状，呕吐物内含有蛔虫。可以触及腹部肿块。

在日本，通过彻底的驱虫措施和卫生设施、卫生观念的普及，目前蛔虫病例急剧减少，成为在世界上驱虫最成功的国家之一。

参考文献

[1] Speed CA, Bramble MG, Corbett WA, et al: Non-steroidal anti-inflammatory induced diaphragm disease of the small intestine: complexities of diagnosis and management. Br J Rheumatol 1994; 33: 778–780.

[2] Chalya PL, McHembe MD, Mshana SE, et al: Tuberculous bowel obstruction at a university teaching hospital in Northwestern Tanzania: a surgical experience with 118 cases. World J Emerg Surg 2013; 8: 12.

[3] Thaker P, Weingarten L, Friedman IH: Stenosis of the small intestine due to nonocclusive ischemic disease. Arch Surg 1977; 112: 1216–1217.

[4] Touloukian RJ: Protocol for the nonoperative treatment of obstructing intramural duodenal hematoma during childhood. Am J Surg 1983; 145: 330–334.

[5] Vollmer CM Jr, Schmieg RE, Freeman BD, et al: Traumatic colonic hematoma. J Trauma 2000; 49: 1155.

[6] LeBedis CA, Anderson SW, Soto JA: CT imaging of blunt traumatic bowel and mesenteric injuries. Radiol Clin North Am 2012; 50: 123–136.

[7] Ekeh AP, Saxe J, Walusimbi M, et al: Diagnosis of blunt intestinal and mesenteric injury in the era of multidetector CT technology--are results better? J Trauma 2008; 65: 354–359.

[8] Gincu V, Kornprat P, Thimary F, et al: Intestinal obstruction caused by splenosis at the rectosigmoid junction, mimicking malignant pelvic tumor. Endoscopy 2011; 43: E260.

[9] Abeles DB, Bego DG: Occult gastrointestinal bleeding and abdominal pain due to enteroenteric intussusception caused by splenosis. Surg Endosc 2003; 17: 1494–1500.

[10] Sirinek KR, Livingston CD, Bova JG, et al: Bowel obstruction due to infarcted splenosis. South Med J 1984; 77: 764–767.

[11] Teneza-Mora NC, Lavery EA, et al: Partial small bowel obstruction in a traveler. Clin Infect Dis 2006; 43: 214, 256.

[12] Khuroo MS: Ascariasis. Gastroenterol Clin North Am 1996; 25: 553–577.

第 2 篇

外科治疗
（对于 SBO 和 LBO 的外科治疗）

第 6 章　外科治疗（对于 SBO 和 LBO 的外科治疗）

一、SBO 的手术治疗

开腹

SBO 手术主要是粘连松解术和肠管切除术。

大部分 SBO 病例存在粘连，因此手术时，选择腹部切口较为困难。原则上避免原切口入路，选择新切口部位进入腹腔内，因为原切口下可能粘连严重。

切开下腹部正中切口时需要注意的是，不要损伤膀胱。因此，当切开下腹部时在直视下从腹侧依次切开皮肤、皮下脂肪、腹直肌鞘、腹直肌、锥状肌而进入 Retzius 腔内，逐层切开筋膜，术者左手抓住并牵引膀胱，继而切开至最后一层膀胱外腹膜，按照该顺序进行切开时，不会损伤到膀胱。

腹膜炎患者施行手术时，如果切开膀胱，不能通过单纯缝合来处理，需要利用 Foley 管通过膀胱皮肤造口引流尿液，然后再关闭切口。

肠管切除（再灌注和减压）

在急诊手术时，应尽快完成小肠切除。处理肠系膜时不能花费太长时间，积极利用切割闭合器来处理血管，尽量缩短手术时间。

肠管坏死部分是较难识别的。因此，一直以来普遍推荐的是不解除扭转，而直接切除缺血、坏死肠管。其理由是缺血、坏死肠管的再灌流可使患者术后出现严重并发症。

缺血肠管的再灌流造成广泛的微小血管和实质细胞损伤，出现反应性的氧代谢产物和被活化的多核白细胞，介导由蛋白分解酶的针对微小血管和内皮防御机制的物理性破坏，结果导致细胞死亡。然后在代谢性酸中毒的基础上，释放肠道细菌、钾离子，以及内毒素，可能导致不可逆性的感染性休克。相对较短时间（例如 1h）的缺血也会损伤肠管上皮的完整性，这个在高风险患者中，可导致系统性炎症综合征（Systemic Inflammatory Response Syndrome，SIRS）或多脏器衰竭（Multiple Organ Failure，MOF）。

近年来，人们认为有关肠管缺血再灌流引起的继发性炎症的特征是，补体活化、细胞因子的生成和释放于全身循环内，内皮的活化，然后中性粒细胞流入由缺血再灌流损伤的组织内。由此可见，为了避免穿孔，应尽快完成肠管切除。

有时，即使想尽快完成手术减少再灌注损害，也会出现因坏死肠管的扩张而导致手术进展缓慢。这时不要强行操作而导致肠管损伤，避免肠管内容物溢出进入术野内。事先做好荷包缝合，在此中心予以穿刺，积极减压扩张部位，使下一步操作变得容易（图 6-1）。必须记住急诊手术时，应该争分夺秒地处理。

肠造瘘术以及人工肛门造口术

在日语中"瘘"和"人工肛门"的使用较混乱，根据《医学大辞典》（医学书院，2013）中的定义，"瘘"和瘘管是同义词，将其定义为：生理性或解剖学上不存在的异常管状交通，其管状结构称为瘘管。人工肛门的

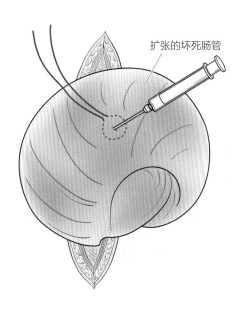

扩张的坏死肠管

图 6-1　扩张肠管的减压

因坏死肠管扩张而不能进行下一步操作时，不要强行操作，事先做好荷包缝合，在此中心予以穿刺进行减压，可保证术野清洁。

章节也将人工肛门造口术记录为造瘘术，确实比较混乱。在本书中，为了明确定义，以导管形成的胃瘘或肠瘘为代表，只把因炎症等导致的本来不该存在的地方出现的瘘管记录为瘘。瘘只是用来把液体导入体内或体外，原则上不能通过瘘排便。相反，人工肛门，是可以通过这个部位排便的。

1 肠造瘘术

肠造瘘术分手术造瘘术和内镜下造瘘术。在处置室或在手术室中，使用局麻而实施的盲肠造瘘是肠管减压的方法之一，但是这个方法极少被选择。这是因为该瘘频繁闭锁，因此导管管理困难。但是，对于平均剩余寿命较短、外科手术风险高的患者来说，盲肠造瘘仍然是较好的选择。

较有名的术式是 Stamm 法（图 6-2）和 Witzel 法（图 6-3），也有省略 Stamm 法的荷包缝合的 Kader 法（图 6-4）。

2 人工肛门造口术

人工肛门，有保护性造口（Protective Stoma）、转流性造口（Diverting Stoma）、覆盖性造口（Covering Stoma）等各种名称。直接翻译的话，是指 Stoma；总体来说，翻译成医学词语时有点儿混乱。因此，在本书中单纯使用人工肛门这个词。

从预防造口旁疝的观点来看，腹膜外通道造口术较好，但在紧急时，

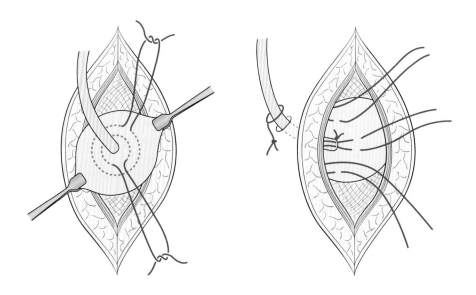

图 6-2　**Stamm 法**

垂直插入导管于肠内，用 2 层荷包缝合固定导管，外侧缝合固定在腹壁上。

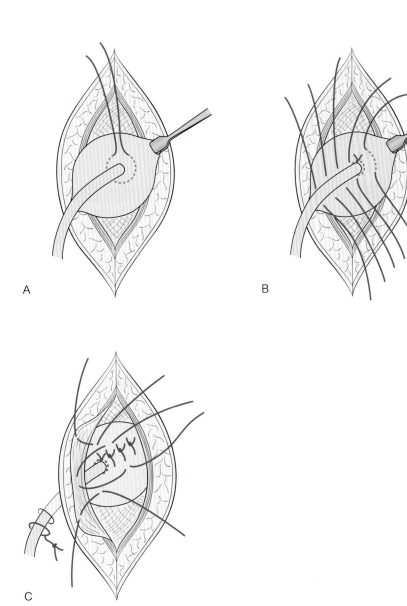

图 6-3　Witzel 法
将插入的导管埋在肠管壁，提高牢固性。

还是使用更简单的方法较好。根据梗阻部位来确定结肠人工肛门的造口位置，但涉及直肠、膀胱时，以及考虑今后手术的因素时，只能选择左上腹的横结肠做人工肛门。

至于是选择小肠人工肛门造口术或结肠人工肛门造口术、单腔或双腔、急诊情况还是择期造口术等，需根据具体情况而定。

急诊手术时，需要考虑术后在第三间隙内的液体潴留，可能导致进一步的腹胀和水肿，对人工肛门的压力进一步增大，血流也进一步减少，还要考虑人工肛门不要陷入腹腔内。

此外，在人工肛门造口术中，必须使用可吸收线缝合。减轻术后护理

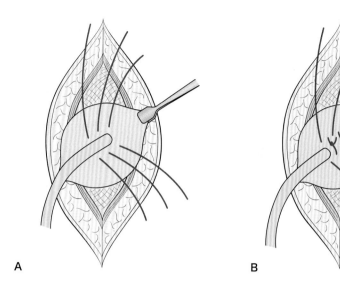

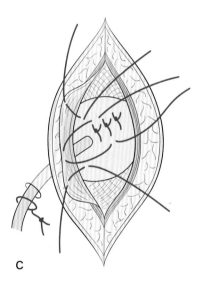

图6-4 **Kader 法**

省略 Stamm 法中的荷包缝合的方法。

工作（图6-5）。

　　对于施行多次手术患者实施急诊盲肠人工肛门造口术的记录很少。从 QOL 的观点来说，回肠造口术有意义，只有对于不能把小肠当成人工肛门使用的病例来说，是不得已的术式（图6-6）。遇到严重 LBO 病例时，盲肠严重膨胀，在腹壁正下方就是盲肠壁。紧急抢救性地从肌肉分离切口到达盲肠，把浆膜肌层和腹壁固定后，像黏液瘘样地把全层缝合在腹壁，该术式的难度不高。当然术后可以进食。但是该造口是凹陷性的造口，故必须记住，从 QOL 方面来说是不理想的。

旁路手术

除了小肠 – 小肠旁路手术以外，还可考虑各种旁路手术。根据患者情况而定（图 6-7）。

直肠低前切除术后，小肠被卷进骨盆腔深部的吻合口旁，发生顽固性小肠梗阻时，建议不要进行肠管剥离，以防止术野污染；直接实施小肠 – 小肠旁路术较好。

骨盆腔内存在吻合口时，临关腹前，不要使末段回肠掉进骨盆内，而是把小肠中央部放在骨盆腔后，将终末回肠放到其头侧。通过此方法，可以减少末段回肠与骨盆内的吻合口粘连，方便今后有可能施行小肠旁路手术。

二、LBO 的手术治疗

急性完全大肠梗阻或不完全大肠梗阻占外科病房急腹症住院患者的 4%。外科医师很难决定是否要做一期吻合。一期吻合后的吻合口漏发生率大约为 5%。是否选择分期阶段性治疗，取决于梗阻病变的位置、近端结肠的状态，以及患者的内科系统并发症、患者对生活的期待、治疗目标等。

术前肠道准备

根据随机对照研究报道，没有梗阻症状的左半结肠或直肠癌的择期手

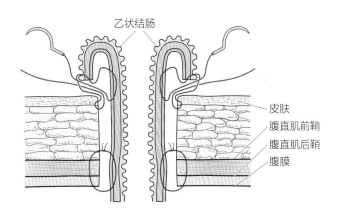

乙状结肠

皮肤
腹直肌前鞘
腹直肌后鞘
腹膜

图 6-5　人工肛门的缝合
将肠管以 4 针缝合固定在腹膜腱膜上后，用可吸收线以埋线缝合法固定。

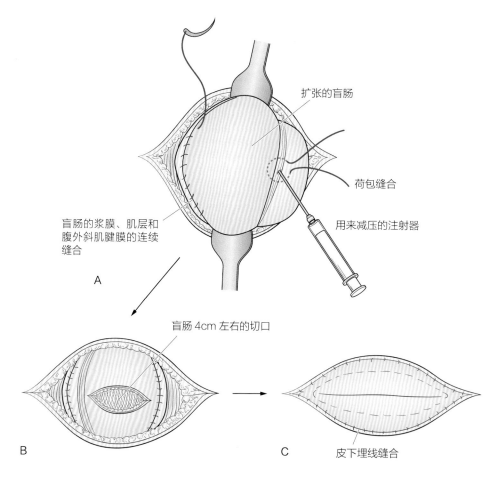

图 6-6 盲肠人工肛门造口术

A：在 McBurney（麦氏）点上做 4 ~ 5cm 的横向切口，肌肉分离到达腹腔内，在扩张的盲肠实施荷包缝合，用注射器减压至适合完成盲肠壁缝合。用 PDS Ⅱ 4-0 连续缝合，把盲肠浆膜、肌层固定在腹外斜肌腱膜。

B：在盲肠壁做 4cm 左右的横向切口，吸引内容物。

C：用 PDS Ⅱ 4-0 埋线缝合盲肠全层，固定在皮肤上。

术患者，术前肠道准备的有无不会给术后并发症造成显著差别。但对于结肠癌引起的 LBO，尚没有关于不减压而直接施行一期切除吻合的前瞻性的对照试验，因为没有安全性保障。有几个报道称，LBO 的结肠手术时不应实施术前肠道准备，也不是一期吻合的禁忌证。日本以外的文献也常常提到，术中冲洗结肠内容物，使结肠空虚后实施一期吻合的术中结肠灌洗（Intraoperative Colonic Irrigation）（图 6-8）。术中结肠灌洗主要用于血流动力学稳定的患者，曾经有人调查结肠次全切除术和术中结肠灌洗到底选择哪一个较好，但结果是术中结肠灌洗没有任何益处。实施术中结肠灌洗的缺点是，手术时间明显延长，而且增加污染的概率。所收集的证据显示，不行术中结肠灌洗的一期吻合是安全的，并发症发生率在可接受的范围内。

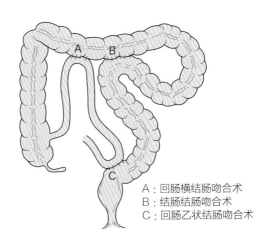

A：回肠横结肠吻合术
B：结肠结肠吻合术
C：回肠乙状结肠吻合术

图 6-7　旁路手术

除了小肠 - 小肠旁路手术以外，还可考虑各种旁路手术。根据患者情况而定。

经肛小肠减压管留置减压

　　对于多数病例，是在结肠内镜下或透视下将导丝诱导至肿瘤近端，沿着该导丝将小肠减压管插入其近端。但是实际上，患有梗阻性左半结肠癌时，因停留在近端肠管内的大部分是固体硬便，故即使使用 22Fr 的较粗的导管，减压效果往往也不佳，因此需要频繁灌洗，但是如此冲洗也只是冲洗其表面而已，对多数病例无效。因结肠管壁薄，尤其导丝插入时引起肠穿孔的风险高，此外，留置导管的头端较硬，也可能导致肠穿孔。对于良性 LBO 实施小肠减压的文献虽然存在，但是对于恶性 LBO 使用小肠减压管的报道还没有。

LBO 治疗的见解

　　当考虑 LBO 治疗策略时，根据结肠梗阻部位来考虑，再以分期阶段性手术为中心考虑为好。

　　腹腔镜手术也可以对 LBO 患者安全实施。对于 LBO，如何尽量开展腹腔镜手术也是一个难题。

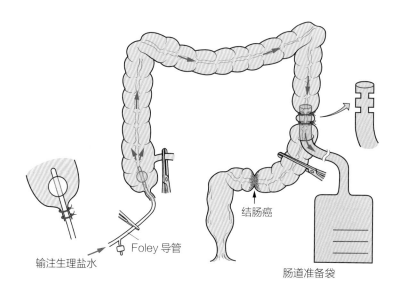

输注生理盐水　Foley 导管

结肠癌

肠道准备袋

图 6-8　术中肠管冲洗（On Table Colonic Lavage，OTL）

OTL 用于循环状态稳定的患者，但其适应证窄，缺点是手术时间显著延长，并增加污染的机会。

1　梗阻部位

梗阻性右半结肠癌

　　右半结肠癌往往比左半结肠癌大，发展到梗阻需较长时间。

　　普遍应用的是经鼻插入小肠减压管进行减压，实施择期手术，或不减压处理，直接进行紧急一期右半结肠切除术和消化道重建。在日本以外，近年来也是不管有无减压，90% 以上进行一期吻合的重建手术。

　　但是患者的一般情况不好，而且肠管扩张非常重时，肿瘤切除后不实施吻合，在回肠做一个单腔人工肛门造口术较好。另一种情况，根据肿瘤的进展程度的不同，也可不切除肿瘤病变肠管，直接行回肠人工肛门造口术进行减压，或者行回肠 - 横结肠旁路手术（图 6-7、图 6-9）。

梗阻性左半结肠癌

　　原来的治疗方法是，首先在近端做人工肛门，减压后二期实施肿瘤切除；与该手术不同，也有一期肿瘤切除＋人工肛门造口术的治疗方法。这两种方法的随机对照研究显示，在术后死亡率、并发症发生率还有术后生存率方面，两组没有明显差别。但是在二期手术患者中，最终实施吻合并关闭造口的患者多。此外，也有随机对照研究显示，人工肛门造口术减压后，二期切除＋吻合重建的吻合口漏发生率明显低于一期切除＋吻合重建，对于左半结肠癌引起的 LBO，建议行二期切除为宜。

　　另一方面，也有报道称，不需要减压，与右半结肠癌梗阻一样，通过紧急手术也可以安全实施一期切除吻合，但这不是主流疗法。

2 分期手术（Stage Operation）

对于 LBO 的外科治疗是一期手术还是分期手术。LBO 治疗的特殊术式有在近端做人工肛门或不做人工肛门，一期吻合的结肠切除，以及 Hartmann 手术。

分期治疗的缺点与高风险患者的选择有关，但实际上与人工肛门闭合术的高并发症发生率有关。而且 40% 以上的患者没有接受造口还纳手术。有些报道显示，永久性人工肛门的患者比起没有造口的患者生活质量要低。

一期手术

情况允许时，无论是良性肿瘤还是恶性肿瘤，对于右半结肠或左半结肠梗阻，一期根治术是较理想的治疗方法。

（1）根治性目的：手术切除梗阻病变和近端扩张肠管，随后再吻合。该术式是比较受欢迎的，但是实际上该术式主要用于具有较长的平均预期寿命（肿瘤大小、年龄、并发症）和强烈拒绝造口的患者。吻合口漏发生率

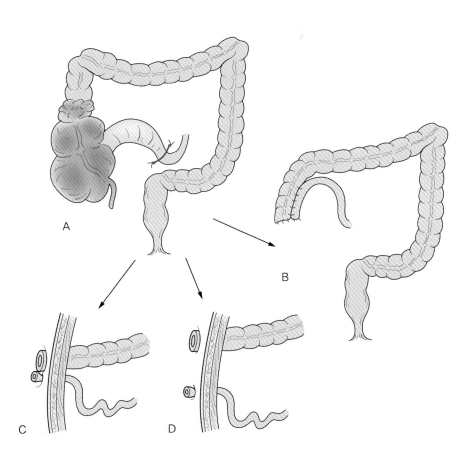

图 6-9　**梗阻性右半结肠癌的手术**

对于梗阻性右半结肠癌，插入小肠减压管减压小肠后实施择期手术，或不减压处理，直接进行紧急一期右半结肠切除术和消化道重建。但是对于危重患者，有时在回肠做单腔人工肛门造口术更加安全。

为 2.2%~6.9%。

（2）**姑息性目的**：一般用横结肠袢式人工肛门造口术或内镜下支架植入而进行肠管减压。当然，根据患者病情，也考虑盲肠人工肛门造口术或回肠人工肛门造口术。对于左侧病变，经过培训的内镜医师可以实施大肠支架植入。

二期手术

手术切除梗阻病变进行一期吻合，在近端做人工肛门或以断端作为人工肛门，向体外引出。二期手术时，关闭造口。

对于可以耐受切除的患者来说，分期手术可以立即得到恢复。被判断为吻合口漏的风险高和发生并发症可能性大时，需要分期手术。

一期切除吻合时，有些报道否定近端人工肛门造口术的作用。择期直肠癌前切除术也有比较高的吻合口漏发生率，故做人工肛门还是有意义的，并不能否定伴有一期切除吻合的近端人工肛门造口术。

三期手术

紧急外科结肠减压的两个传统方法是，横结肠袢式人工肛门造口术和肠造瘘人工肛门造口术（典型病例是在横结肠）。

经过内科治疗和肠管减压的有效阶段，第 2 次手术时切除梗阻病变，在近端做人工肛门或吻合。第 3 次手术时做造口关闭（还纳）术，而恢复肠管的连续性。

接受三期手术的患者是因处于严重的病理生理状态，二期手术时不做吻合的高危人群。随后的手术中死亡率会增加到 10%，并发症的发生率为 30%。

次全结肠切除术

除了远端梗阻病变以外，还存在近端结肠穿孔、浆膜裂伤或严重结肠扩张导致缺血性变化或多发性息肉时，建议进行结肠次全切除术。在这种情况下选择一期回肠结肠吻合，此时末端回肠造口术成为替代选项。一般来说，有宿便的患者或骨盆底功能受损的患者，不应该选择回肠直肠吻合术。

结肠次全切除术的优点在于可以同时切除远端肿瘤，以及可以解除近端扩张结肠。缺点是，有可能成为永久性的末端回肠造口，另外，对于高龄患者短期间内有腹泻等副作用。

也存在一些关于一期吻合的结肠次全切除术的长期预后的病例报道。还有足够的末端回肠和乙状结肠时，腹泻的发生率会显著降低，而且可通过药物控制术后早期腹泻。其后，大部分患者数周后可以停止服用这些药物。接受结肠次全切除术的 72 例患者的病例报告显示，51 例（71%）患者在术后 2 个月内，达到每天排便 5 次以下。91 例患者的随机对照研究也显示，住院死亡率和并发症发生率（包括吻合口漏）没有明显差异。

但是，也有报道表明，接受结肠次全切除术的患者，与接受结肠部分切除的患者相比，术后4个月内的每天排便次数显著增多。

三、并发症和死亡率

尽管在恶性疾病中，其长期生存率明显不佳，但梗阻性病变的围术期并发症发生率和死亡率在良性病变和恶性病变中是同等的。因LBO接受紧急手术的患者，其术后结果显著比择期手术差，30天死亡率为10%~15%，这是择期结肠切除术后死亡率（1%~2%）的10倍以上。大部分死亡原因是并发败血症和多脏器功能不全。

此外施行急诊根治性切除术之后，有更高的局部复发率，转移发生率，肿瘤5年生存率显著降低（30%以下）。

LBO患者预后不良的主要因素为，患者的生理学状态、并发症，以及肿瘤的生物学特性。重要的预后因素是年龄、美国麻醉医师学会分级（American Society of Anesthesiologists Class）、急性生理和慢性健康估测评分［Acute Physiolosy And Chronic Health Evaluation（APACHE Ⅱ）Score］以及腹膜炎的存在。

因为LBO患者往往在全身状态不好的情况下接受手术，故50%以上会发生1种以上的并发症。1/3以上病例发生手术部位感染（Surgicalsiteinfection，SSI），44%以上的患者发生疼痛、皮肤刺激、狭窄、脱出、内陷、疝以及坏死等造口相关并发症。

参考文献

[1] Watson RG: Ileosigmoid knot. J R Coll Surg Edinb 1984; 29: 100–102.

[2] Zimmerman BJ, Granger DN: Reperfusion injury. Surg Clin North Am 1992; 72: 65–83.

[3] Shepherd JJ: Ninety two cases of ileosigmoid knotting in Uganda. Br J Surg 1967; 54: 561–566.

[4] Patel A, Kaleya RN, Sammartano RJ: Pathophysiology of mesenteric ischemia. Surg Clin North Am 1992; 72: 31–41.

[5] Gibney EJ: Volvulus of the sigmoid colon. Surg Gynecol Obstet 1991; 173: 243–255.

[6] Payne D, Kubes P: Nitric oxide donors reduce the rise in reperfusion–induced intestinal mucosal permeability. Am J Physiol 1993; 265: G189–G195.

[7] Deitch EA: Multiple organ failure: pathophysiology and potential future therapy. Ann Surg 1992; 216: 117–134.

[8] Grootjans J, Lenaerts K, Derikx JP, et al: Human intestinal ischemia–reperfusion–induced inflammation characterized. Experiences from a new translational model. Am J Pathol 2010; 176: 2283–2291.

[9] Madiba TE, Thompson SR: The management of cecal volvulus. Dis Colon Rectum 2002; 45: 264–267.

[10] Madiba TE, Thomson SR: The management of sigmoid volvulus. J R Coll Surg Edinb 2000; 45: 74–80.

[11] Majeski J: Operative therapy for cecal volvulus combining resection with colopexy. Am J Surg 2005; 189: 211–213.

[12] Sozen S, Das K, Erdem H, et al: Resection and primary anastomosis with modified blow–hole colostomy or Hartmann's procedure: which

method should be performed for gangrenous sigmoid volvulus? Chirurgia (Bucur) 2012; 107: 751–755.

[13] 伊藤正男，井村裕夫，高久史麿，総編集：医学大辞典．医学書院，東京，2003.

[14] Deans GT, Krukowski ZH, Irwin ST: Malignant obstruction of the left colon. Br J Surg 1994; 81: 1270–1276.

[15] Perrier G, Peillon C, Liberge N, et al: Cecostomy is a useful surgical procedure: study of 113 colonic obstructions caused by cancer. Dis Colon Rectum 2000; 43: 50–54.

[16] Magowska A: Surgery, fame, and misfortune: the life of Bronislaw Kader. World J Surg 2012; 36: 1998–2002.

[17] Londono-Schimmer EE, Leong AP, Phillips RK: Life table analysis of stomal complications following colostomy. Dis Colon Rectum 1994; 37: 916–920.

[18] Leroy J, Diana M, Callari C, et al: Laparoscopic extraperitoneal colostomy in elective abdomino-perineal resection for cancer: a single surgeon experience. Colorectal Dis 2012; 14: e618–e622.

[19] Hamada M, Ozaki K, Muraoka G, et al: Permanent end-sigmoid colostomy through the extraperitoneal route prevents parastomal hernia after laparoscopic abdominoperineal resection. Dis Colon Rectum 2012; 55: 963–969.

[20] Aslar AK, Ozdemir S, Mahmoudi H, et al: Analysis of 230 cases of emergent surgery for obstructing colon cancer--lessons learned. J Gastrointest Surg 2011; 15: 110–119.

[21] Lee YM, Law WL, Chu KW, et al: Emergency surgery for obstructing colorectal cancers: a comparison between right-sided and left-sided lesions. J Am Coll Surg 2001; 192: 719–725.

[22] Hsu TC: Comparison of one-stage resection and anastomosis of acute complete obstruction of left and right colon. Am J Surg 2005; 189: 384–387.

[23] Biondo S, Parés D, Kreisler E, et al: Anastomotic dehiscence after resection and primary anastomosis in left-sided colonic emergencies. Dis Colon Rectum 2005; 48: 2272–2280.

[24] Zmora O, Mahajna A, Bar-Zakai B, et al: Colon and rectal surgery without mechanical bowel preparation. A randomized prospective trial. Ann Surg 2003; 237: 363–367.

[25] Fuertes MJ, Costa Navarro D: Resection and primary anastomosis without diverting ileostomy for left colon emergencies: is it a safe procedure? World J Surg 2012; 36: 1148–1153.

[26] Kim JH, Shon DH, Kang SH: Complete single-stage management of left colon cancer obstruction with a new device. Surg Endosc 2005; 19: 1381–1387.

[27] The SCOTIA Study Group: Single-stage treatment for malignant left-sided colonic obstruction: a prospective randomized clinical trial comparing subtotal colectomy with segmental resection following intraoperative irrigation. Br J Surg 1995; 82: 1622–1627.

[28] Torralba JA, Robles R, Parrilla P, et al: Subtotal colectomy vs. intraoperative colonic irrigation in the management of obstructed left colon carcinoma. Dis Colon Rectum 1998; 41: 18–22.

[29] Lim JF, Tang CL, Seow-Choen F, et al: Prospective randomized trial comparing intra-operative colonic irrigation with manual decompression only for obstructed left-sided colorectal cancer. Dis Colon Rectum 2005; 48: 205–209.

[30] Nyam DC, Seow-Choen F, Leong AF, et al: Colonic decompression without on-table irrigation for obstructing left-sided colorectal tumours. Br J Surg 1996; 83: 786–787.

[31] Nyam DC, Leong AF, Ho YH, et al: Comparison between segmental left and extended right colectomies for obstructing left-sided colonic carcinomas. Dis Colon Rectum 1996; 39: 1000–1003.

[32] Ortiz H, Biondo S, Ciga MA, et al: Comparative study to determine the need for intraoperative colonic irrigation for primary anastomosis in left-sided colonic emergencies. Colorectal Dis 2009; 11: 648–652.

[33] Horiuchi A, Nakayama Y, Kajiyama M, et al: Endoscopic decompression of benign large bowel obstruction using a transanal drainage tube. Colorectal Dis 2012; 14: 623–627.

[34] Gash K, Chambers W, Ghosh A, et al: The role of laparoscopic surgery for the management of acute large bowel obstruction. Colorectal Dis 2011; 13: 263–266.

[35] Cuffy M, Abir F, Audisio RA, et al: Colorectal cancer presenting as surgical emergencies. Surg Oncol 2004; 13: 149–157.

[36] Keighley MRB, Williams NS, Church JM, et al: Large bowel obstruction. Surgery of the anus, rectum & colon (3rd ed) (Keighley MRB, Williams NS, eds). Saunders, London, 2008; p2025–2070.

[37] Kronborg O: Acute obstruction from tumour in the left colon without spread. A randomized trial of emergency colostomy versus resection. Int J Colorectal Dis 1995; 10: 1–5.

[38] Jiang JK, Lan YT, Lin TC, et al: Primary vs. delayed resection for obstructive left-sided colorectal cancer: impact of surgery on patient outcome. Dis Colon Rectum 2008; 51: 306–311.

[39] Zorcolo L, Covotta L, Carlomagno N, et al: Safety of primary anastomosis in emergency colo-rectal surgery. Colorectal Dis 2003; 5: 262–269.

[40] Sprangers MA, Taal BG, Aaronson NK, et al:

Quality of life in colorectal cancer. Stoma vs. nonstoma patients. Dis Colon Rectum 1995; 38: 361–369.

[41] Nugent KP, Daniels P, Stewart B, et al: Quality of life in stoma patients. Dis Colon Rectum 1999; 42: 1569–1574.

[42] Deen KI, Madoff RD, Goldberg SM, et al: Surgical management of left colon obstruction: the University of Minnesota experience. J Am Coll Surg 1998; 187: 573–576.

[43] Breitenstein S, Rickenbacher A, Berdajs D, et al: Systematic evaluation of surgical strategies for acute malignant left–sided colonic obstruction. Br J Surg 2007; 94: 1451–1460.

[44] Hsu TC: One–stage resection and anastomosis for acute obstruction of the left colon. Dis Colon Rectum 1998; 41: 28–32.

[45] Kube R, Granowski D, Stubs P, et al: Surgical practices for malignant left colonic obstruction in Germany. Eur J Surg Oncol 2010; 36: 65–71.

[46] Turnbull RB Jr., Hawk WA, Weakley FL: Surgical treatment of toxic megacolon. Ileostomy and colostomy to prepare patients for colectomy. Am J Surg 1971; 122: 325–331.

[47] Hennekinne–Mucci S, Tuech JJ, Bréhant O, et al: Emergency subtotal/total colectomy in the management of obstructed left colon carcinoma. Int J Colorectal Dis 2006; 21: 538–541.

[48] Deutsch AA, Zelikovski A, Sternberg A, et al: One–stage subtotal colectomy with anastomosis for obstructing carcinoma of the left colon. Dis Colon Rectum 1983; 26: 227–230.

[49] Klatt GR, Martin WH, Gillespie JT: Subtotal colectomy with primary anastomosis without diversion in the treatment of obstructing carcinoma of the left colon. Am J Surg 1981; 141: 577–578.

[50] Reemst PH, Kuijpers HC, Wobbes T: Management of left–sided colonic obstruction by subtotal colectomy and ileocolic anastomosis. Eur J Surg 1998; 164: 537–542.

[51] Pérez–Díaz D, Turégano–Fuentes M, Calvo–Serrano M, et al: Emergency subtotal colectomy as treatment of choice in obstructing carcinomas of the left colon. Colorectal Dis 1999; 1: 15–18.

[52] Brief DK, Brener BJ, Goldenkranz R, et al: Defining the role of subtotal colectomy in the treatment of carcinoma of the colon. Ann Surg 1991; 213: 248–252.

[53] Clough AD, Smith GS, Leibman S: Laparoscopic reduction of an internal hernia of transverse colon through the foramen of Winslow. Surg Laparosc Endosc Percutan Tech 2011; 21: e190–e191.

[54] Alvarez JA, Baldonedo RF, Bear IG, et al: Presentation, treatment, and multivariate analysis of risk factors for obstructive and perforative colorectal carcinoma. Am J Surg 2005; 190: 376–382.

[55] Runkel NS, Schlag P, Schwarz V, et al: Outcome after emergency surgery for cancer of the large intestine. Br J Surg 1991; 78: 183–188.

[56] Irvin GL 3rd, Horsley JS 3rd, Caruana JA Jr.: The morbidity and mortality of emergent operations for colorectal disease. Ann Surg 1984; 199: 598–601.

[57] McArdle CS, Hole DJ: Emergency presentation of colorectal cancer is associated with poor 5–year survival. Br J Surg 2004; 91: 605–609.

[58] Finan PJ, Campbell S, Verma R, et al: The management of malignant large bowel obstruction: ACPGBI position statement. Colorectal Dis 2007; 9 Suppl 4: 1–17.

[59] Tekkis PP, Kinsman R, Thompson MR, et al: The Association of Coloproctology of Great Britain and Ireland study of large bowel obstruction caused by colorectal cancer. Ann Surg 2004; 240: 76–81.

[60] Phillips RK, Hittinger R, Fry JS, et al: Malignant large bowel obstruction. Br J Surg 1985; 72: 296–302.

[61] Mella J, Biffin A, Radcliffe AG, et al: Population–based audit of colorectal cancer management in two UK health regions. Colorectal Cancer Working Group, Royal College of Surgeons of England Clinical Epidemiology and Audit Unit. Br J Surg 1997; 84: 1731–1736.

[62] Serpell JW, McDermott FT, Katrivessis H, et al: Obstructing carcinomas of the colon. Br J Surg 1989; 76: 965–969.

[63] Carraro PG, Segala M, Cesana BM, et al: Obstructing colonic cancer: failure and survival patterns over a ten–year follow–up after one–stage curative surgery. Dis Colon Rectum 2001; 44: 243–250.

[64] Biondo S, Parés D, Frago R, et al: Large bowel obstruction: predictive factors for postoperative mortality. Dis Colon Rectum 2004; 47: 1889–1897.

[65] Mulcahy HE, Skelly MM, Husain A, et al: Long–term outcome following curative surgery for malignant large bowel obstruction. Br J Surg 1996; 83: 46–50.

[66] Porter JA, Salvati EP, Rubin RJ, et al: Complications of colostomies. Dis Colon Rectum 1989; 32: 299–303.

[67] Nagula S, Ishill N, Nash C, et al: Quality of life and symptom control after stent placement or surgical palliation of malignant colorectal obstruction. J Am Coll Surg 2010; 210: 45–53.

[68] Park JJ, Del Pino A, Orsay CP, et al: Stoma complications: the Cook County Hospital experience. Dis Colon Rectum 1999; 42: 1575–1580.